DEREK HANSEN • STEVE KENNELLY

PLYOMETRIE
ANATOMIE

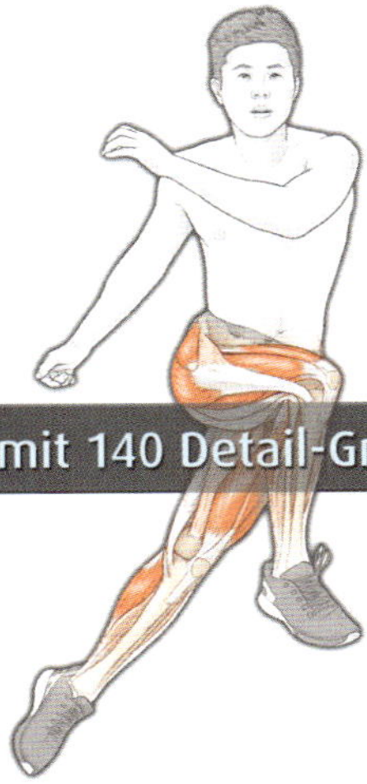

mit 140 Detail-Grafiken

Der vollständig illustrierte Ratgeber für die Entwicklung explosiver Kraft

COPRESS SPORT

First published in 2017 by Human Kinetics, Champaign (USA)
Titel der Originalausgabe: Derek Hansen, Steve Kennelly, »Plyometric Anatomy«

Lektorat: Caitlin Husted
Grafische Gestaltung: Keri Evans und Denise Lowry
Umschlaggestaltung: Keri Evans
Illustrationen: © Human Kinetics

Bibliografische Information der Deutschen Nationalbibliothek
Die Deutsche Nationalbibliothek verzeichnet diese
Publikation in der Deutschen Nationalbibliografie;
detaillierte bibliografische Daten sind im Internet http://dnb.dnb.de abrufbar.

Übersetzung aus dem Englischen:
Christa Trautner-Suder, Dr. Iris Klofat (Fachberatung)

Satz und Redaktion der deutschen
Ausgabe: Verlags- und Redaktionsbüro München,
www.vrb-muenchen.de

ISBN 978-3-7679-1224-3
Printed in Germany
www.copress.de

Meiner Familie, die mich bedingungslos liebt, für ihre unendliche Unterstützung und Geduld gewidmet. Meine Frau Carolyn und meine Kinder Callum, Bridgette und Hannah waren immer für mich da und geben mir die Motivation, immer wieder bessere Möglichkeiten zu finden, Menschen zu helfen. Auch meinen Eltern Clarence und Carole möchte ich dafür danken, dass sie mich stets gedrängt haben, meinen Leidenschaften zu folgen und immer mein Bestes zu geben. Schließlich wäre ich ohne die Anleitung meiner Berater wie Al Vermeil, Rob Panariello, Donald Chu, Al Miller, Joseph Horrigan und Charlie Francis nicht in der Lage, mein Wissen zu teilen.

Derek Hansen

Für meine Frau Rita und unsere Kinder Ryan, Lia und Mary. Danke für eure unendliche Liebe und Unterstützung und dafür, dass ihr in unserem Leben für Ausgewogenheit sorgt.

Steve Kennelly

INHALT

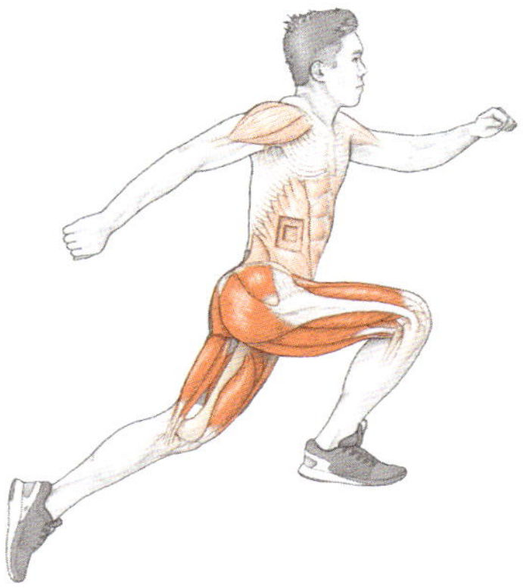

EINLEITUNG

Der hohe Stellenwert, den Sportwissenschaft und Sporttechnologie heute in allen Bereichen menschlicher Leistung haben, veranlasste Athleten, Trainer und Sportmediziner dazu, wirksamste Wege zu finden, um die sportliche Leistungsverbesserung täglich zu trainieren und engmaschig zu kontrollieren. Athleten wollen nicht nur durchgängig schneller, stärker und kraftvoller, sondern auch verletzungsresistenter werden. Es ist für Athleten ebenso wichtig, widerstandsfähig und gesund, wie auf hohem Niveau leistungsfähig zu bleiben, da es durch verpasste Trainingssitzungen und Wettkämpfe nur schwieriger wird, Fortschritte zu erzielen und ein hohes Leistungsniveau zu halten. Daher müssen Sie bei der Auswahl, Planung und Aufnahme von Trainingselementen besondere Sorgfalt walten lassen, um die gewünschten Reaktionen und Anpassungen zu erzielen. Bei der Leistungsverbesserung geht es weniger darum, ein Wundermittel zu finden, als um die Entwicklung eines umfassenden Ansatzes mit präzisen Übungen, die optimal ins Trainingsprogramm eingebaut werden können.

Für einige der wirksamsten Übungen zur Verbesserung von Stärke, Kraft und Geschwindigkeit brauchen Sie wenig oder keine Ausrüstung. Die Sport- und Fitnessindustrie überschwemmt den Markt zwar mit allen möglichen Geräten zum Widerstands- und Geschwindigkeitstraining, aber die Kombination aus Schwerkraft und menschlichem Körper ist alles, was Sie brauchen.

Vor über 50 Jahren haben Trainer und Sportwissenschaftler einen Trainingsansatz entwickelt, der die Vorteile eines Systems explosiver athletischer Bewegungen nutzte, um die Qualitäten der Kraftproduktion des menschlichen Körpers zu verbessern. Dieses Trainingssystem wird heute allgemein als Plyometrie bezeichnet. Dieser ursprünglich von dem US-amerikanischen Läufer und Trainer Fred Wilt im Jahr 1975 geprägte Begriff ist abgeleitet von der griechischen Vorsilbe *plyo*, was »mehr« oder »länger« bedeutet und der Nachsilbe *metrisch*, was soviel wie »messen« bedeutet.

In ihrer reinsten Form nutzt eine plyometrische Übung die natürliche Reaktion des Körpers auf die rasche Verlängerung eines Muskels. Diese Reaktion bezeichnet man auch als Dehnungs-Verkürzungs-Zyklus oder myotatischen Reflex. Studien haben gezeigt, dass sich ein Muskel, der kurz vor einer Kontraktion gedehnt wird, kraftvoller und schneller kontrahiert und verkürzt, wodurch sich Stärke, Kraft und Geschwindigkeit positiv anpassen (Komi 1984; De Villarreal, Requena und Newton 2010). Ein Basketballer beispielsweise, der sich darauf vorbereitet, einen Abpraller zu fangen, wird als Gegenbewegung sein Schwerkraftzentrum senken, bevor er kraftvoll hochspringt und den Ball sicher fängt (Abb. 1). Ähnlich wird ein Volleyballer rasch tief in die Knie gehen, bevor er hochspringt, um den Schmetterballversuch eines Gegenspielers abzuwehren. Es ist eine natürliche menschliche Reaktion, vor einer explosiven Bewegung eine Gegenbewegung durchzuführen. Beim Golf dehnt ein Rückschwung aktiv die entscheidenden Muskeln für die kraftvolle und sehr schnelle Vorwärtsbewegung des Golfschlägers.

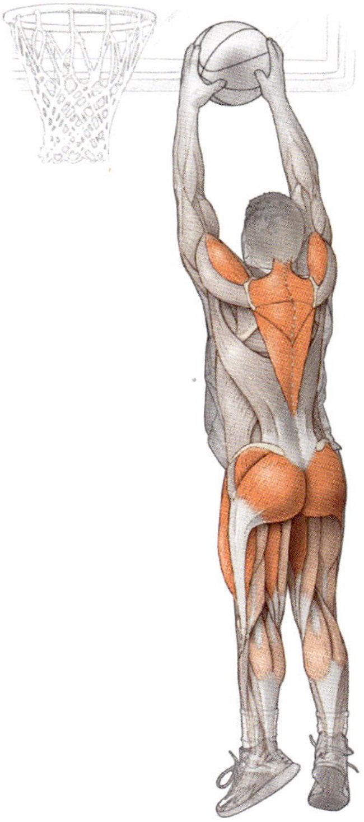

ABB. 1 Basketballspieler fängt einen Abpraller nach Gegenbewegung und Sprung.

Bei jeder Sportveranstaltung werden Sie Zeuge der Vorteile einer plyometrischen Aktivität. In einigen Fällen lernen es die Athleten, um Zeit zu sparen, dem Drang zu widerstehen, den Dehnungs-Verkürzungs-Zyklus zu nutzen, wie beim Starten von einem Block sowohl beim Bahnensprinten als auch bei Schwimmwettkämpfen. Beim Boxen und in anderen Kampfsportarten kann das Aufbauen einer Vorspannung für einen Schlag dem Gegner Zeit geben, sich auf den Angriff vorzubereiten.

Der Begriff Plyometrie wird seit den 1960er-Jahren aktiv zur Beschreibung eines Systems von Übungen zur Leistungsverbesserung genutzt. Vermutlich werden solche Übungen bereits seit Jahrhunderten von Wettkampfathleten genutzt, zu deren Sportarten Sprinten und Springen gehört. Zu den Leichtathletik-Disziplinen zählt naturgemäß die spezifische Einbeziehung des Dehnungs-Verkürzungs-Zyklus'. Laufen und vor allem Sprinten (Abb. 2) können als Reinform einer plyometrischen Aktivität betrachtet werden: Jeder Bodenkontakt umfasst die Dehnung und Kontraktion von Muskeln in den Füßen, Unterschenkeln, Oberschenkeln und Hüften in sehr hohem Tempo über einen kurzen Zeitraum. Sprungdisziplinen in der Leichtathletik beinhalten einen vorletzten Schritt, bei dem die Muskeln und Sehnen vorgespannt werden und auf den ein explosiver Hoch- oder Weitsprung folgt. Wurfdisziplinen wie Speerwerfen, Diskuswerfen und Kugelstoßen beinhalten ebenfalls eine Kombination plyometrischer Aktio-

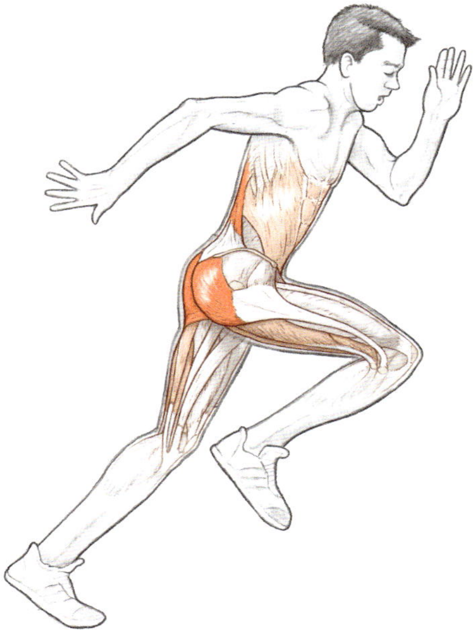

ABB. 2 Schnelllauf ist eine der reinsten Formen einer plyometrischen Aktivität.

nen im gesamten Körper, um ein Gerät über weite Distanzen zu schleudern. Daher ist es sinnvoll, dass Athleten und Trainer diese Aktivitäten in ihr Trainingsprogramm aufnehmen (Bompa 1993). Kurzstreckenläufer sprinten über unterschiedliche Distanzen, Springer führen Sprungaktivitäten aus, und Wurfsportler werfen ihre Geräte. Durch Wiederholung dieser Übungen im Training verbessern die Athleten letztlich ihre Leistungen.

Als der Zusammenhang zwischen diesen plyometrischen Aktivitäten und einer Leistungsverbesserung erkannt wurde, entwickelten Trainer allmählich einen systematischen Ansatz, um diese Übungen in Trainingsprogramme aufzunehmen, insbesondere während des Trainings außerhalb der Saison, wenn Schlechtwetter zum Indoor-Training zwang und Trainer beim Workout kreativ sein mussten.

Yuri Verkhoshansky war einer der ersten, der Studien verschiedener Methoden plyometrischer Sprünge studierte, um optimale Trainingsmethoden herauszufinden. Zu Verkhoshanskys (1973) Schock-Trainingsmethode gehörten Tiefsprünge mit Abfedern, um die Sprungkraft zu verbessern und die Funktion zu simulieren, die für eine explosive athletische Bewegungen erforderlich ist. Er stellte fest, dass Tiefsprünge von einer relativ signifikanten Höhe mit 40 Wiederholungen bei zwei Trainingssitzungen pro Woche wirksam die dynamische Kraft und die Geschwindigkeit aufbauten.

Andere begannen zu erkennen, wie wertvoll die Quantifizierung der präzisen Ausführung plyometrischer Sprünge ist und entwickelten einen umfassenden Ansatz, um diese Übungen in einen allgemeinen Trainingsplan zu integrieren. Dr. Donald Chu (1984) erkannte das plyometrische Training als eine Methode zur Überbrückung der Kluft zwischen Kraft und Geschwindigkeit. Er wies auch darauf hin, dass nicht nur die Übungen signifikante Vorteile haben können, sondern dass der wichtigste Faktor des plyometrischen Trainings die damit erzielten nachhaltigen Verbesserungen sind.

Als das plyometrische Training Anfang der 1970er-Jahre in den Vereinigten Staaten eingeführt wurde, stellte man es als revolutionäres Trainingsphänomen vor (Holcomb, Kleiner und Chu 1998). In der aktuellen Welt des Sports gehören plyometrische Übungen für Athleten aller Alters- und Leistungsstufen zu den Grundlagen im explosiven Krafttraining. Sie werden von professionellen Trainern als Mittel zur Verbesserung von Stärke, Kraft und Geschwindigkeit weithin anerkannt (Simenz, Dugan und Ebben 2005; Ebben, Carroll und Simenz 2004; Ebben, Hintz und Simenz 2005). Zudem haben neuere Studien gezeigt, dass ein plyometrisches Training erhebliche Vorteile für Ausdauersportler mit sich bringt, da sich die Bewegungsökonomie bei längerer Ausübung verbessert (Spurrs, Murphy und Watsford 2003; Saunders, Telford und Pyne 2006).

In diesem Buch bieten wir eine Reihe plyometrischer Übungen für eine bessere sportliche Leistung und als präzises Mittel an, um auf spezifische Muskeln und Bindegewebsstrukturen abzuzielen, die in allen Sportarten bei explosiven Bewegungen beteiligt sind. Die visuelle Präsentation der Übungen und der dazugehörigen Anatomie liefert zudem ein größeres Verständnis dafür, wie sich Überbeanspruchungen vermeiden lassen und wie Verletzungen vorgebeugt wird. Obgleich viele plyometrische Übungen auf denselben Muskeln, Sehnen und Bändern aufbauen, um Kraft zu erzeugen und zu übertragen, können feine Unterschiede bei der Biomechanik und der technischen Ausführung den Unterschied ausmachen zwischen einem nachhaltigen Trainingseffekt und einer möglichen Verletzung.

Primäre Muskeln   Sekundäre Muskeln

Wir verwenden in diesem Buch eine Farbkennzeichnung für die primären und sekundären Muskeln, die bei spezifischen Übungen beansprucht werden (siehe Abb.). Die dunkler gefärbten Muskeln sind die primär bei der Übung beanspruchten Muskeln, die heller gefärbten Muskeln die sekundär genutzten Muskeln.

Wir betrachten den wissenschaftlichen und physiologischen Hintergrund des plyometrischen Trainings und stellen die Übungen logisch fortschreitend vor, beginnend mit Grundbewegungen, von denen es zu intensiveren und komplexeren Bewegungen weitergeht. Es werden sowohl Übungen für Ober- und Unterkörper gezeigt als auch spezifische Bewegungen für die Entwicklung der Core-Stabilität. Für fortgeschrittene Athleten, die über eine substanzielle Trainingsgrundlage verfügen, zeigen wir Kombinationsübungen, die komplexe sportspezifische Bewegungen simulieren. Auch die entscheidenden Maßnahmen zur Prävention von und zur Rehabilitation nach Verletzungen im Zusammenhang mit dem plyometrischen Training werden vorgestellt. Nicht zuletzt macht die visuelle Präsentation dieser Trainingsmethode dieses Buch zu einem wertvollen Ratgeber auf dem Weg zu Leistungsverbesserungen ohne gesundheitlichen Schaden.

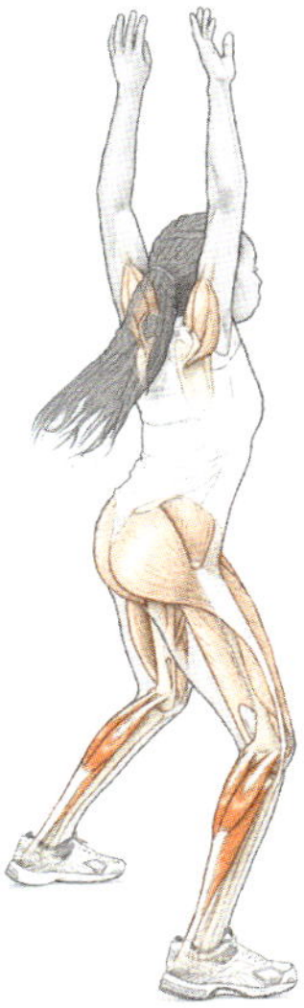

1

PHYSIOLOGISCHE MECHANISMEN DER PLYOMETRIE

In vielerlei Hinsicht entstand die Nutzung plyometrischer Übungen aus der Notwendigkeit heraus, mit der Schwerkraft zurechtzukommen, ob in Urzeiten aus Gründen des Überlebens oder in neuerer Zeit bei der Verfolgung sportlicher Glanzleistungen. Die Gegenbewegung vor einem Sprung, einem Sprint oder Wurf spiegelt die natürliche Neigung des Athleten wider, eine Strategie zur Überwindung der Schwerkraft oder Trägheit eines Objekts oder des eigenen Körpers zu entwickeln, um eine kraftvollere Leistung zu erzeugen. Auch wenn die Strategie einfach zu sein scheint, sind die physiologischen Mechanismen bei der Ausführung plyometrischer Bewegungen recht weit fortgeschritten und umfassen eine Reihe koordinierter, synergistischer Muskelaktionen für beste Ergebnisse. Um die physiologischen Mechanismen und anatomischen Strukturen zu erklären, ist es nötig, die wichtigsten Muskelaktionen und die Anatomie zu verstehen, die bei diesen Übungen beteiligt sind.

Muskelaktionen bei der Plyometrie

Eines der häufigsten Beispiele einer plyometrischen Aktion ist der Laufzyklus eines Läufers. Beim Aufsetzen des Fußes verlängern sich die Muskeln des betroffenen Beines rasch, weil der Körper durch die Schwerkraft zum Boden gezogen wird. Exzentrische Muskelaktionen in Hüfte und Bein verhindern, dass der Sportler zusammensinkt, indem sie sich der Verlängerung dieser Muskeln langsam widersetzen. Zusätzlich zur Vorbeugung eines übermäßigen Absinkens des Körperschwerpunkts tragen die exzentrischen Muskelaktionen dazu bei, den Stoß bei der Landung zu dämpfen. Exzentrische Muskelkontraktionen in den unteren Extremitäten, in Hüften und Rumpf wirken gemeinsam als Stoßdämpfer, minimieren eine übermäßige Krafteinwirkung auf die Bindegewebe und Skelettstrukturen. Während der exzentrischen Muskelkontraktionen können die Muskeln eine um 40% stärkere Kraft entwickeln als bei anderen Muskelaktionen, was durch die Stärke der Kraft nachgewiesen wird, die bei der Landung von einem Schritt oder Sprung gemessen wird (Chu und Myer 2013). Ohne diese Stoßdämpfer würde der Körper eines Sportlers bei jeder Landung nach einem Sprung oder Schritt bestraft werden, was letztlich zu einer schweren Verletzung führen könnte.

Sobald die Muskeln abbremsen und die Abwärtsbewegung des Körpers im Laufschritt beim Bodenkontakt stoppen, gibt es einen kurzen Moment, in dem sich die Muskeln weder verlängern noch verkürzen. Die Gelenke im unteren Teil des Körpers – wie Knie und Sprunggelenk – sind während dieser kurzen Phase fest; es kommt weder zu einer Beugung noch zu einer Streckung. Befinden sich die Muskeln in einem statischen Zustand konstanter Spannung, ohne dass eine Bewegung erfolgt, findet eine isometrische Muskelkontraktion statt. Im Fall des

Laufschritts und ähnlicher plyometrischer Aktivitäten sind die isometrischen Muskelkontraktionen sehr kurz. Sie gehen der Umkehr der Muskelaktion von der Verlängerung zur Verkürzung voraus. Ein Läufer landet mit einem Schritt auf dem Boden, fängt die Kraft der Landung ab und stößt sich schließlich nach oben und vorne ab in die Flugphase des Laufzyklus'. Diese isometrische Aktion, die auch als Übergangsperiode *(Coupling Phase)* bezeichnet wird, ist entscheidend für die Kraftentwicklung, die für kraftvolle Muskelkontraktionen bei plyometrischen Aktivitäten erforderlich ist. Sobald die Muskelverlängerung verlangsamt, gestoppt und umgekehrt wird, wird die Muskelverkürzung, die für kraftvolle Bewegungen erforderlich ist, als konzentrische Muskelkontraktion bezeichnet. Konzentrische Muskelaktionen sind das Ergebnis plyometrischer Aktivitäten und führen, im Fall eines Laufzyklus' beim Laufen, zur Abstoßphase, die den Läufer in die Flugphase katapultiert. Die konzentrische Muskelaktion lässt sich gut beobachten, wenn ein Hochspringer abhebt oder ein Basketballer beim Korbleger zum Korb springt. Üblicherweise erhält eine konzentrische Aktion bei sportlichen Leistungen die meiste Aufmerksamkeit: ein Absprung, ein Abwurf oder eine überraschende Ausführung eines K.-o.-Schlags. Großartige Leistungen sind jedoch das Ergebnis des gesamten Spektrums von Muskelaktionen, perfekt getimed und effizient ausgeführt. Abb. 1.1 zeigt alle Muskelaktionen, die beim Laufzyklus erfolgen. Eine ähnliche Kombination exzentrischer, isometrischer und konzentrischer Muskelaktionen findet bei zahlreichen Bewegungen in verschiedenen Sportarten statt. Diese Aktionen werden auch als Belastungs-, bzw. Übergangs- und Entlastungsphase bezeichnet.

Für Trainer und Athleten ist es wichtig, diese Komponenten einer plyometrischen Aktivität zu verstehen, um die einzelnen Übungen bestmöglich zur Verbesserung verschiedener Aspekte der sportlichen Aktivitäten einzusetzen. Oft bestimmen die erreichten Gelenkwinkel und die Zeit, die für diese verschiedenen Muskelaktionen aufgewendet wird, welche Übungen für eine spezielle Phase des Trainingsprogramms zu wählen sind. Ein geschickter Trainer wird für eine optimale Steigerung der Übungen sorgen, die die Leistung schrittweise verbessern, damit der Athlet zur rechten Zeit seine Spitzenleistungen erreicht.

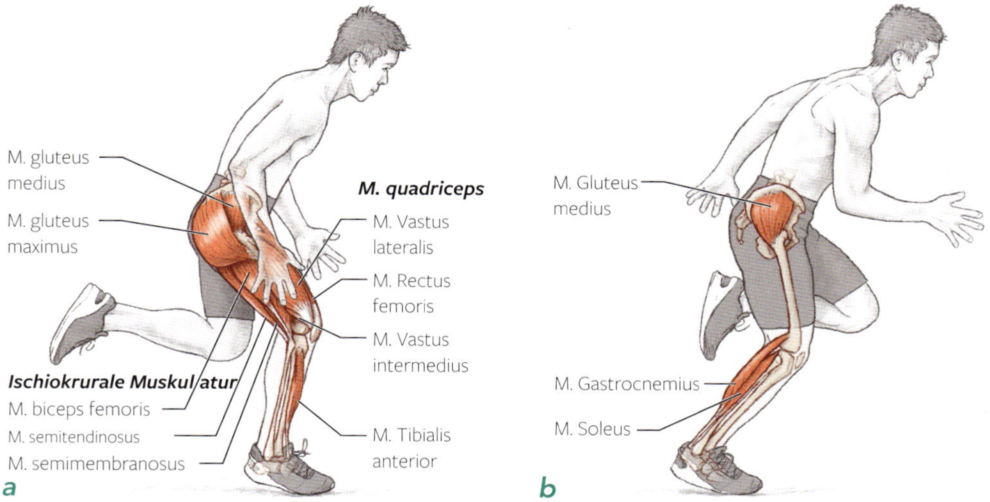

ABB. 1.1 Laufzyklus

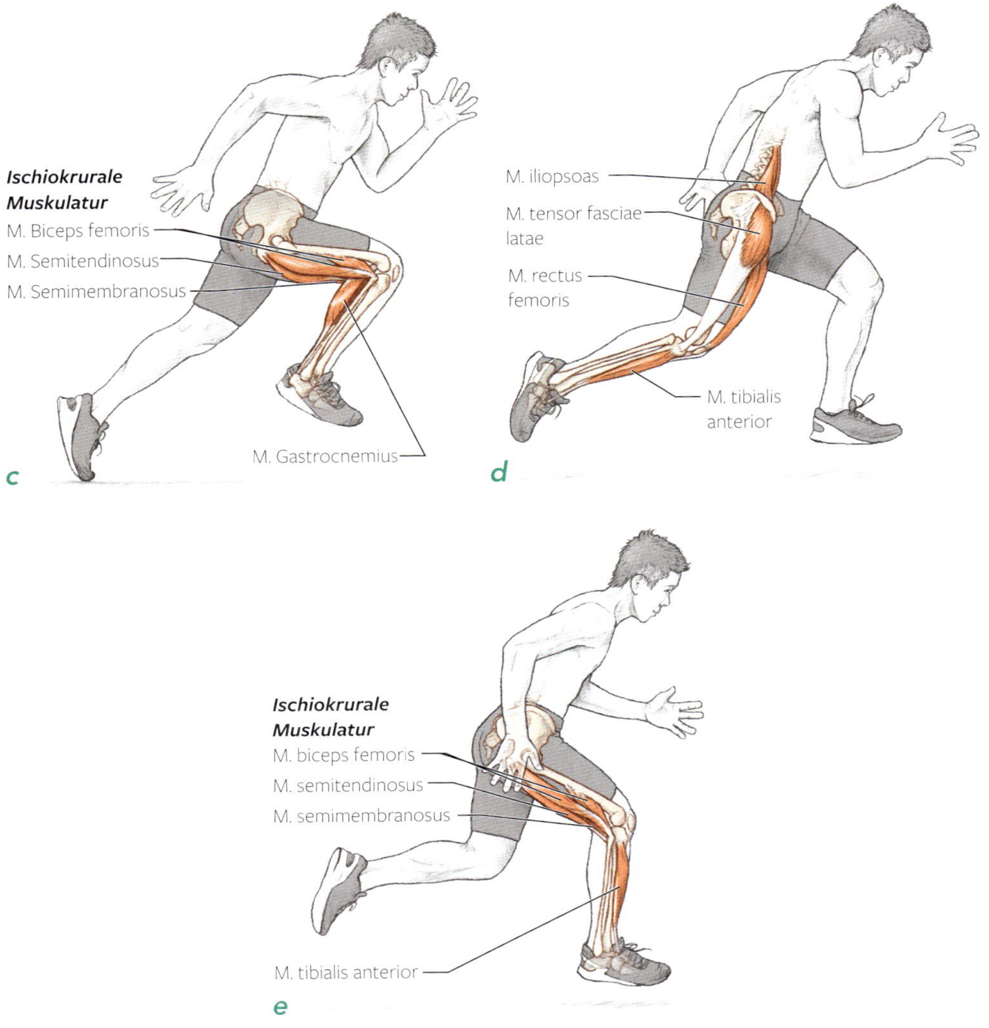

ABB. 1.1 (Fortsetzung)

Dehnungs-Verkürzungs-Zyklus

Die Kombination von Muskelaktionen, neuraler Beteiligung und Elastizität des Bindegewebes, die eine wirksame plyometrische Aktion begünstigt, lässt sich einfacher durch eine Besprechung des Dehnungs-Verkürzungs-Zyklus' (DVZ) erklären. Wenn Muskel und Sehne gemeinsam schnell gedehnt werden, wie bei einer exzentrischen Bewegung, reagiert das Nervensystem, indem ein größerer Teil von Muskelfasern rekrutiert wird, um für den Versuch, die Bewegungsrichtung umzudrehen, eine größere Kraft zu entwickeln (Komi 1984). Der Muskel-Sehnen-Komplex spürt die rasche Verlängerung über die Fasern der Muskelspindel, die spezifische sensorische Organe innerhalb des Muskels darstellen, wie in Abb. 1.2 gezeigt. Die Muskelspindelfasern kontrollieren die Muskelverlängerung sowie die Geschwindigkeit der Verlängerung, indem sie mit einer kraftvollen konzentrischen Muskelkontraktion reagieren. Diese auf die rasche Muskelverlängerung automatisch erfolgenden Reaktionen gewährleisten, dass die Athleten nicht aktiv daran denken müssen, ihre Muskeln für eine explosive Leistung rasch zu kontrahieren. Die vereinten Mechanismen, die am Dehnungs-Verkürzungs-Zyklus beteiligt sind, wurden als Dehnreflex, Sehnenelastizität, Voraktivierung und Verstärkung bezeichnet (Fukutani, Kurihara und Isaka 2015). Es gab viele Diskussionen, aber wenig Einigkeit über den jeweiligen Beitrag dieser verschiedenen Mechanismen zum Dehnungs-Verkürzungs-Zyklus (Komi 2000).

Der Dehnreflex, auch als myotatischer Reflex bezeichnet, ist ein Hauptmechanismus des Dehnungs-Verkürzungs-Zyklus' und der Kraftentwicklung bei einer plyometrischen Übung. Während ein Teil der Kraft bei einer plyometrischen Bewegung von der elastischen Grundenergie aus den elastischen Qualitäten von Muskeln und Sehnen freigesetzt wird, ähnlich wie bei einem Gummiband, stammt ein bedeutender Kraftbeitrag aus der raschen Rekrutierung von Muskelfasern, die durch den Dehnreflex hervorgerufen werden. Die Forschung hat tatsächlich gezeigt, dass die schnelle Verlängerung eines Muskels zur selektiven Aktivierung von Fast-Twitch-Muskelfasern (schnell kontrahierend) und der Deaktivierung von Slow-Twitch-Muskelfasern (langsam kontrahierend) führt (Nardone und Schieppati 1988). Der Dehnreflex wird in einer Arztpraxis täglich demonstriert, wenn mit einem Gummihammer eine Reflexprüfung durchgeführt wird. Ein schneller Schlag auf die Patellarsehne bewirkt bei einem gesunden Menschen normalerweise eine Verkürzung der Quadrizepsmuskeln und die Streckung des Kniegelenks. Signale aus den Muskelspindelfasern an das Rückenmark lösen eine schnelle Antwort mit einer Geschwindigkeit von etwa 100 Metern pro Sekunde aus, um die Quadrizepsmuskeln zu rekrutieren (Radcliffe und Farentinos 1985).

Der primäre Zweck des Dehnreflexes besteht darin, vorsichtshalber die Stärke der Muskeldehnung zu kontrollieren, um eine Überdehnung und Schädigung des Muskels zu verhindern. Durch die Rekrutierung eines großen Anteils von Muskelfasern in jedem Muskel in sehr kurzer Zeit stellt diese automatische Antwort sicher, dass sich der Muskel nur in einem sicheren Ausmaß verlängert, bevor er sich verkürzt. Auch wenn dies als automatisch regulierte Sicherheitsmaßnahme

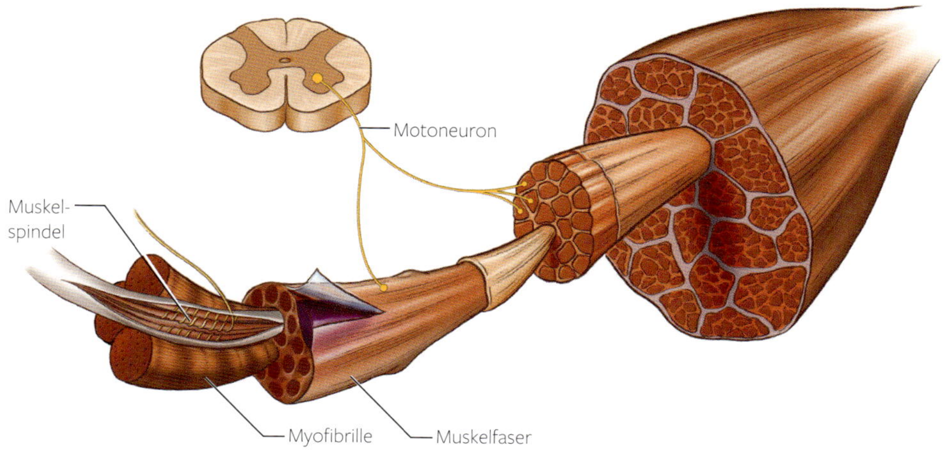

ABB. 1.2 Muskelspindelfasern im Muskelbauch.

betrachtet werden kann, fanden Trainer und Sportwissenschaftler es vorteilhaft, diese Reaktion zum Zweck einer Leistungsverbesserung sicher zu trainieren.

Sportwissenschaftler beziehen sich häufig auf die Amortisations- oder Übergangsphase, um den Beginn der exzentrischen Kontraktion durchgängig bis zum Beginn der konzentrischen Kontraktion bei einer plyometrischen Bewegung zu beschreiben. Die Amortisationsphase ist die Phase, in der sich ein Sportler auf eine explosive Bewegung wie einen Sprung vorbereitet. Für einen Weitspringer umfasst die Amortisationsphase den Beginn der Berührung mit dem Absprungbrett bis zum Beginn der Absprungbewegung, wenn sich der Körperschwerpunkt über den Fuß verlagert. Bei Hoch- und Weitspringern ist eine lange Amortisationsphase unerwünscht, weil sie zu einem signifikanten Kraftverlust führt. Bei einer langen Amortisationsphase geht nicht nur jegliche elastische Komponente des Sprungs verloren, sondern sie begrenzt auch das Aktivierungspotenzial des Dehnreflexes und die daraus resultierende Kraft der konzentrischen Kontraktion. Daher ist es im Interesse der Athleten, bei der Ausführung einer kraftvollen plyometrischen Aktion die Dauer der Amortisationsphase zu verkürzen (Wilson, Elliott und Wood 1991). Das Ausmaß der Kraft, die für die Amortisationsphase aufgebracht wird, bestimmt die daraus resultierende Kontraktionskraft für den konzentrischen Anteil an der Muskelaktion, insbesondere bei einem gut trainierten Athleten.

Die Eigenschaften von Muskeln und Sehnen

Die Muskelspindelfasern sind die primären sensorischen Mechanismen, die bei einer plyometrischen Bewegung eine kraftvolle konzentrische Kontraktion auslösen. Ein weiteres sensorisches Organ in der Muskel-Sehnen-Einheit ist das Golgi-Sehnenorgan (Abbildung 1.3). Dieser besondere Dehnungsrezeptor befindet sich in den Sehnen und übermittelt bei kraftvoller Dehnung an das Rückenmark das Signal, einen kontrahierten Muskel zu hemmen. So wurde die Aktion des Golgi-Sehnenorgans als Schutzmechanismus geschildert, um von dem Muskel eine übermäßige Spannung und mögliche Verletzung abzuwenden. Dieser Reflexmechanismus wird demonstriert, wenn eine Person aus extremer Höhe springt, auf den Boden auftrifft und sich dabei gelegentlich bei der Landung abrollt, um die Kräfte abzuleiten und eine Verletzung zu vermeiden. Es ist wichtig, zu erkennen, dass beide sensorischen Organe ins Spiel kommen können, wenn ein plyometrisches Übungsprogramm geplant und umgesetzt wird, insbesondere bei der Bestimmung optimaler Sprunghöhen. Ein Sprung von einer Box mäßiger Höhe kann genügend Kraft produzieren, um eine exzentrische Dehnung zu erzeugen, die die Muskelspindeln zu einer kraftvollen konzentrischen Reaktion aktiviert. Ein Sprung von einer übermäßig hohen Box jedoch kann eine Sehne rasch dehnen und eine inhibitorische Reaktion des Golgi-Sehnenorgans bewirken, die letztlich eine konzentrische Kontraktion verhindert.

Während die sensorischen Mechanismen, die für eine explosive Muskelreaktion erforderlich sind, entscheidende Elemente der Plyometrie sind, spielen die kontraktilen Komponenten des Muskels bei der Erzeugung der Bewegung eine bedeutende Rolle. Die grundlegenden krafterzeugenden Elemente des Muskels sind die Aktin- und die Myosin-Myofilamente, die aus einzelnen Aktin- und Myosinmolekülen gebildet werden. Die Myofilamente bilden gemeinsam die Myofibrillen in den einzelnen Muskelfasern. Diese Muskelfasern verbinden sich zu größeren Bündeln aus Muskelfaszikeln. Diese bilden die Skelettmuskeln und

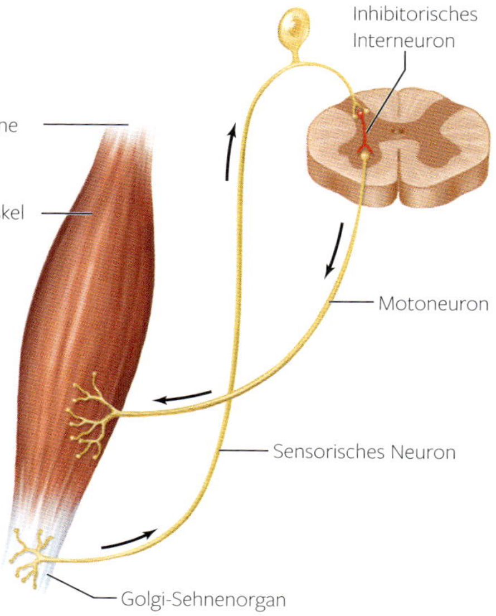

ABB. 1.3 Golgi-Sehnenorgan.

bringen die Bewegung des Menschen hervor. In einem sich kontrahierenden Muskel wird die Bewegung initiiert, wenn die Aktin- und Myosin-Filamente Querbrücken bilden und hintereinandergleiten. Die Gleitbewegung erfolgt durch eine zyklische Bindung und Lösung von Myosin an die Aktin-Filamente (Spudich 2001). Wird ein Muskel gedehnt, während er aktiviert ist, ist die isometrische Kraft nach der Dehnung größer als die, die während normaler isometrischer Kontraktionen gleicher Länge erreicht wird (Abbott und Aubert 1952; Rassier et al. 2003). Es wurde postuliert, dass Kraftverbesserung und erhöhte Festigkeit durch eine Querbrücken-Mechanik miteinander verbunden sind: Der Anteil an Querbrücken nach einer Dehnung ist höher als der in Zusammenhang mit einer isometrischen Kontraktion (Herzog und Leonard 2000).

Weitere Elemente, die zu den explosiven Leistungseigenschaften eines Muskels beitragen, sind als serienelastische Komponenten bekannt. Dabei werden Muskelfasern einschließlich der Querbrücken bildenden Elemente der Aktin- und Myosin-Myofilamente linear mit elastischen Strukturen wie den Sehnen verbunden. Die Verlängerung dieser serienelastischen Komponenten während Muskelkontraktionen produziert potenzielle Energie, ähnlich der einer aufgezogenen Feder oder eines gedehnten Gummibandes (Hill 1950).

Wie zuvor bereits erwähnt, wird sich bei einer zu langen Amortisationsphase einer plyometrischen Bewegung die potenzielle Energie, die in der Elastizität der Muskeln gespeichert ist, auflösen; die Vorteile der exzentrischen Belastung gehen verloren, primär in Form von Wärmeenergie (Cavagna 1977). Die Belastungsgeschwindigkeit hat sich als folgenreicher erwiesen als die Länge oder das Ausmaß der Dehnung in einem Muskel-Sehnen-Komplex (Bosco und Komi 1979). Eine wichtige Überlegung bei jeder plyometrischen Übung ist, sicherzustellen, dass die Belastungsphase und Vordehnung der serienelastischen Komponenten schnell erfolgen, was eine explosivere und elastischere Bewegung zur Folge hat.

Zentralnervensystem

Während die anatomischen Komponenten für die strukturelle und mechanische Ausführung der Muskelkontraktionen bei plyometrischen Übungen entscheidend sind, kommt der neurologischen Energie und der »Software«, von der die »Hardware« mit Energie versorgt wird, eine ebenso große Bedeutung zu. Da explosive Bewegungen eine maximale Rekrutierung verfügbarer Muskelfasern verlangen, ist eine starke neurale Beteiligung zwingend. Wenn das Gehirn und das Rückenmark (das Zentralnervensystem) nicht die richtigen Signale senden, wird unabhängig von der Größe eines Muskels nicht die maximale Kraft entwickelt, die für explosive Bewegungen erforderlich ist. Die Beteiligung des Nervensystems an der Entwicklung von Stärke, Kraft und Geschwindigkeit wird durch den Trainingseffekt der Cross-Education nachgewiesen, insbesondere in Fällen, in denen sich ein Gliedmaß von einer Verletzung erholt. Werden die Muskeln der unverletzten Gliedmaße einem Krafttraining unterzogen, nimmt in denselben Muskeln der untrainierten anderen Gliedmaße die Stärke über denselben Zeitraum um 10 bis 15 Prozent zu (Enoka 1997). Auch wenn viele Athleten glauben, der Aufbau großer und kräftiger Muskeln sei der Schlüssel zur Verbesserung von Stärke, Kraft und Geschwindigkeit, darf der Beitrag neuromuskulärer Anpassungen bei der Entwicklung eines optimalen plyometrischen Trainingsprogramms nicht übersehen werden.

Wie bei jeder Bewegung, die Geschwindigkeit, Kraft oder maximale Stärke beinhaltet, sind angemessene Erholungszeiten zwischen den Trainingsrunden intensiver Sprünge oder Würfe erforderlich, damit sowohl im Training als auch im Wettkampf wieder die maximale Leistung erreicht werden kann. Athleten, die sich vollständig erholt haben und eine geeignete Bereitschaft aufweisen, werden vom plyometrischen Training immer mehr profitieren als erschöpfte Athleten. Studien zeigen, dass fünf Minuten Erholungszeit nach einer ermüdenden Trainingsrunde des Dehnungs-Verkürzungs-Zyklus' erforderlich sein können, um nachfolgend gleiche oder bessere Leistungen zu erzielen (Comyns, Harrison und Hennessy 2011). Es überrascht nicht, dass heute viele Sportwissenschaftler Drop Jumps auf Kraftmessplatten und Kontaktmatten zur Messung sowohl der zentralen als auch der peripheren Ermüdung bei Athleten durchführen und die allgemeine Erholung und Bereitschaft eines Athleten mithilfe des Dehnungs-Verkürzungs-Zyklus' kontrollieren.

In den nächsten Kapiteln werden primäre Konzepte für die richtige Belastungssteigerung unter Nutzung verschiedener Übungen und Gerätehilfen bestimmt. Sie finden auch wichtige Grundübungen, die Sie ausführen sollten, ehe Sie ein umfassendes Programm zum Stärke-, Kraft- und Geschwindigkeitstraining beginnen. Diese Grundübungen sind die Bausteine für viele fortgeschrittenere und komplexe Übungen auf dem Weg zur Hochleistung. Alle Übungen werden mit detaillierten Illustrationen der wesentlichen anatomischen Strukturen dargestellt, die bei der Ausführung dieser explosiven Bewegungen beteiligt sind. Die Kenntnis von Muskeln und Bindegewebe, die bei einem plyometrischen Trainingsprogramm beteiligt sind, kann ein vertieftes Verständnis nicht nur für die technische Ausführung dieser Übungen liefern, sondern auch für die Bewegungen und Übungsprotokolle, die für das Warm Up, Cool Down und die Förderung der Erholung erforderlich sind.

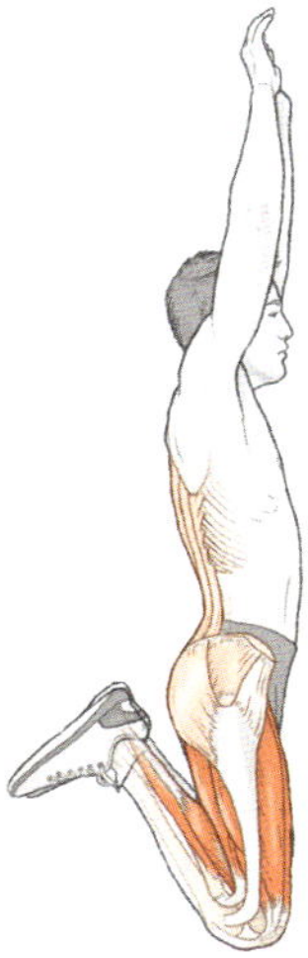

2

TRAININGSFORTSCHRITTE, TRAININGSFLÄCHEN UND AUSRÜSTUNG

Es kann eine komplexe Aufgabe sein, in ein plyometrisches Trainingsprogramm einzusteigen. Um eine geeignete plyometrische Routine in ein allgemeines Trainingsprogramm aufzunehmen, wird viel Planungs- und Vorbereitungsarbeit erforderlich sein. Wegen der explosiven und technischen Seite plyometrischer Aktivitäten ist eine allmähliche Steigerung der Übungen und Techniken nötig, um Effizienz und Sicherheit zu maximieren. Dabei müssen Sie besondere Sorgfalt walten lassen und eine geeignete Vorbereitung einplanen, um die Übungen wirksam und mit angemessener Erholungszeit zwischen den einzelnen Übungsgruppen und Übungsrunden sicherzustellen. Die Auswahl der Übungen, das Trainingsvolumen, die Trainingsfläche und die Wahl der Ausrüstung sind wichtige Überlegungen vor dem Beginn eines plyometrischen Übungsprogramms.

Erste Schritte

Man hört immer wieder die Meinung, ein Athlet müsse vor der Teilnahme an einem plyometrischen Trainingsprogramm in der Lage sein, Squats mit einem gewissen Gewicht auszuführen. Eine häufig genannte Vorbedingung für explosive Sprünge ist das 1,5-fache des Körpergewichts bei einem Back Squat. Die Logik hinter dieser Behauptung ist, dass ein Minimum an Stärke erforderlich ist, um die Kräfte, die bei dynamischen plyometrischen Aktivitäten wirken, sicher unter Kontrolle zu haben. Man geht davon aus, dass die Muskeln und Sehnen eine Grundstärke besitzen müssen, um die Anforderungen explosiver Aktivitäten zu bewältigen.

Es gibt viele Möglichkeiten, sich auf die Anforderungen eines solchen Programms vorzubereiten. Tatsächlich können viele Aktivitäten, die Kinder beim Spielen ausüben, als vorbereitende Bewegungen betrachtet werden. Laufen, Seilhüpfen und Springen, wie man es auf einem Spielplatz beobachten kann, sind Vorläufer plyometrischer Aktivitäten. Zudem sind viele sportspezifische Bewegungen von Natur aus plyometrisch, insbesondere in Sportarten wie Volleyball und Basketball; hier werden sie im Training wie im Spiel täglich ausgeführt.

In der Vorbereitungsphase eines plyometrischen Programms werden Übungen mit begrenztem exzentrischem Stress und begrenzter Belastung beim Landen bevorzugt. Auch wenn weichere Bodenflächen für die Aktivierung des Dehnreflexes nicht optimal sind, sind sie doch ein guter Ausgangspunkt, um Belastung beim Aufprall möglich gering zu halten. Mit zunehmender Schwierigkeit des

Trainingsprogramms und verbesserter Stärke nehmen Sie härtere Flächen und dynamischere Sprünge ins allgemeine Programm mit auf, um den Dehnreflex zu aktivieren und die Besonderheiten der Wettkampfflächen zu simulieren. Eine geeignete Steigerung der Übungen, der Flächen und der Ausrüstung verbessert die Leistung wirksam und maximiert die Sicherheit.

In allen Fällen, in denen intensive Übungen auszuführen sind, sollten Sie sich gründlich ärztlich untersuchen lassen, bevor Sie mit dem Trainingsprogramm beginnen. Die Kenntnis früherer Verletzungen und bestehender Erkrankungen ist hilfreich, um geeignete Übungen und das Tempo der Fortschritte zu bestimmen. Wenn Sie beispielsweise in Ihrer Vorgeschichte Schmerzen im Knie oder im unteren Rücken haben, brauchen Sie möglicherweise ein geringeres Trainingsvolumen und eine langsamere Steigerung der Belastung, um das mögliche Auftreten von Schmerzen oder weiteren Verletzungen möglichst gering zu halten.

Übungssteigerungen

Um eine ausreichende Stimulation für eine positive Anpassung sicherzustellen, ohne übermäßigen Stress zu erzeugen, der zu einer Verletzung führen kann, ist es in einem Trainingsprogramm entscheidend, die richtigen Übungen zur richtigen Zeit anzuwenden. Achten Sie darauf, in ein Programm, das letztlich auf explosive plyometrische Sprünge vorbereitet, Übungen aufzunehmen, die nicht zu komplex oder belastend sind. Zugleich sollten die ersten Schritte in einem plyometrischen Programm aber auch belastend genug sein, um den Fortschritt zum nächsten Schwierigkeitsniveau zu ermöglichen.

Eine der Grundübungen ist das Springen auf eine Box oder ein Podest zum Training der konzentrischen Sprungfähigkeiten. Das Springen auf eine Box bietet den Vorteil einer explosiven Streckung in Hüfte, Knie und Sprunggelenk (auch als Triple Extension oder dreifache Streckung bekannt), ohne den Aufprall einer belastenden Landung. Im Idealfall ist die Box fast so hoch wie der höchste Punkt des Sprungs, sodass Sie den Sprung sicher ausführen können, aber landen, direkt nachdem die Sprungbahn abwärts zu verlaufen beginnt.

Anfangs können Sie auf die Box oder das Podest aus einer statischen Startposition mit Squats verschiedener Tiefe springen, wie in Abbildung 2.1 zu sehen. Sie können schnellere Sprünge auf eine Box geringer oder mäßiger Höhe mit einer leichten Kniebeugung beginnen. Sie können kraftvollere Sprünge auf eine höhere Box aus einer tieferen Kniebeugung ausführen. In beiden Fällen liegt der Akzent auf einer schnellen konzentrischen Bewegung, sodass keine Gegenbewegung nötig ist.

Sobald Sie Ihre Kompetenz im statischen Box Jump nachgewiesen haben, gehen Sie auf Sprünge mit Gegenbewegung über. Durch die Einleitung einer starken Gegenbewegung nach unten können Sie die Vorteile des Dehnungs-Verkürzungs-Zyklus' nutzen, um für den Sprung nach oben mehr Kraft zu erzeugen. Die Landung auf der Box ist die gleiche wie beim statischen Sprung – sanft und direkt nach dem höchsten Punkt der Sprungkurve.

Weitere Sprungmethoden, die frühzeitig im Trainingsprogramm genutzt werden können, sind einfache Sprünge auf der Stelle in einem Swimmingpool. Das Wasser bietet Widerstand für den konzentrischen Anteil eines Sprungs und durch die Auftriebskraft des Wassers eine bedeutende Entlastung in der Landephase. Brusttiefes Wasser ist perfekt für Sprünge auf der Stelle, die Stärke und Kraft entwickeln. Führen Sie anfangs jeweils nur einen einfachen Squat Jump aus, um

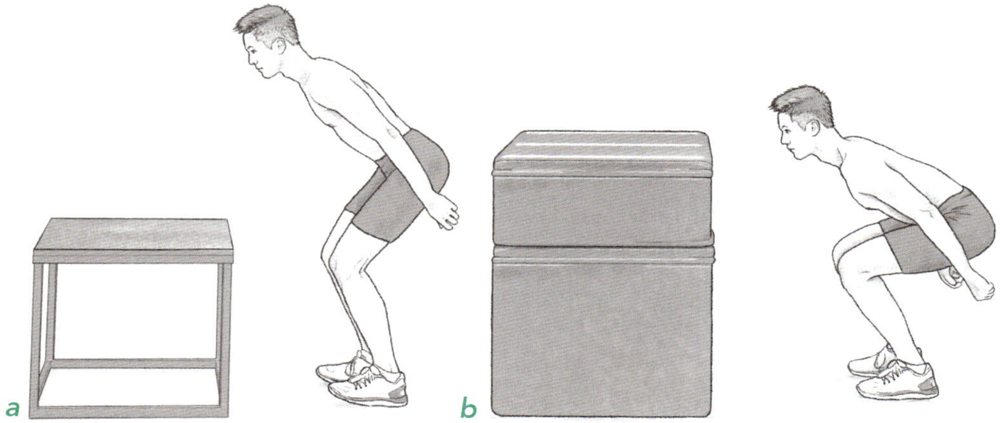

ABB. 2.1 Statische Startpositionen für Box Jumps: (a) leichte Kniebeugung; (b) tiefere Kniebeugung.

an der Haltung, der Sprungtechnik und der Landestrategie zu arbeiten. Haben Sie nach mehreren Sitzungen Fortschritte gemacht, fügen Sie Abprallsprünge (Rebounds) mit ein, die eine erste geringe bis mäßige Belastung durch plyometrische Qualitäten beinhalten. Im Pool ist auch eine Erweiterung zu Weitsprüngen möglich. Das Wasser liefert der Bewegung den äußeren Widerstand, während die Landung eine Herausforderung für das Gleichgewicht darstellt. Die fehlertolerante und dankbare Umgebung eines Pools unterstützt den Einsatz der Plyometrie in der Rehabilitation und im Training zur Rückkehr in den Wettkampf.

Mit zunehmender Stärke und Kraft durch konzentrische Sprünge und mäßig belastende Landungen gehen die Übungen allmählich in anspruchsvollere Landungsszenarien über. Sprünge auf der Stelle sind eine gute Möglichkeit, die konzentrische Kraft weiter zu entwickeln und dabei technisch an der Mechanik bei der Landung zu arbeiten. Während viele Athleten die Sprung- und Abhebetechnik beherrschen, müssen sie vielleicht an den technischen Aspekten einer sicheren Landung noch arbeiten. Ein einfacher Squat Jump auf der Stelle kann zum Trainieren aller Aspekte der Sprungbewegung genutzt werden. Lernen Sie es, bei der Landung die Kräfte mit den vielfältigen Gelenk- und Muskelgruppen abzufangen und den Körper angemessen abzubremsen. Sobald Sie eine gute Mechanik bei der Landung demonstrieren, gehen Sie weiter zu Mehrfachsprüngen auf der Stelle wie mehrfachen Squat Jumps. Diese Sprünge müssen anfangs nicht hoch sein: Fokussieren Sie sich einfach darauf, die Kraft abzufangen und die Körperrichtung von absteigend nach aufsteigend umzukehren. Diese Sprünge geringer Amplitude liefern nicht nur eine angemessene Trainingsbelastung, sondern sie geben Ihnen auch Zeit, die richtige Technik und das richtige Timing in geringerer Intensität zu entwickeln. Mit den Trainingsfortschritten können die Sprünge auf der Stelle energischer werden mit Steigerung der Höhe und kürzerer Bodenkontaktzeit.

Nach und nach gehen die Sprünge auf der Stelle mit geringer Amplitude in Weitsprünge über, wodurch die Bewegung eine zusätzliche horizontale Komponente erhält. Der horizontale Weg macht die Bewegung komplexer und belastet den Körper auf eine neu herausfordernde Weise. Wie bei den Sprüngen auf der Stelle können Sie anfangs mit Weitsprüngen geringerer Amplitude beginnen, wobei sich von Woche zu Woche bei einzelnen Sprüngen Verbesserungen im

Sinne größerer Höhe und Weite einstellen. Sie können in den Anfangsphasen der horizontalen Übungen einen Pogo Jump geringer Höhe auf der Stelle über eine Distanz von fünf bis zehn Metern mit niedrigen kurzen Sprüngen von höchstens 30 Zentimetern pro Sprung ausführen. Diese Sprünge können sukzessive auf Längen von 50 Zentimetern gesteigert werden und auch an Höhe zunehmen, wenn Sie sich an die horizontalen und vertikalen Kräfte gewöhnt haben.

Eine weitere Variable, die durch plyometrische Fortschritte möglich wird, ist bei den Sprungbewegungen der Einsatz beider Beine gegenüber einem Bein. Es gilt als allgemein anerkannt, dass Bewegungen mit beiden Beinen weniger belastend und weniger komplex sind als Bewegungen auf einem Bein. Sprünge auf einem Bein können eine größere propriozeptive Herausforderung darstellen, da sie eine stabile Landung und eine zusätzliche Hüft- und Kniekontrolle erfordern. Sprünge auf einem Bein können genutzt werden, um Absprünge mit einem Bein in Sprungdisziplinen zu simulieren sowie den Körper auf Scherbewegungen vorzubereiten, die in verschiedenen Sportarten und im Geschicklichkeitstraining genutzt werden. Nehmen Sie daher zuerst Sprünge mit beiden Beinen in ein Trainingsprogram auf und integrieren Sie dann allmählich Bewegungen auf einem Bein, wenn Stärke, Stabilität und technische Kompetenz zunehmen. In vielerlei Hinsicht kann der Übergang von Übungen auf beiden Beinen zu Übungen auf einem Bein als Entwicklung von der allgemeinen zur spezifischeren Arbeit eines Trainingsprogramms angesehen werden.

Beim Weiterkommen zu Weitsprüngen maximaler Leistung erhöhen Sie die Distanzen, um auch die Belastung zu steigern. Anfangs können die Sprungstrecken zehn Meter betragen, wobei fünf bis sieben Sprünge jeweils eine einzelne Gruppe bilden. Die Gruppen können auf 20 bis 30 Meter ausgedehnt werden und Verbesserungen sowohl in der Höhe als auch in der horizontalen Geschwindigkeit umfassen. Wichtig ist, die Fortschritte behutsam anzugehen, wenn die Sprünge bei mehrfachen Wiederholungen und Übungsgruppen höher und weiter werden, weil die Belastung rasch bis an die Grenze der Erschöpfung zunehmen kann und das Verletzungsrisiko signifikant ansteigt.

Bauen Sie Hindernisse in Form von Hürden ein, um bei Mehrfachsprüngen konkrete Höhenziele zu haben. Wählen Sie die Höhe der Hürde so, dass Sie dazu animiert werden, mit maximaler Anstrengung zu springen, vermeiden Sie jedoch zu hohe Höhen, bei denen das Risiko zunimmt, zu stolpern und zu stürzen. Oft genießen Athleten das Gefühl, im Rahmen der plyometrischen Routine über ein Hindernis zu springen, um ein Erfolgserlebnis und einen Hinweis auf die Sprunghöhe zu haben. Niedrigere Hürden können für große Sportlergruppen mit unterschiedlichen Sprungfähigkeiten vorteilhaft sein. Weniger explosive Athleten werden über niedrigere Hürden noch sicher springen, während explosivere Athleten die niedrigen Hürden dann einfach höher überspringen und immer noch ein wirksames Workout absolvieren.

Tiefsprünge zielen mit präzisen Höhen der Box speziell auf den Dehnungs-Verkürzungs-Zyklus ab. Bei einem Tiefsprung treten Sie zunächst von einer Box geringer bis mäßiger Höhe auf den Boden und führen dann einen maximalen reaktiven Sprung wieder zurück nach oben aus. Die Übung kann so geplant werden, dass Sie dabei entweder auf eine höhere Box oder über eine relativ hohe Hürde springen. Jede Wiederholung wird sorgfältig durchgeführt, um sicherzustellen, dass der Drop einheitlich ausgeführt wird und beim reaktiven Sprung ein relativ kurzer Bodenkontakt erfolgt. Eine Tiefsprung-Trainingsrunde kann wegen des

Ausmaßes der Belastung beim Bodenkontakt ein belastendes Workout sein, insbesondere bei der Verwendung einer höheren Box. In den meisten Fällen führen die Athleten wegen der Aufprallbelastung Sprünge mit beiden Beinen aus. Sie können Tiefsprünge auf einem Bein ausführen, die Drop-Höhe muss dabei jedoch relativ niedrig sein, sodass Sie einen kurzen Bodenkontakt haben und das Verletzungsrisiko minimieren. Bei einer plyometrischen Steigerung der Sprünge können Sie Tiefsprünge in den letzten Stadien einer Vorbereitungsphase ausführen, nachdem Sie durch andere Sprungarten und plyometrische Übungen sowie durch einen Stärke- und Kraftzuwachs mittels konventionellem Gewichtstraining ein signifikantes Maß an Stärke erworben haben.

Als weiteren Steigerungsschritt können Sie Kombinationen aus Hürden- und Boxsprüngen in Serien ausführen, um sich ein anspruchsvolles, aber erfreuliches Erlebnis zu verschaffen. Treten Sie von einer Box und springen Sie anschließend über Hürden oder auf andere Boxen wie beim Hindernislauf. Wichtig ist die geeignete Kombination der Höhe der Boxen und Hürden, um sicherzustellen, dass diese bei jedem Sprung eine maximale Leistung hervorrufen, Sie dabei jedoch nicht überbelasten oder erschöpfen. Wie bei jeder plyometrischen Übungsroutine ist es nicht beabsichtigt, Sie völlig zu erschöpfen, sondern es geht darum, die maximale Dehnungsantwort im Bindegewebe auszulösen. Eine plyometrische Arbeit hoher Qualität resultiert in positiven Anpassungen der Kraft und Geschwindigkeit, die Ihre allgemeine Leistung in Ihrer Sportart verbessern.

Abbildung 2.2 illustriert einen konzeptuellen Ansatz des Fortschritts zu und durch plyometrische Aktivitäten im Lauf eines Trainingsprogramms. In der Anfangsphase des Programms ist beabsichtigt, weniger belastende, weniger komplexe Bewegungen einzuführen, die eine Grundstärke und Grundkoordination für die nachfolgenden fortschreitenden Übungen aufbauen. Wie schnell Sie diese Steigerung durchlaufen können, hängt von Ihrem Alter, Ihrer Fähigkeit und Erfahrung, Ihrem Körpergewicht und Ihrem bestehenden Kraftniveau ab. Ein Sportler beispielsweise, der jünger als zehn Jahre ist, wird vielleicht, verteilt über seine komplette Trainingssaison, nur die ersten Stufen der plyometrischen Steigerung nutzen. Einfache Box Jumps und Jumps auf der Stelle liefern einen angemessenen Stimulus für eine Verbesserung von Stärke und Kraft ohne Verletzungsrisiko. Ein

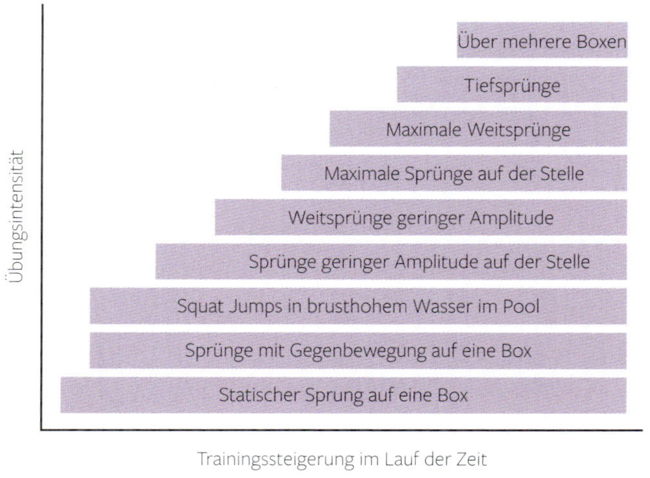

ABB. 2.2 Beispiel für eine plyometrische Steigerung im Lauf einer Trainingssaison.

älterer, fortgeschrittener Athlet wird hingegen die gesamte Steigerung schneller durchlaufen können und verschiedene Übungsarten gleichzeitig nutzen, wenn er Erfahrung mit einem umfassenden plyometrischen Programm oder mehreren Trainingssaisons hat. Ein größerer und schwererer Athlet wird wegen des Verletzungsrisikos vielleicht nie bis zu Hürden- oder Tiefsprüngen kommen. Demzufolge braucht ein Lineman des American Football, der 158 Kilo wiegt, eine völlig andere plyometrische Steigerung als ein 79 Kilo wiegender gleichaltriger Aufbauspieler im Basketball des gleichen Entwicklungslevels. Allgemeine Richtlinien für die Einführung einer sicheren und wirksamen plyometrischen Steigerung sind bei der individuellen Gestaltung eines Trainigsprogramms nützlich.

Zwar werden Sie die meisten dieser Sprünge linear ausführen, jedoch können Sie für zusätzliche Komplexität sorgen, indem Sie Drehbewegungen und Sprünge zur Seite mit einbauen. Bei Box Jumps mit statischem Absprung oder mit Gegenbewegung springen Sie hoch und landen mit einer 90-Graddrehung nach rechts oder links. Sie können Drehungen auch bei Sprüngen auf der Stelle oder bei Weitsprüngen einbauen. Betrachten Sie die Aufnahme von Drehungen und seitlichen Sprüngen als fortgeschrittene Techniken, die die allgemeine Koordination und Landefähigkeit in mehrere Richtungen verbessern.

Trainingsflächen und Bodenbeschaffenheit

Die Wahl der Trainingsumgebung kann großen Einfluss auf die Auswirkungen der plyometrischen Übungen haben und zwar sowohl auf die Spezifität des Trainings als auch auf die Verletzungsvorbeugung. Das gilt ganz besonders für die Wahl der Bodenbeschaffenheit für Sprünge und weitere explosive Bewegungen. Die Härte des Untergrunds kann die Amortisationsphase einer plyometrischen Aktivität durch Verlängerung oder Verkürzung des Bodenkontakts beeinflussen.

Ein weicherer Boden führt in der Regel zu einem längeren Bodenkontakt als ein härterer Boden. Ein extremes Beispiel dafür ist der Effekt eines Trampolins beim Springen. Landet eine Person auf einem Trampolin, versteift sich der Körper, um Vorteil aus den elastischen Eigenschaften der Trampolinfläche zu ziehen. Der Körper kompensiert also die weichere Landefläche, indem er sich versteift, um die gewünschte Reaktion auszulösen (auf dem Trampolin auf und ab zu hüpfen). Auf einer härteren Trainingsfläche macht der Körper das Gegenteil und lockert das Bindegewebe für eine sanftere Landung und eine angemessenere elastische Reaktion. Dieser Anpassungseffekt von Muskel und Sehne wurde durch Studien nachgewiesen und ermöglicht es dem Körper, die Kräfte als Reaktion auf den Untergrund hinsichtlich Leistung und Sicherheit entsprechend zu regulieren.

Athleten, die bei Sprint- oder Sprungaktivitäten entsprechend ihrer Fähigkeiten Höchstleistungen erreichen wollen, ziehen es meist vor, auf härteren Böden anzutreten, um das elastische Potenzial ihres Körpers zu maximieren. Es ist jedoch anzuraten, während der meisten Zeit der Saison auf etwas weicheren Böden zu trainieren, um das Verletzungsrisiko für die Weichteile zu minimieren und während umfangreicherer Vorbereitungsphasen gesund zu bleiben.

Diese Beispiele illustrieren, wie wichtig es ist, eine angemessene Balance zwischen den verschiedenen Böden während einer Trainings- und Wettkampfsaison zu finden. Nachfolgend finden Sie einige spezifische Beispiele von Bodenflächen, die bei einem Trainingsprogramm genutzt werden können, um spezifische Trainingseffekte hervorzurufen und chronische und akute Verletzungen möglichst gering zu halten.

Sand

Athleten und Trainer nutzen in einer Vorbereitungsphase des Trainings häufig Sandflächen für Sprung- und Laufübungen, um den Belastungsstress auf die unteren Extremitäten zu minimieren. Die Verdrängung von lockerem Sand bei der Landung nach einem Sprung kann die Landekräfte beträchtlich dämpfen und den allgemeinen Stress für Muskeln, Sehnen und Bindegewebe reduzieren. Werden Sprung- und Landeübungen in ein Trainingsprogramm neu aufgenommen, lassen sich an einem Strand oder in einer Sandgrube mehr Wiederholungen der plyometrischen Aktivitäten ausführen, wodurch Sie die entsprechenden Fertigkeiten erwerben. Zudem können viele Übungen im Sand barfuß durchgeführt werden, was die zahlreichen Fußmuskeln auf der weicheren, nachgiebigeren Fläche kräftigt.

Für konzentrische oder plyometrische Aktivitäten schafft eine Sandfläche Bedingungen, bei denen man sich weniger auf die elastischen Eigenschaften von Muskeln und Sehnen verlassen kann, weil eine längere konzentrische Phase entsteht, da der Sand beim Auftreten oder Abspringen verdrängt wird. Während eine Sandfläche bei der Neueinführung der Sprung- und Landemechanik hilfreich sein kann, ist es nicht empfehlenswert, auf dieser Art Fläche zu lange zu trainieren. Da es schwieriger ist, auf einer extrem weichen Fläche eine Reflexantwort auszulösen, besteht die Gefahr, Sie könnten sich den Dehnreflex abtrainieren. Die Landekräfte werden vom Sand abgeleitet und nicht durch die Muskeln und Sehnen der unteren Extremitäten abgefangen.

Naturrasen

Naturrasen ist eine der besten Trainingsflächen. Er ist fest genug für die rasche Kraftentwicklung zum Laufen und Springen, aber auch nachgiebig genug, um bei der Landung angemessen abzufedern. Naturrasen bietet auch eine relativ gute Kombination von vertikaler und horizontaler Nachgiebigkeit im Bodenkontakt bei der Landung nach einem Sprung, beim Laufschritt oder bei einem Schritt zum schnellen Abbremsen. Das reduziert den Stress für Bänder und Sehnen während explosiver Bewegungen, die bei einer raschen Beschleunigung oder einem schnellen Richtungswechsel erforderlich sind. Diese Qualitäten machen Naturrasen zu einer guten und vielseitigen Fläche für die meisten, wenn nicht für alle plyometrischen Übungen während einer Trainingssaison. Beachten Sie, dass Grasflächen je nach örtlichem Klima und Häufigkeit der Bewässerung unterschiedliche Härtegrade haben. Bei trockneren Bedingungen ist die Grasfläche normalerweise härter, was Sie bei der Umsetzung plyometrischer Aktivitäten möglicherweise bedenken müssen.

Kunstrasen

Kunstrasen kann eine gute Kombination aus Festigkeit und Stoßdämpfung für athletische Bewegungen bieten. In vielen Fällen liefern künstliche Flächen auch ein höheres Maß an Einheitlichkeit, da Naturflächen uneben und von Löchern wie von sonstigen Unregelmäßigkeiten durchsetzt sein können. Unter nassen Bedingungen bleiben beim Kunstrasen Qualität und Festigkeit meist erhalten, während Naturrasen durchnässt und zu weich für plyometrische Aktivitäten werden kann. Im Allgemeinen können Kunstrasenflächen härter sein als die meisten Naturrasenflächen; insbesondere, wenn sie unsachgemäß gepflegt und nicht regelmäßig präpariert werden. Athleten können ein plyometrisches Programm auf einer Kunstrasenfläche beginnen, weil sie die Landung in den meisten Fällen angemessen abfedert und zudem eine stabile Fläche für dynamische Bewegungen darstellt. Härtere Kunstrasenflächen sollten in den Frühstadien der plyometrischen Steigerung nach Möglichkeit gegen eine weichere Naturrasenfläche ausgetauscht werden. Wichtig zu wissen ist auch, dass Kunstrasenflächen einen höheren Reibungskoeffizienten haben (sie liefern mehr Grip) als Naturrasen; Sprünge und Bewegungen mit höherer horizontaler Kraftentwicklung können hier mehr Stress für Muskeln, Gelenke und Bindegewebe erzeugen. Ein geringerer Umfang und eine geringere Intensität dieser Art von Übungen lassen sich auf Kunstrasen in einer graduelleren Form beginnen. Überlegungen zum Schuhwerk während des Trainings sind ebenfalls wichtig: Tragen Sie in den letzten Stadien des Programms Schuhe mit besserer Griffigkeit für mehr Spezifität ohne Überbelastung.

Parkettboden in der Halle

Hartholzflächen sind üblich für Basketball, Volleyball und Schlägersportarten wie Squash, Racquetball und Badminton. Im Allgemeinen bieten Hartholzböden einen festen, aber leicht dämpfenden Untergrund für sportliche Aktivitäten.Wie bei allen Sportböden gibt es auch hier eine gewisse Variabilität in der Härte, je nach Zusammensetzung und Aufbau des Bodenbelags. Einige können sehr weich und nachgiebig sein, während andere sehr fest sind. Modernere Parkettböden wurden so entwickelt, dass sie eine angemessene Dämpfung bieten. Ältere Böden sind oft noch sehr hart und wenig nachgiebig. Da die Entscheidung für Indoor-Trainingsaktivitäten häufig vom Wetter und anderen jahreszeitlichen Faktoren bestimmt wird, finden sich Athleten während der meisten Trainingszeit auf Parkettböden in der Halle wieder. Es liegt in der Verantwortung der Trainer und der Athleten, die Trainingsfläche zu bestimmen und nach Bedarf Anpassungen vorzunehmen. Das kann bedeuten, das plyometrische Programm auf einer weicheren Outdoor-Fläche zu beginnen oder, falls es diese Option nicht gibt, das Programm so abzuwandeln, dass weniger belastende Bewegungen allmählich auf einem Parkettboden in der Halle einbezogen werden.

Gummierte Kunststoffbahnen und Bodenbeläge

Synthetische Bahnen und Sportböden werden sowohl für das Sprint- als auch für das plyometrische Training viel verwendet. Der Vorteil dieser Oberflächenart ist, dass sie sehr gut auf reaktive Sprungaktivitäten und andere explosive Bewegungen reagiert. Ihr Nachteil ist es, dass sie auch sehr hart sein können und ein ausgedehntes Training auf solchen Flächen für die Gelenke, Muskeln und Bindegewebe unter Umständen eine große Stressbelastung ist. Für Leichtathleten, die viel Trainingszeit auf Kunststoffbahnen verbringen, ist die Nutzung einer weicheren Fläche (Naturrasen, Kunstrasen) für die ersten Stufen des plyometrischen Trainings ein vernünftiger Ansatz, um während der Vorbereitungsphase eines Trainingsprogramms unverletzt zu bleiben. Der Wechsel auf eine synthetische Bahn für explosive und reaktive Sprünge in den letzten Stadien des Trainingsprogramms, wird leichter vollzogen, weil die Athleten stärker und widerstandsfähiger geworden sind. Die festere elastische Fläche einer Bahn oder eines gummierten Bodenbelags kann den Effekt eines plyometrischen Programms verbessern, indem es Vorteil aus dem Dehnreflex bei explosiven und elastischen Bewegungen zieht. Athleten, die auf synthetischen Bahnen an Wettkämpfen teilnehmen, sollten eine angemessene Trainingszeit auf diesen

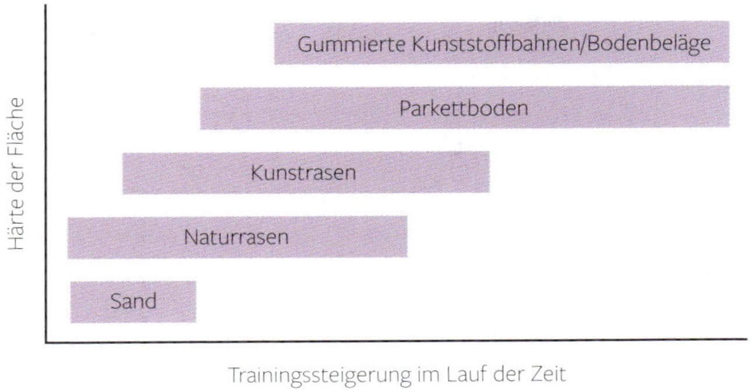

ABB. 2.3 Steigerung bei der plyometrischen Trainingsfläche im Verlauf eines Trainingsprogramms.

Flächen verbringen, um zu gewährleisten, dass sie an die Qualitäten und Merkmale der Wettkampfumgebung gewöhnt sind.

Abbildung 2.3 fasst eine Steigerung bei der Nutzung verschiedener Trainingsflächen im plyometrischen Trainingsprogramm zusammen. Ein vernünftiger Ansatz ist es, im Lauf des Trainingsprogramms von weicheren auf härtere Flächen zu wechseln, um zu frühen übermäßigen Stress für den Körper zu vermeiden. Letztlich soll das Trainingsprogramm Sie auf die Wettkampfbedingungen vorbereiten. Fußballer beispielsweise trainieren überwiegend auf Natur- oder Kunstrasen, Beach-Volleyballer verbringen die meiste Zeit an Sandstränden.

Achten Sie darauf, die spezifischen Anforderungen einer Sportart zu berücksichtigen, ohne zuviel Zeit nur auf einer Trainingsfläche zu verbringen.

Die Trainingsflächen zu wechseln, hat viele Vorteile. Weichere Bodenflächen können Aufprallstress dämpfen sowie Muskeln und Bindegewebe stärken. Härtere Bodenflächen lösen eine wirksame Dehnreflex-Reaktion für explosive Bewegungen aus und liefern neurologische wie elastische Vorteile, die sich auf andere Bewegungen und Bodenflächen übertragen lassen. Die richtige Kombination der Flächen hängt von der Sportart, dem Athleten und vielen weiteren Umständen wie dem Wetter, der Tageszeit und der Ermüdung ab. Treffen Sie die beste Entscheidung über die Steigerung des Trainings und die Wahl der Bodenfläche.

Schuhwerk

Die Wahl des geeigneten Schuhwerks für ein Trainingsprogramm kann sowohl für die Leistung als auch für die Gesundheit entscheidend sein. Bei Lauf- und Sprungaktivitäten bilden die Füße den Kontaktpunkt mit dem Boden. Die Füße liefern nicht nur den Aufprall, der einen Schritt, einen Sprung oder eine Richtungsänderung bewirkt, sondern sie dienen auch als sensorische Mechanismen, die Informationen über die Qualität der Bodenfläche sammeln. Die Füße melden, ob der Untergrund weich oder hart, eben oder uneben, griffig oder rutschig ist. Die Wahl der Schuhe wird also von entscheidender Bedeutung sein.

Sportschuhe sollen zuerst und vor allem die Füße vor Schäden und vor der Abnutzung durch die täglichen sportlichen Aktivitäten schützen. Zum Schutz des Fußes gehört, dass er gut bedeckt ist, um Schnittwunden und Abschürfungen zu vermeiden, dass der Fuß von unten gut gepolstert ist, um den Stoß beim Aufkommen auf den Boden abzufedern, und dass der Fuß mit der Fußwölbung in der Länge angemessen gestützt wird, um zu verhindern, dass er zur Seite abknickt. Einige Athleten ziehen es zwar vor, plyometrische Aktivitäten barfuß auszuführen, bei den meisten Trainingsrunden ist es jedoch ratsam, die Füße mit den richtigen Schuhen zu schützen.

Ist das Training auf härtere Böden beschränkt, kann die Wahl des Schuhwerks entscheidend sein, um die Kräfte, die sich bei der Landung auf den Körper übertragen, zu reduzieren. Ein angemessen gepolsterter Schuh sollte aus diesem Grund frühzeitig im Trainingsprogramm und auf härteren Böden verwendet werden. Mit zunehmender Stärke kann dann auf einen weniger flexiblen Schuh gewechselt werden, sodass Sie vom Dehnreflex und der Elastizität profitieren, die im Bindegewebe gespeichert ist. Sie können auch überlegen, anfangs einen Schuh mit erhöhter Ferse (mit Sprengung) zu verwenden. Dadurch hat die Ferse beim Bodenkontakt des Fußballens einen kürzeren Weg – und das hintere Bindegewebe wird weniger gedehnt. Die Ferse hat bei diesem Schuhtyp mehr Bodenkontakt, mit zunehmender Stärke kann jedoch auf einen Schuh mit wenig Sprengung gewechselt werden. Abbildung 2.4 zeigt den Unterschied des Fersenweges zwischen einem Schuh mit erhöhter Ferse (Sprengung) und einem mit gleichmäßigerem Sohlenprofil.

Sobald sie aus der ersten Vorbereitungsphase des plyometrischen Trainings in die spezifischere, wettkampfvorbereitende Phase kommen, werden Sie es vielleicht bevorzugen, das plyometrische Training in den Schuhen auszuführen, die Sie im Wettkampf tragen. Springer und Sprinter in der Leichtathletik entscheiden sich möglicherweise dafür, im Vorfeld der Wettkampfphase mit Wettkampf-Spikes am plyometrischen Training teilzunehmen. Leichtathletik-Spikes bieten deutlich weniger Polsterung und haben eine flachere Sohle als reguläre Laufschuhe. Das Trainingsvolumen muss entsprechend angepasst werden, um sicherzustellen, dass die Bodenkontakte möglichst kurz gehalten werden. Ein ähnlicher Ansatz kann mit Stollenschuhen angewendet werden, wie sie beim Fußball, American Football, Baseball und Rugby getragen werden sowie mit Hallenschuhen, wie sie im Schlägersport, beim Basketball und Volleyball zum Einsatz kommen.

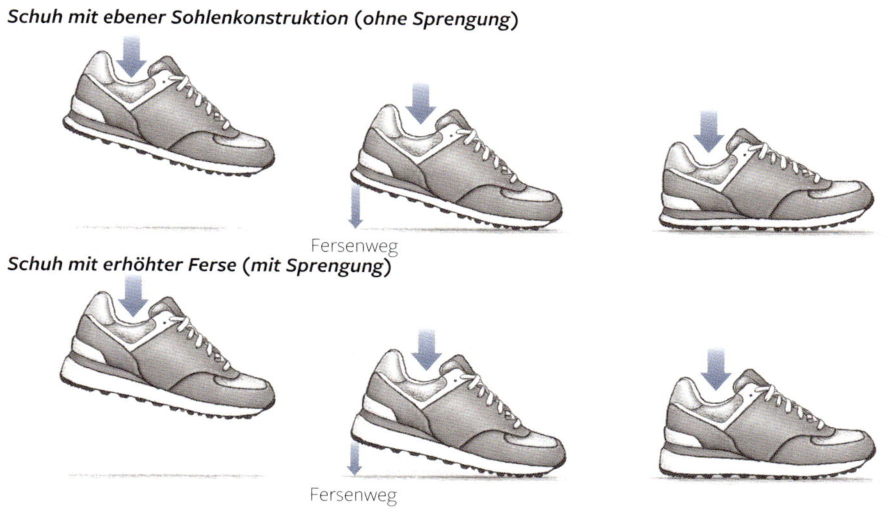

ABB. 2.4 Fersenweg bei Bodenkontakt mit Schuhen unterschiedlich hoher Fersen

Trainer können den Athleten die besten Schuhe für die verschiedenen Trainingsphasen empfehlen. Nachdem man sich bemüht, das Training so spezifisch wie möglich zu gestalten, ist es immer am besten, die Vorteile unterschiedlichen Schuhwerks in Betracht zu ziehen, um die bestmöglichen Ergebnisse hinsichtlich Leistung und Gesundheit zu erzielen.

Ausrüstung

Das Training mit verschiedenen Übungen auf unterschiedlichen Böden ist von entscheidender Bedeutung für die Wirksamkeit und Sicherheit eines plyometrischen Trainingsprogramms – die Wahl der richtigen Ausrüstung für plyometrische Aktivitäten wirkt sich signifikant auf die Gesundheit und Leistung aus. Nachfolgend einige Beispiele für Ausrüstungsgegenstände, die bei einem plyometrischen Trainingsprogramms in Betracht gezogen werden können.

Plyometrische Boxen

Die Wahl von Plyo-Boxen beim Sprungtraining wird oft von den finanziellen Möglichkeiten bestimmt. Wenn Boxen nicht zur Verfügung stehen, haben sich innovative Trainer und Athleten ähnliche Sprungroutinen ausgedacht und verwenden dafür Treppen und die Tribünen im Stadion, um eine Folge von Sprüngen nach oben zu trainieren. Einfache Boxen lassen sich jedoch auch aus Sperrholz und Rahmenmaterial für unterschiedliche Höhen und Zwecke herstellen. Üblicherweise stellt man eine Reihe Boxen unterschiedlicher Höhe von 15–90 cm in Abstufungen von 20–30 cm her, je nach sportlicher Fähigkeit und den Zielen des Trainingsprogramms. Optimal ist es, über verschiedene Boxenhöhen für die jeweiligen sportlichen Fähigkeiten zu verfügen. Sie können solche Boxen selbst bauen oder bei einem Sportausstatter fertig kaufen. Boxen aus Holz sind schwer und dadurch auch schwer zu bewegen, aber auch sehr stabile Podeste für das Sprungtraining.

Zu kaufen gibt es auch leichtere Metallrahmen-Boxen verschiedener Höhe für das plyometrische Training. Der Vorteil der Metallrahmen-Boxen ist, dass man sie leichter zum Training transportieren kann und sie sich auch leicht stapeln lassen und dadurch wenig Platz wegnehmen, wenn sie nicht gebraucht werden. Der Nachteil der Metallrahmen-Boxen ist, dass sie durch ihr geringeres Gewicht für dynamische Sprungaktivitäten weniger stabil sind. Zudem kann ein Sportler bei einem misslungenen Sprung über Boxen ohne Seitenwände in dieser offenen Seite landen und sich Knie oder Schienbeine an der Oberkante aufschürfen. Risswunden und schwere Prellungen von Schienbeinen und Knien sind unter Umständen das unerwünschte Ergebnis.

Neuere plyometrische Boxen bestehen aus einem dichten Schaumstoff mit Vinylbeschichtung. Diese weichen Plyo-Boxen bieten den kombinierten Vorteil angemessener Festigkeit und Schaumdichte für kraftvolle Sprünge, jedoch mit weicheren Kanten, an denen sich ein Athlet bei einem misslungen Sprung nicht verletzt. Es gibt diese Boxen in unterschiedlichen Höhen, sie lassen sich mit Klettbändern zu höheren Sprungboxen stapeln. Da diese Schaumstoffboxen relativ leicht sind, sollten Trainer und Athleten diese Boxen sichern, wenn andere sie für dynamische Sprünge nutzen.

Plyo-Boxen können für eine Vielfalt explosiver und elastischer Übungen für den Unterkörper verwendet werden – für statische Box Jumps und Box Jumps etwa mit Gegenbewegung, Tiefsprünge und zahlreiche Übungskombinationen mit Boxen und Hürden. Die Wahl der geeigneten Boxenhöhe ist für die Sicherheit bei der Ausführung dieser Übungen entscheidend. Ratsam ist immer, die Boxenhöhe für Sprünge so zu wählen, dass die Höhe gut zu bewältigen ist, um das Verletzungsrisiko möglichst gering zu halten.

Trainingshürden

Für die Ablenkung eines Sprungs nach oben können Hürden ein nützliches und einstellbares Hindernis bilden. Für diesen Zweck wurden traditionell reguläre Leichtathletik-Hürden verwendet. Da Wettkampfhürden für das plyometrische Training sehr schwer und teuer sowie besonders riskant sind, wenn die Athleten während einer Übung stolpern oder auf die Hürde fallen, sollten vorzugsweise Trainingshürden verwendet werden. Trainingshürden, die in der Leichtathletik verwendet werden, sind tendenziell viel leichter gebaut und fallen auch meist viel leichter um, falls ein Athlet während eines Sprungs mit ihnen in Kontakt kommt, sodass das Risiko schwerer Stürze oder Verletzungen ebenfalls geringer ist. Die Hürden sollten nicht zu hoch sein, damit Mehrfachsprünge über mehrere Übungsreihen sicher ausgeführt werden können. Am besten ist es immer, Hürden mäßiger Höhe zu wählen und diese höher zu überspringen, als einen Sturz zu riskieren.

Spezielle Hürden für das plyometrische Sprungtraining können für ein Trainingsprogramm, das sich an Athleten verschiedener Sportarten richtet, eine preisgünstigere Möglichkeit sein. Diese Hürden sind häufig aus Formkunststoff und für verschiedene Höhen ausgerichtet, was sie zu einem einfach und sicher nutzbaren, erfreulichen Gerät für das plyometrische Training einer Gruppe unterschiedlicher Athleten macht.

Wenn Ihr Budget begrenzt ist, haben Sie die kostengünstige Möglichkeit, aus PVC-Rohren und Verbindungsstücken eine Reihe plyometrischer Hürden selbst zu bauen, die sich leicht transportieren lassen und sicher in der Nutzung sind. Nach einem Besuch im Baumarkt und dem Kauf von Rohren, Verbindungsstücken, einer Metallsäge und etwas PVC-Kleber sind diese Hürden in weniger als einem Tag einsatzbereit.

Sie können auch mit Pylonen ein vertikales Hindernis für das plyometrische Training errichten. Kegel unterschiedlicher Höhe lassen sich für jüngere Sportler verwenden. Sie bieten eine physische Barriere, aber da sie schmal sind, werden sie von den Sportlern nicht immer komplett übersprungen. Stattdessen führen diese ihre Beine vielleicht eher seitlich an den Kegeln vorbei als über sie hinweg. Daher sind echte Hürden beim Sprungtraining zu bevorzugen.

Medizinbälle

Auch das Werfen eines Gegenstands kann zum plyometrischen Training des Unter- und Oberkörpers nützlich sein. Es gibt Medizinbälle mit unterschiedlichem Gewicht und in verschiedenen Größen, sie eignen sich für vielerlei explosive Würfe. Die Bälle selbst sind häufig mit Leder überzogen oder bestehen aus einer dicken Gummihaut, die ihr Gewicht erhöht. Übliche Gewichte bei Medizinbällen sind 2, 3, 4, 5 und 6 kg. Im Allgemeinen werden leichtere Medizinbälle für schnellere Würfe verwendet, während schwerere Bälle zur Entwicklung der Kraft und der dynamischen Qualitäten maximaler Stärke eingesetzt werden. Medizinbälle mit größerem Durchmesser und größerer Oberfläche werden häufig für Wurf- und Fangaktivitäten verwendet. Einzelathleten können gut springende Medizinbälle aus Gummi für zurückprallende Würfe gegen eine Wand verwenden. Einige Athleten bevorzugen jedoch Medizinbälle, die weniger stark springen, weil ein schwerer Ball mit großer Sprungkraft schwerer zu handhaben ist. Zum

Glück gibt es Medizinbälle in vielen unterschiedlichen Größen und Zusammensetzungen, die die individuellen Bedürfnisse der Athleten und Sportarten sowohl indoor als auch outdoor erfüllen.

Explosive Würfe mit Medizinbällen können, vergleichbar mit explosiven Sprüngen, entweder mit einer rein konzentrischen Bewegung ausgeführt werden oder mit einer zusätzlichen vorbereitenden Gegenbewegung vor dem Wurf. In beiden Fällen bringt das Gewicht des Medizinballs eine zusätzliche Belastung sowohl der exzentrischen als auch der konzentrischen Muskelaktionen mit sich. Die Gegenbewegung sorgt bei Drehwürfen vor einem explosiven Wurf für eine Vorspannung der Muskeln in Körpermitte und Schulter. Würfe mit Medizinbällen können auch mit vorbereitenden Sprungbewegungen kombiniert werden, um vor einem Wurf ein Trainingsmuster mit Mehrfachsprüngen zu erstellen. Zusammenfassend lässt sich sagen, dass Medizinbälle ein großartiges Hilfsmittel für ein umfassendes plyometrisches Trainingsprogramm von Ober- und Unterkörper sind.

Weitere äußere Belastungen

Äußere Belastungen können mit plyometrischen Übungen kombiniert werden, um die Kräfte während rascher Bewegungen zu erhöhen. Während ein Medizinball ein Gerät ist, das geworfen oder geschleudert werden kann, gibt es andere Ausrüstungsgegenständie, die in Verbindung mit plyometrischen Aktivitäten genutzt werden können, um die allgemeine Beanspruchung zu erhöhen und den Effekt der plyometrischen Übungen zu verbessern. Sorgen Sie dafür, dass es zu keiner Überlastung kommt, bei der die Amortisations- und Verknüpfungszeiten bis zu einem Punkt verlängert werden, wo es zu einem Abtrainieren des Dehnreflexes oder einer Überdehnung elastischer Komponenten kommt. Die Bodenkontaktzeiten müssen möglichst kurz gehalten werden, und die Beibehaltung der Geschwindigkeit von Bewegung und Technik ist unter allen Belastungsbedingungen zwingend.

Langhanteln und Kurzhanteln

Ein verbreitetes Hilfsmittel, um die Belastung während einer plyometrischen Übung zu erhöhen, ist die Nutzung von Lang- oder Kurzhanteln. Normalerweise werden Kurzhanteln bei Sprüngen auf der Stelle in jeder Hand neben dem Körper gehalten. Eine Langhantel halten Sie oben auf dem Rücken und führen Sprünge auf der Stelle aus wie bei einem Squat Jump mit Gewicht. Wichtig ist, dass die Langhantel während der wiederholten Sprünge immer Kontakt mit dem Rücken hat, um zu verhindern, dass sie auf die Wirbel schlägt.

Führen Sie weder mit Lang- noch Kurzhanteln Sprünge oder Sprünge auf Boxen oder über Hürden aus. Um es noch einmal zu sagen: Die sorgfältige Auswahl der Belastung bei Kurz- und Langhanteln ist zwingend, um den Beitrag solcher Formen des Widerstands zu optimieren und die Sicherheit zu maximieren. Wie bei vielen technischen Bewegungen, die auf der Geschwindigkeit beruhen, ist mehr Widerstand nicht immer besser. Die besten Effekte werden erzielt, wenn die optimale Belastung gefunden wird, basierend auf den individuellen Bedürfnissen.

Kettlebells (Kugelhanteln)

Die Nutzung von Kettlebells für Bewegungen zum Trainieren der dynamischen Stärke hat in neuerer Zeit an Beliebtheit gewonnen. Aus Sicht eines plyometrischen Trainingsprogramms können wiederholte Kettlebell-Schwünge in zahlreichen Muskelgruppen des Ober- und Unterkörpers sowie in der Core-Muskulatur Dehnantworten hervorrufen. Auch wenn man die Kettlebell intuitiv vielleicht werfen möchte, ist dies nicht ratsam wegen des möglichen Risikos für andere Athleten und dem Schaden, den ein schweres Geschoss an einer Indoor-Einrichtung oder einem gut gepflegten Natur- oder Kunstrasen verursachen kann.

Resistance Bands (Widerstandsbänder)

Dicke Gummi-Widerstandsbänder werden üblicherweise als Widerstand bei repetitiven Sprüngen auf der Stelle oder Weitsprüngen verwendet. Für Hochsprünge sichert man die Widerstandsbänder häufig mit Halterungen um Taille oder Rumpf und das andere Ende am Boden. Die Bänder bieten während der konzentrischen Bewegung des Sprungs Widerstand, können den Körper aber schneller als die Schwerkraft wieder zum Boden bringen. Diese Art Widerstand ist eine Herausforderung. Wie bei jeder Methode mit äußerem Widerstand müssen Sie jedoch dafür sorgen, dass der Widerstand nicht zu groß ist.

Der von Gummibändern gebotene Widerstand liefert bei Sprung- und Wurfaktivitäten ein anderes Leistungsergebnis als die natürliche Kraft-Geschwindigkeitskurve. Bei Bewegungen hoher Geschwindigkeit wird immer ein geringer bis mäßiger Widerstand bevorzugt. Setzt man einer Bewegung, die eine schnelle Beschleunigung oder hohe Geschwindigkeit verlangt, zuviel Widerstand entgegen, kann die Biomechanik der Bewegung signifikant verändert werden, was unter Umständen eine schlechtere Leistung zur Folge hat.

Bei repetitiven Weitsprüngen bietet die Nutzung solcher Bänder um die Taille bei Partnerübungen konzentrischen Widerstand, während eine horizontale exzentrische Belastung begrenzt wird, die die Quadrizeps-Muskulatur überbelasten und zu chronischen Schmerzen im Knie führen kann. Die gleiche Methode kann auch für Würfe mit einem Medizinball angewandt werden, dabei wird das Widerstandsband um die Taille gelegt, um während eines explosiven Wurfs eine mäßige Belastung zu liefern.

Gewichtswesten und Gewichtsgürtel

Gewichtswesten und Gewichtsgürtel werden seit Jahrzehnten bei Sprungbewegungen verwendet, sie lassen dem Trainierenden Bewegungsfreiheit bei einer mäßigen zusätzlichen Belastung. Da das Gewichtsobjekt nicht gehalten werden muss, können mit der zusätzlichen Belastung sportspezifische Aktivitäten ausgeübt werden. Zusätzliche fünf Kilo durch eine Weste oder einen Gürtel mögen nicht übermäßig viel erscheinen, können über die Dauer eines plyometrischen Workouts jedoch eine signifikante Herausforderung darstellen. Gewichtswesten und -gürtel sind Gewichten an Knöchel oder Handgelenk vorzuziehen, weil die Belastung näher am Massezentrum liegt. Gewichte an Knöcheln und Handgelenken üben zudem einen signifikanten Stress auf die Gelenke aus, vor allem bei dynamischen Bewegungen.

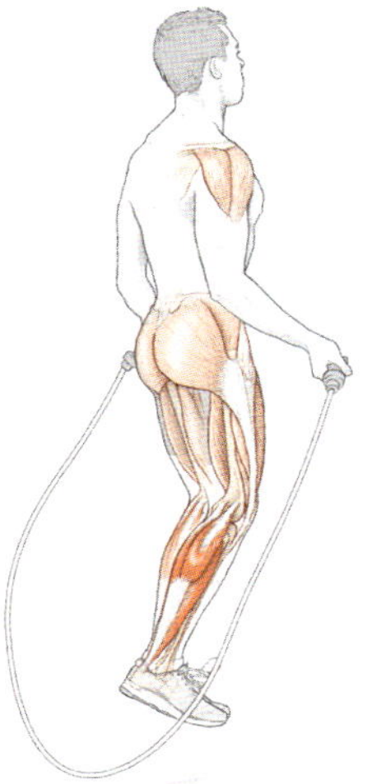

3

PLYOMETRISCHE GRUNDÜBUNGEN

Für die Erstellung eines plyometrischen Trainingsprogramms können Sie auf zahlreiche Übungen für Ihren jeweiligen Sport zurückgreifen. Zudem gibt es zu jeder Übung Variationen – entweder, um sie an eine spezifische sportliche Bewegung anzupassen, um mehrere Übungen zu Übungsreihen zu kombinieren oder um einen spezifischen Aspekt der Bewegung herauszugreifen, der die allgemeine Leistung verbessern kann.

Plyometrische Grundübungen, die in der Anfangsphase des Trainingsprogramms eines Athleten begonnen werden, vereinfachen das Erlernen der Übungen und bauen auch die Stärke, Kraft und die elastischen Qualitäten auf, die für ein fortgeschrittenes Training und letztlich für die Wettkampfstärke auf hohem Niveau erforderlich sind.

Athleten neigen häufig dazu, ein kompliziertes Training zu betreiben und Übungen zu wählen, die innovativ und kompliziert aussehen, statt bei den Basics zu bleiben. Die Gefahr, wenn sie zu früh auf komplexe Übungen übergehen, ist, dass technische Grundfertigkeiten vernachlässigt werden und erforderliche physiologische Anpassungen nicht stattfinden. So wie ein Haus ein starkes, beständiges, ausgeglichenes Fundament braucht, müssen auch Grundübungen so ausgeführt werden, dass angemessene motorische Fertigkeiten entwickelt, beherrscht und für die Dauer der Karriere eines Athleten erhalten bleiben.

Bei den plyometrischen Übungen gewinnt dieser Grundsatz wegen der explosiven, dynamischen Art der Fertigkeiten, die dem Athleten beigebracht werden, noch zusätzlich an Bedeutung. Auch wenn der Großteil der plyometrischen Übungen eher auf Sprungbewegungen ausgerichtet ist, bilden die körperlichen Qualitäten, die durch die Plyometrie entwickelt werden, doch die Basis dynamischer, kraftvoller Bewegungen wie Sprinten, Werfen und Richtungswechsel in zahlreichen Sportarten. Werden Schlüsselelemente im körperlichen Trainingsprozess versäumt und Grundübungen nicht berücksichtigt, wird das Endergebnis – unabhängig von der Sportart – gefährdet, mit negativen Auswirkungen auf die Leistung und erhöhtem Verletzungsrisiko. Die Dinge einfach zu halten, ist häufig der kürzeste Weg zur Spitzenleistung.

Nachfolgend die Schlüsselziele für Aufbau und Umsetzung der Grundübungen:

1. Bausteine für die Entwicklung komplexerer Übungen sammeln. Bevor Sie eine Übungsreihe mit Sprüngen ausführen, sollten Sie mit einer guten Technik bei Einzelsprüngen beginnen. Einzelne Grundsprünge oder Würfe mit einem Medizinball sind weniger komplexe azyklische Übungen, die Sie beherrschen können. Die Beherrschung von Grundqualitäten wie Haltung, Fußstellung, Mechanik der Gliedmaßen und Timing bei weniger komplexen Übungen können Kompetenz und Vertrauen aufbauen, bevor Sie mit Bewegungen beginnen, die eine größere Herausforderung darstellen. Ein Athlet sollte nicht über die Grundübungen hinausgehen, bevor nicht alle diese Qualitäten auf einem relativ hohen Niveau sicher beherrscht werden.

2. Mit gut erreichbaren Bewegungen beginnen. Diese sind bei weniger erfahrenen Athleten oder in der frühen Trainingsphase bei erfahreneren Athleten sicherer oder weniger intensiv. Sprünge auf niedrigere Boxen oder über niedrigere Hürden stellen ein erreichbares Ziel und ein sicheres Umfeld dar, um technische Fähigkeiten und die angemessene Stärke und Kraft zu verbessern. Anfangs können diese Übungen auch mit einem reduzierten Trainingsvolumen ausgeführt werden in Form von weniger Übungsreihen und Wiederholungen, um die Erschöpfung möglichst gering zu halten und die technische Leistung weiter zu verbessern.

3. Die Verbesserung der Grundtechniken und der Mechanik durch Übungswiederholungen in hoher Qualität für die Dauer des Trainingsprogramms ermöglichen. Die Wiederholung verbessert nicht nur diese Übungen, sondern auch die Bewegungsmerkmale anderer Leistungsqualitäten, die täglich trainiert werden. Eine kraftvolle Hüftstreckung bei einem Box Jump verbessert diese auch für den Start beim Sprint, für Shotblocks im Basketball oder Tacklings im Fußball. Die Grundbewegungen sollten als Grundlage für das Training explosiver und elastischer Elemente betrachtet werden, das Sie das ganze Jahr über gut vorbereitet und fit hält.

Das Prinzip, mit Grundübungen zu beginnen und diese weiterzuentwickeln, ist für den Erfolg eines Trainingsprogramms entscheidend wichtig. Grundübungen mögen wie die einfache Form komplexerer Übungen wirken, tatsächlich handelt es sich jedoch um die Bausteine für alle athletischen Bewegungsfertigkeiten. Ein einfacher Box Jump kann als schlichte, explosive Hochsprungbewegung betrachtet werden, die andere Übungen mit Boxen und Hürden nach sich zieht. Die entscheidenden Elemente eines Box Jumps mit statischem Start oder mit Gegenbewegung haben jedoch signifikante Auswirkungen darauf, wie zahlreiche andere Bewegungen in künftigen Trainingsrunden entwickelt werden. Haltung, muskuläre Beteiligung und Timing für die Ausführung eines Box Jumps maximaler Höhe sind auch beteiligt bei außergewöhnlichen Leistungen beim Sprint-Start, Hürdensprung, bei explosiven Übungen mit einem Medizinball oder zahllosen anderen athletischen Bewegungen, die in einer typischen Trainingsrunde im

Sport ausgeführt werden. Eine Verbesserung dieser technischen Elemente und physiologischen Qualitäten bei einer Grundübung ermöglichen eine nahtlose und direktere Übertragung grundlegender Bewegungsfertigkeiten auf alle Aspekte der sportlichen Leistung.

Es ist auch wichtig, plyometrische Grundübungen als Grundlage aller Trainingsprogramme zu sehen – sowohl für Anfänger als auch für Fortgeschrittene – und diese für die Dauer einer Sportlerkarriere beizubehalten. Die Schlüsselelemente und -qualitäten der Grundübungen können bei jedem Athleten weiter perfektioniert und beibehalten werden, unabhängig von seinem Alter, seiner Erfahrung oder seiner Fähigkeit.

BOX JUMP MIT STATISCHEM START

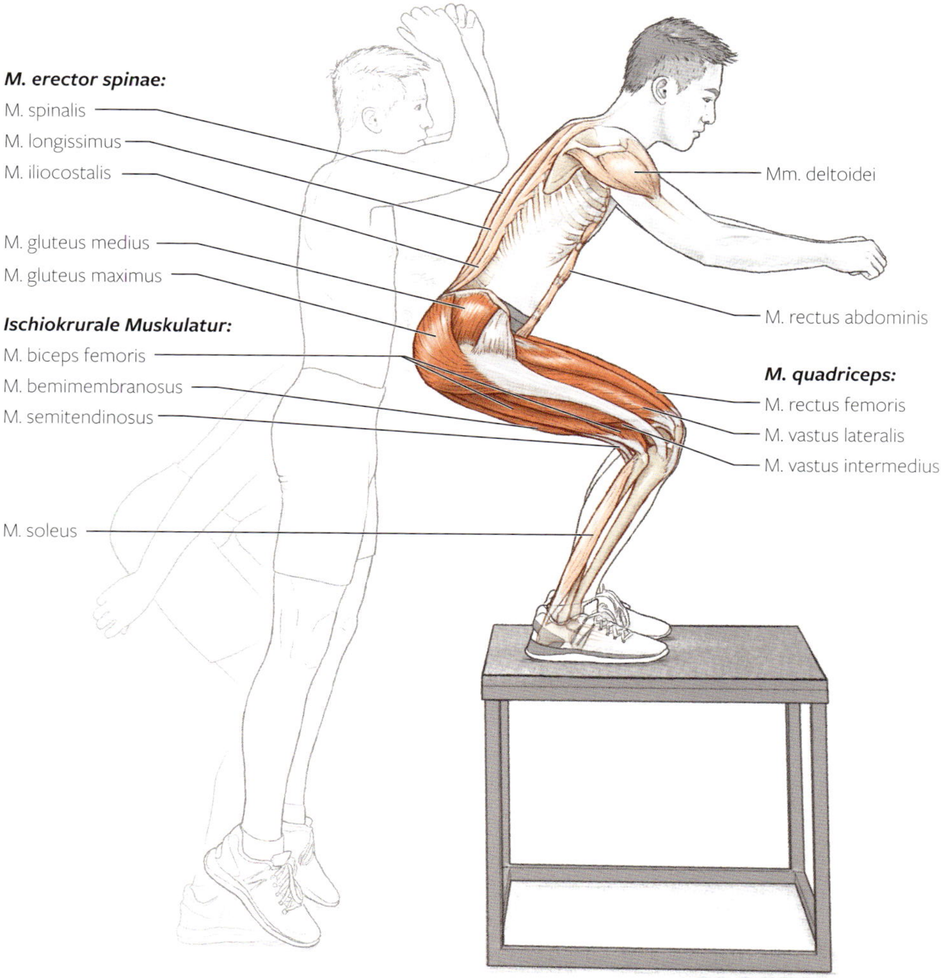

Ausführung

1. Zu Beginn stellen Sie die Füße etwa hüftbreit auf und gehen in eine leichte Kniebeuge. Je nach persönlichen Bedürfnissen und Hüftflexibilität können die Füße leicht nach außen gedreht werden. Die Knie sollten 100–140 Grad gebeugt sein, je nach sportlichen Erfordernissen. Der Rumpf ist über den Füßen, um sicherzustellen, dass das Körpergewicht direkt vor dem Sprung nach vorne verlagert wird. Die Arme hängen senkrecht zum Boden neben dem Körper. Die Wirbelsäule befindet sich in Neutralstellung.
2. Beginnen Sie die Bewegung, indem Sie eine vertikale Kraft explosiv nach unten durch die Beine zum Boden ausüben und die Arme nach vorne und oben führen. Stellen Sie sicher, dass jegliche Bewegung nach oben gerichtet ist, ohne Gegenbewegung. Beim Übergang der Bewegung von der leichten Kniebeuge in die voll gestreckte Position, kommt der Rücken in eine aufrechte Haltung.

3. Zur Vorbereitung der Landung auf der Box die Knie auf angemessene Höhe hochziehen, um eine sichere Landung zu erreichen. Sobald die Füße oben auf der Box landen, Knie und Hüften beugen, um die Kraft der Landung abzufangen und den Aufprall zu mildern. Zuletzt die Arme vor dem Körper halten, um das Gewicht nach vorne verlagert zu lassen.

Beteiligte Muskeln

Primär: M. gluteus maximus, M. gluteus medius, M. quadriceps (M. rectus femoris, M. vastus lateralis, M. vastus intermedius, M. vastus medialis), Ischiokrurale Muskulatur (M. biceps femoris, M. semitendinosus, M. semimembranosus).

Sekundär: M. erector spinae (M. spinalis, M. longissimus, M. iliocostalis), Mm. deltoidei, M. rectus abdominis, M. iliopsoas, M. soleus.

Anmerkungen

Der Box Jump (Kastensprung) ist eine gute Übung für die Anfangsstadien eines plyometrischen Trainingsprogramms. Bei Einzelsprüngen auf eine Box geeigneter Höhe werden die richtige Starthaltung, die effektive Hüftstreckung und die grundlegende Körpermechanik bei der Landung erlernt. Die Knie zu Beginn ausreichend beugen, um angemessene Kraft für den Sprung daraus zu beziehen, aber nicht so tief beugen, dass die Anfangsbewegung verlangsamt würde. Der Rumpf sollte über den Füßen sein, um sicherzustellen, dass ein Großteil des Körpergewichts nach vorne verlagert ist und der Rücken sich in einer starken neutralen Position in Vorbereitung einer explosiven Bewegung befindet. Wenn Sie die Arme seitlich am Körper halten, haben Sie genügend Bewegungsfreiheit, um sie zu einer kraftvollen Aufwärtsbewegung zu schwingen und den Körper auf die Box zu bringen. Der Kopf sollte eine Linie mit der Wirbelsäule bilden, der Blick ist nach oben auf die Box gerichtet. Die Flugbahn des Sprungs verläuft aufwärts bis zur Oberseite der Box, was zu einer weichen Landung führt, die von den Muskeln im Knöchel-, Knie- und Hüftbereich abgefangen wird. Die Höhe der Box immer so wählen, dass sie für die Dauer der gesamten Trainingsrunde leicht zu bewältigen ist. Eine Höhe der Box, die bereits in frühen Übungsreihen schwer erreichbar ist, kann gegen Ende der Übungsreihen zu einem Risiko werden.

VARIATION

Box Jump mit Landung auf einem Bein (Box Jump With Single-Leg Landing)

Wenn Sie den Box Jump mit beiden Beinen beherrschen, können Sie die Komplexität der Übung erhöhen, indem Sie nur mit einem Bein auf der Box landen. Diese Abwandlung bedeutet für jedes Bein eine zusätzliche exzentrische Belastung, fordert aber auch die Gleichgewichts- und Stabilitätsfähigkeiten jedes Beins bei einer dynamischen Landung. Da die Landung auf der Box erfolgt, ist sie weniger belastend als eine ebenerdige Landung auf einem Bein nach einem regulären Hochsprung. Die Höhe der Box kann bei einer Landung mit einem Bein bei den anfänglichen Trainingsrunden mit dieser Übung niedriger sein als bei einer Landung mit beiden Beinen. Wenn Sie mit der Zeit Selbstvertrauen und Geschicklichkeit erworben haben, kann die Box bei einer Landung mit einem Bein letztlich so hoch sein wie bei einer beidbeinigen Landung.

Box Jump mit Gewicht

Legen Sie eine Gewichtsweste oder einen Gewichtsgürtel an. Nutzen Sie eine dynamische Gegenbewegung und einen kraftvollen Schwung der Arme, um auf die Plyo-Box zu springen. Fokussieren Sie sich auf die Geschwindigkeit der Bewegung, wenn Sie Hüften, Knie und Knöchel explosiv strecken.

GRUNDLEGEND

BOX JUMP MIT GEGENBEWEGUNG

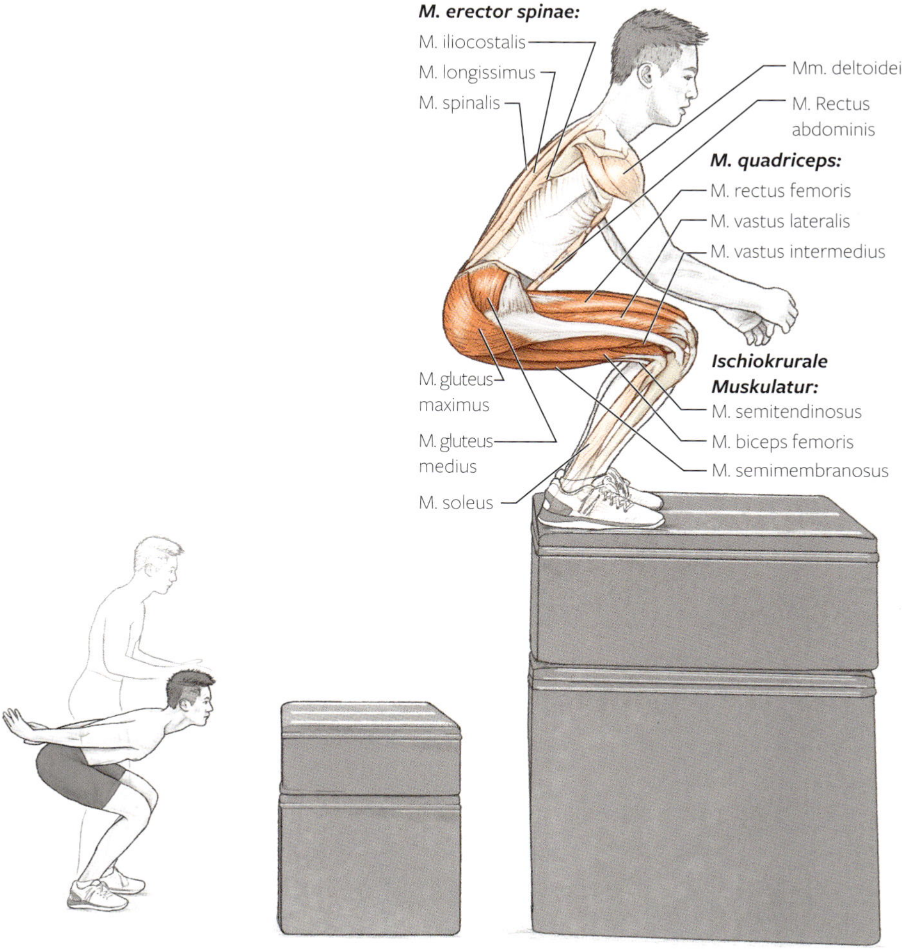

Ausführung

1. Ein Box Jump mit Gegenbewegung beginnt aus einer deutlich höheren Standposition als ein regulärer Box Jump, nämlich in einer völlig aufrechten Haltung. Die höhere Hüftposition beim Beginn der Übung erlaubt die Abwärtsbeschleunigung des Körpers, die die reflexartigen und elastischen Eigenschaften der Muskeln und Sehnen des Unterkörpers zum Einsatz kommen lässt. Die Abwärtsbewegung muss bewusst und schnell in dieselbe leichte Kniebeuge wie beim statischen Box Jump erfolgen, wobei sich der Rumpf über die Füße nach vorne bewegt. Die Arme schwingen nach hinten in die startbereite Position hinter dem Rumpf in Vorbereitung auf den aufwärts gerichteten Teil des Sprungs.
2. Die Umkehr der Bewegungsrichtung von unten nach oben umfasst die Kraftanwendung nach unten durch die Beine und die gleichzeitige Aufwärtsbewegung

beider Arme und des Rumpfes. Die kraftvolle Streckung von Knien und Hüften trägt zum Abheben bei.

3. Die Landung auf der Box wird durch Anheben der Knie auf die geeignete Höhe erreicht. Eine sanfte Landung auf der Box wird durch Beugen von Knie und Hüften erreicht, die Arme befinden sich zum Schluss vor dem Körper, um die Vorwärtsrichtung und das Gleichgewicht zu halten.

Beteiligte Muskeln

Primär: M. gluteus maximus, M. gluteus medius, M. quadriceps (M. rectus femoris, M. vastus lateralis, M. vastus intermedius, M. vastus medialis), Ischiokrurale Muskulatur (M. biceps femoris, M. semitendinosus, M. semimembranosus).

Sekundär: M. erector spinae (M. spinalis, M. longissimus, M. iliocostalis), Mm. deltoidei, M. rectus abdominis, M. iliopsoas, M. soleus.

Anmerkungen

Der Box Jump mit Gegenbewegung (Countermovement Box Jump) ist eine grundlegende Anwendung einer plyometrischen Bewegung. Die vorbereitende Abwärtsbewegung bringt eine rasche Dehnung der primär beteiligten Muskeln bei der Erzeugung eines explosiven Hochsprungs hervor. Die Abwärtsbewegung sollte tief genug gehen, um eine ausreichende Dehnung in den Muskeln zu erzeugen, aber nicht so tief, dass sie die Bewegung verlangsamt und das elastische Potenzial des Bindegewebes verloren geht. Stellen Sie sicher, dass die Abwärtsbewegung schnell erfolgt und die kontraktilen und elastischen Eigenschaften von Muskel und Bindegewebe für die daraus resultierende Sprungbewegung maximiert. Wichtig ist auch ein gut koordiniertes Timing des Armschwungs, um einen möglichst großen Beitrag der Aufwärtskräfte während des Sprungs zu erreichen. Wenn ein Armschwung nicht anwendbar ist, halten Sie einen Medizinball oder verschränken Sie einfach die Arme vor dem Körper, um die Beteiligung eines Armschwungs während des Sprungs aufzuheben. Das belastet Unterkörper und Rücken beim Sprungimpuls stärker. Ziel des Box Jumps mit Gegenbewegung ist die Entwicklung einer maximalen Sprunghöhe, wodurch die Oberseite der Box leicht erreicht wird. Bei jeder Wiederholung sollte auch die maximale Geschwindigkeit der Bewegung nach oben auf die Box berücksichtigt.

VARIATION

Box Jump mit Gegenbewegung und Körperdrehung bei der Landung (Countermovement Box Jump With Rotational Landing)

Wenn Sie den Box Jump mit Gegenbewegung um eine fortgeschrittene Landestrategie erweitern wollen, führen Sie bei der Landung auf der Box eine Körperdrehung um 90 Grad aus. Da viele athletische Bewegungen eine Drehkomponente beinhalten, kann diese Variation des Box Jumps mit Gegenbewegung Sie auf kraftvolle Sprungbewegungen mit dynamischer Landung vorbereiten. Fokussieren Sie sich darauf, bei jeder Sprungreihe immer in eine Richtung zu drehen oder wechseln Sie die Drehrichtung innerhalb einer Sprungreihe ab. Ziel ist es, einen kraftvollen Sprung einzuleiten und mit einer Drehbewegung sicher zu landen.

DROP JUMP

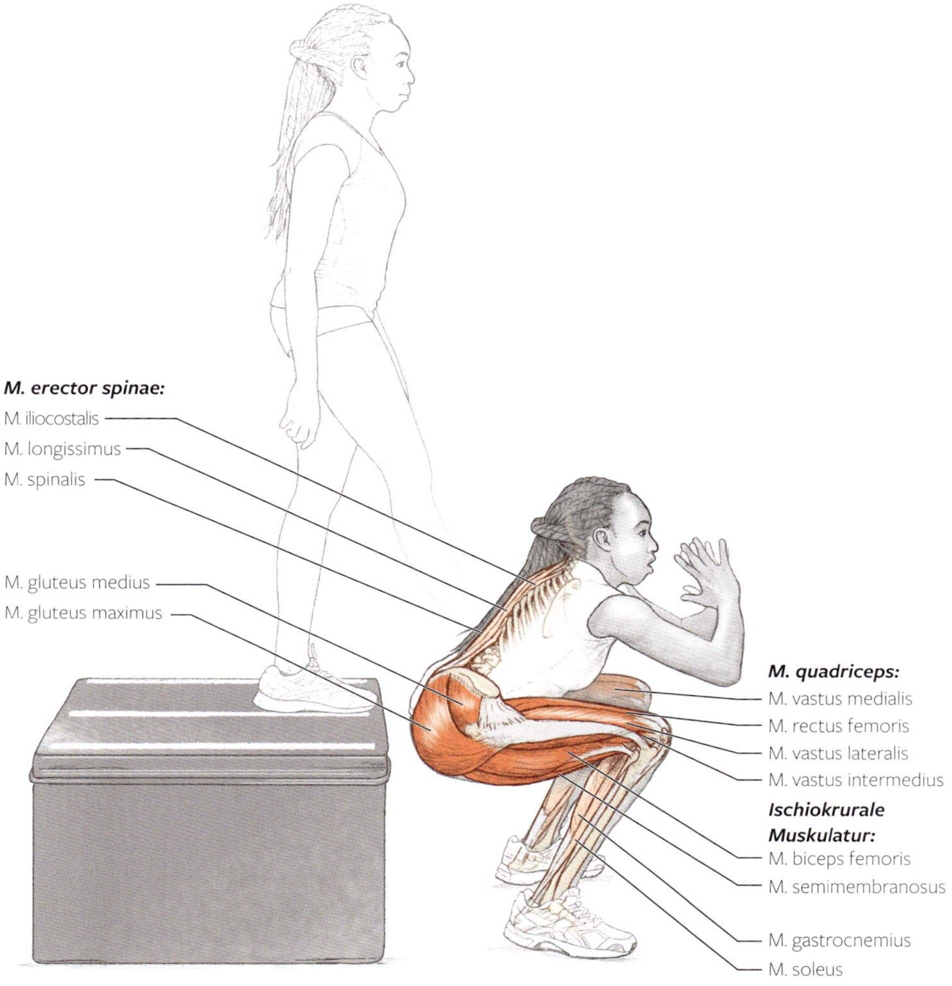

Ausführung

1. Sie stehen auf einer Box niedriger bis mäßiger Höhe. Beginnen Sie die Bewegung, indem Sie mit einem Fuß von der Box vortreten und dann mit beiden Füßen gleichmäßig auf dem Boden landen. Springen Sie nicht von der Box, da ein Sprung zu einem viel längeren Fall mit einer zu harten Landung führen kann.
2. Während Sie von der Box auf den Boden herunterkommen, bereiten Sie sich auf den Bodenkontakt vor, indem Sie Knie, Hüften und Knöchel leicht beugen. Bei der Landung soll keines der Gelenke steif sein.
3. Zuerst landen die Fußballen und dämpfen die anfänglichen Kräfte, wenn das Gewicht auf die Fersen verlagert wird. Sobald die Fersen Bodenkontakt haben, verarbeiten

der M. quadriceps, die Gesäßmuskeln und die ischiokrurale Muskulatur die Kräfte der Landung gemeinsam und schrittweise. Der Rumpf kommt nach vorne, während die Erector spinae-Muskulatur das Gewicht des Oberkörpers während der Landung ebenfalls abbremst.

Beteiligte Muskeln

Primär: M. gluteus maximus, M. gluteus medius, M. quadriceps (M. rectus femoris, M. vastus lateralis, M. vastus intermedius, M. vastus medialis), Ischiokrurale Muskulatur (M. biceps femoris, M. semitendinosus, M. semimembranosus).
Sekundär: M. erector spinae (M. spinalis, M. longissimus, M. iliocostalis), M. soleus, M. gastrocnemius.

Anmerkungen

Drop Jumps (Tief-Hoch-Sprünge) sind eine wirksame Möglichkeit einer exzentrischen Belastung der Muskeln des Unterkörpers. Wenn Gewichtheben kein praktikables Mittel zur Entwicklung der Stärke in den Beinen ist, entweder mangels Ausrüstung oder wegen mangelnder Erfahrung, sind Drop Jumps eine praktische Möglichkeit, die Stärke des Unterkörpers zu verbessern. Je nach der Höhe der Box können die Kräfte bei der Landung um ein Mehrfaches höher sein als das Körpergewicht. Bei der anfänglichen Ausführung von Drop Jumps verwenden Sie eine niedrige Box und bemühen sich gezielt, die richtige Landemechanik mit beiden Beinen zu erlernen. Achten Sie besonders auf die kontinuierliche Kraftdämpfung durch mehrere Gelenke. Wenn Sie Stärke und technische Fertigkeit durch Drop Jumps von niedriger Höhe gewonnen haben, steigern Sie allmählich die Boxenhöhe, um die Trainingsbelastung zu erhöhen. Die Höhe der Boxen kann je nach Fähigkeit und Erfahrung zwischen 30 und 75 cm variieren.

VARIATION

Drop Jump mit Körperdrehung bei der Landung (Drop Jump With Rotational Landing)

Ähnlich wie ein Box Jump kann ein Drop Jump bei der Landung eine Drehbewegung mit aufnehmen, um sowohl die vertikalen als auch die Drehkräfte beim Bodenkontakt zu trainieren. Beim Vortreten von der Box können Sie mit dem Rumpf eine Drehbewegung beginnen. Während des Herunterkommens von der Box kann mit einer 90-Grad-Drehung die Landung auf dem Boden vorbereitet werden. Die Landung beinhaltet denselben vertikalen Abbremsvorgang wie ein regulärer Drop Jump. Die Drehkräfte erweitern die Landung jedoch um eine neue Dimension, die eine größere Beteiligung der stabilisierenden Muskeln im Unterkörper und in der Körpermitte verlangt.

SQUAT JUMP

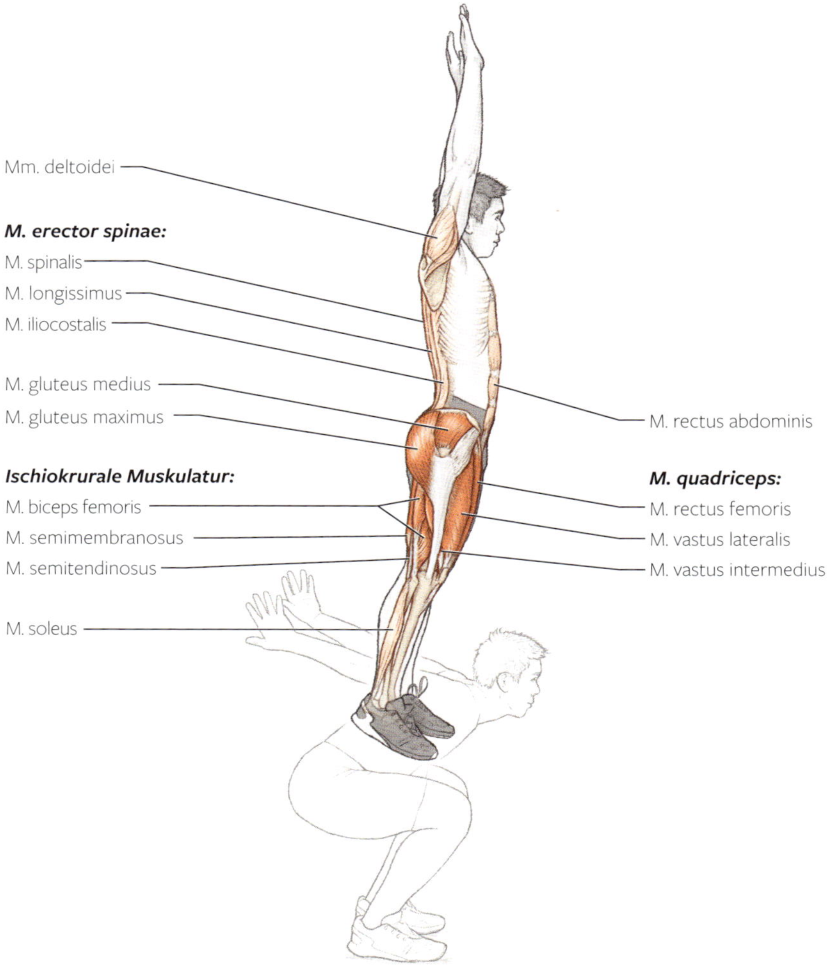

Ausführung

1. Stellen Sie Füße hüftbreit und ganz leicht nach außen gedreht auf, um eine stabile Stütze zu schaffen. Beginnen Sie eine Gegenbewegung nach unten, um die Muskeln und das Bindegewebe im Unterkörper zu dehnen und in Vorspannung zu bringen. Der Rumpf kommt zur Vorbereitung des Absprungs leicht nach vorne. Die Arme können hinter den Körper geführt werden, um den Aufwärtsschwung für den Sprung vorzubereiten.
2. Gleichzeitig die Arme kräftig nach oben schwingen und die Hüften strecken, um hoch zu springen. Der Rücken ist gerade. Ziel ist es, so hoch wie möglich zu springen. Zur Vorbereitung der Landung Knöchel, Knie und Hüften leicht beugen.

3. Beim Landen bekommen zuerst die Fußballen Bodenkontakt, die Fersen folgen bald danach und ein Großteil der Kräfte bei der Landung wird über Oberschenkel, Gesäß und unteren Rücken verteilt. Sobald die Kräfte abgefangen wurden und die Abwärtsbewegung endet, in den Stand zurückkehren und für eine weitere Wiederholung vorbereiten.

Beteiligte Muskeln

Primär: M. gluteus maximus, M. gluteus medius, M. quadriceps (M. rectus femoris, M. vastus lateralis, M. vastus intermedius, M. vastus medialis), Ischiokrurale Muskulatur (M. biceps femoris, M. semitendinosus, M. semimembranosus).

Sekundär: M. erector spinae (M. spinalis, M. longissimus, M. iliocostalis), Mm. deltoidei, M. rectus abdominis, M. iliopsoas, M. soleus.

Anmerkungen

Der Squat Jump (Sprung aus der Hocke) ist eine Grundübung ohne Geräte, die auf der Stelle durchgeführt werden kann. Wie beim Box Jump – auch wenn das Ziel hier eine maximale Höhe ist – sind die Kräfte beim Squat Jump bei der Landung viel größer, weil Sie auf den Boden zurückkehren. In vielerlei Hinsicht kombiniert der Squat Jump die konzentrischen Bewegungen eines Box Jumps mit Gegenbewegung mit den Anforderungen bei der Landung nach einem Drop Jump. Stellen Sie bei jeder Wiederholung sicher, beim Absprung und bei der Landung eine maximale konzentrische Kraft bzw. exzentrische Kontrolle zu erzeugen. Selbst die Kraftanwendung beider Füße beim Absprung muss von einer gleichmäßigen Stoßdämpfung bei der Landung begleitet werden. Squat Jumps bilden die Grundlage für komplexere plyometrische Sprünge auf der Stelle. Sie können Squat Jumps einzeln wiederholen oder zwischen den Sprüngen jeweils eine Pause einlegen, um an den Abbremsqualitäten und der explosiven Stärke sportspezifischer Fertigkeiten wie richtungsändernden Bewegungen zu arbeiten. Mit zunehmender Kraft beginnen Sie reaktive Squat Jumps oder Squat Jumps mit Abprall in Form vielfacher Wiederholungen. Diese Fähigkeiten reaktiver Kraft und Stärke können in den Fällen, in denen wiederholte Landungen für angehende Athleten zu belastend sind, auch durch Würfe eines Medizinballs von hinten über den Kopf entwickelt werden.

VARIATION

Seitlicher Squat Jump (Lateral Squat Jump)

Eine sportbezogenere Variante des Squat Jumps gibt dem Sprung ein zusätzliches Element zur Seite hin. Anstatt einen streng vertikalen Squat Jump auszuführen, springen Sie zu einer Seite und zurück, um die Übung um seitliche Kräfte zu ergänzen. Falls Sie den Boden einer Sporthalle nutzen können, führen Sie die seitlichen Squat Jumps über eine aufgemalte Bodenlinie aus, um einen Bezugspunkt zu haben. Andernfalls springen Sie über ein Seil, ein Handtuch oder eine Koordinationsleiter, um seitliche Sprungparameter zu definieren. Ziel ist es, einen maximalen Hochsprung mit einer Richtungskomponente zur Seite zu kombinieren und kontrolliert und sicher zu landen.

POGO JUMP

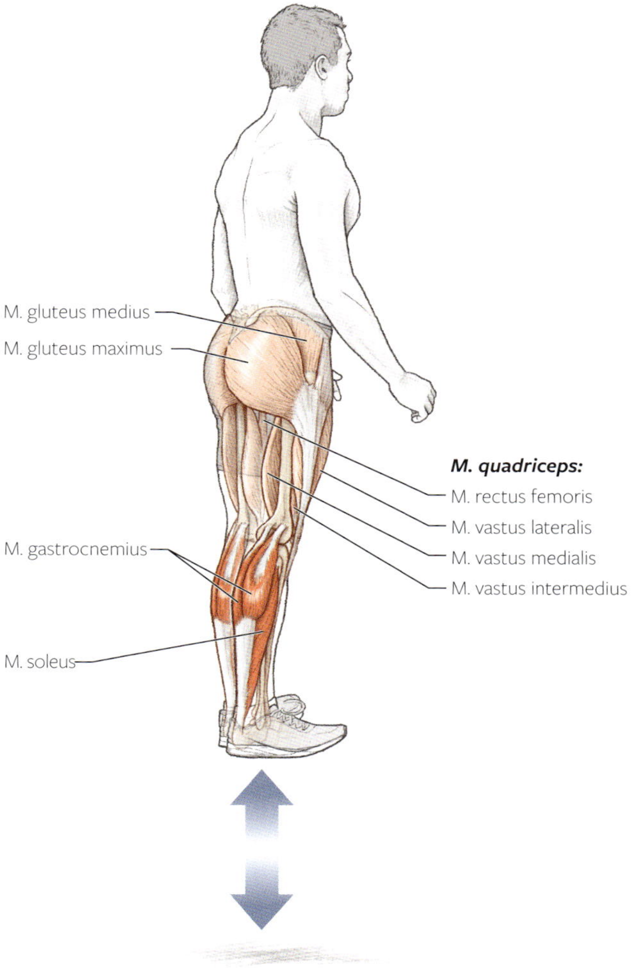

Ausführung

1. Stehen Sie aufrecht, die Füße hüftbreit geöffnet, die Arme seitlich am Körper. Beginnen Sie den ersten Sprung mit einer kurzen, schnellen Gegenbewegung. Stoßen Sie den Körper mit maximaler Anstrengung ab und behalten Sie die aufrechte Haltung bei, die Hüften sind auf einer Linie mit den Schultern und den Beinen sowohl bei der Aufwärtsbewegung als auch beim Zurückkommen zum Boden.
2. Beim Bodenkontakt behalten Sie die feste Körperhaltung mit nur leichter Kniebeugung bei, um die Kraft bei der Landung abzudämpfen. Stellen Sie sicher, dass die Füße gleichmäßigen Bodenkontakt bekommen, wobei jeder Fuß vor dem Bodenkontakt eine Dorsalflexion durchführt, um eine starke, elastische Antwort zu erzeugen, die einen schnellen und kraftvollen nächsten Absprung ermöglicht.
3. Fokussieren Sie sich auf perfekte rhythmische Sprungwiederholungen gleicher Höhe, behalten Sie bei jeder Sprungreihe eine optimale Körperhaltung und Körperfestigkeit bei.

Beteiligte Muskeln

Primär: M. soleus, M. gastrocnemius.

Sekundär: M. gluteus maximus, M. gluteus medius, M. quadriceps (M. rectus femoris, M. vastus lateralis, M. vastus intermedius, M. vastus medialis)

Anmerkungen

Der Pogo Jump ist eine gute Grundübung für die Entwicklung der Reaktionskräfte am Boden und die richtige Haltung im gesamten Körper während elastischer Bewegungen. Der Aspekt des Abpralls beim Pogo Jump ist relevant für viele sportliche Bewegungen wie Laufen, Sprinten und Richtungswechsel. Durch das Beibehalten eines gleichmäßigen Rhythmus' während der Sprungreihen entsteht ein zyklisches Muster von Bodenkontakten – ähnlich wie bei einem Pogo Stick – der sich auf andere athletische Bewegungen übertragen lässt. Während die Muskelaktionen des Unterschenkels entscheidend für die Maximierung der elastischen Reaktion bei diesen Sprüngen sind, spielt auch die Entwicklung einer festen Muskulatur eine wichtige Rolle für den Erhalt der Körperfestigkeit und eine möglichst geringe Ableitung der kinetischen Energie in den gesamten Körper.

VARIATION

Pogo Jump zur Seite (Lateral Pogo Jump)

Pogo Jumps mit Umlenkung zur Seite tragen ebenfalls zu einer Verbesserung der Reaktivität am Boden bei, die in zahlreichen Sportarten für die Wendigkeit erforderlich ist. Das Abprallen von einer Seite zur anderen kräftigt auch die Sprunggelenke und hält die Wahrscheinlichkeit von Bandverletzungen im Sprunggelenk gering. Sie können die Sprünge über eine aufgemalte Bodenlinie oder eine sehr niedrige Hürde ausführen, um die Sprunghöhe und Sprungweite zur Seite immer konstant zu halten.

SEILSPRINGEN

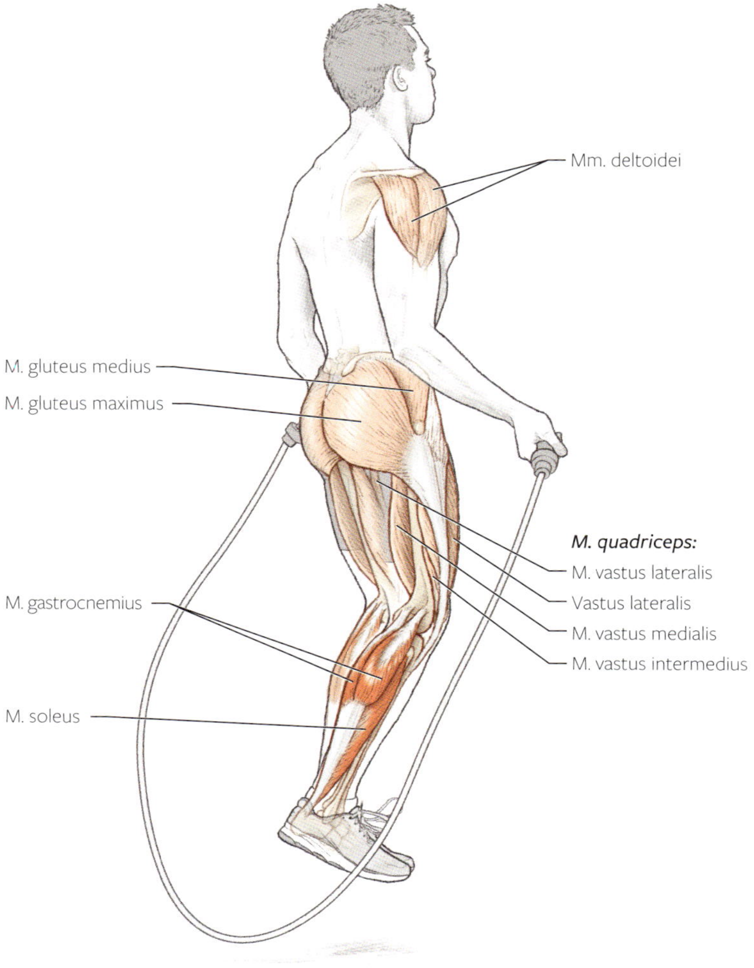

Ausführung

1. Nachdem Sie ein Springseil passender Länge gewählt haben, beginnen Sie mit dem Seil hinter den Fersen und schwingen es über den Kopf vor den Körper.
2. Wenn das Seil Richtung Boden kommt, springen Sie relativ knapp über das schwingende Seil, während es direkt vor Ihren Füßen den Boden berührt. Zwischen jeder Seilumdrehung kann ein rhythmischer Doppelsprung mit relativ kurzen Bodenkontakten ausgeführt werden.
3. Die Häufigkeit der Seilumdrehungen und Doppelsprünge kann beliebig sein oder je nach Trainingszielen variieren. Eine schnellere Sprungfolge und Seilumdrehung entspricht kürzeren und schnelleren Bodenkontakten, während ein langsameres Tempo mit höheren Sprüngen verbunden ist.

Beteiligte Muskeln

Primär: M. soleus, M. gastrocnemius.

Sekundär: M. gluteus maximus, M. gluteus medius, M. quadriceps (M. rectus femoris, M. vastus lateralis, M. vastus intermedius, M. vastus medialis), Mm. deltoidei.

Anmerkungen

Das Seilspringen (Rope Jump) ist wahrscheinlich eine traditionellere Form plyometrischer Übungen, die die Zeiten überdauert hat. Das Springen über ein schwingendes Seil führt dazu, dass Sprunghöhe und Sprungrhythmus relativ gleich bleiben, wodurch in Unterschenkeln und Füßen eine Dehnreaktion erfolgt. Eine typische Form des Seilspringens ist eine rhythmische Kombination von Doppelsprüngen zwischen den Seilumdrehungen, auch wenn mehrere Varianten je nach Ziel der Übung ausgeführt werden können. Während plyometrische Aktivitäten im Allgemeinen über eine kurze Zeitdauer ausgeführt werden, wird das Training mit einem Springseil üblicherweise als Methode zum Ausdauertraining verwendet. Kürzere, explosivere Varianten des Seilspringens können zur Entwicklung stärkerer Reaktionen in den Beinen auf die Bodenkräfte genutzt werden. Längeres Seilspringen in geringerer Intensität kann jedoch als einfaches Warm-up vor intensiveren plyometrischen Übungen durchgeführt werden.

VARIATION

Explosives Seilspringen mit doppelter Seilumdrehung (Explosive Double-Revolution Rope Jump)

Eine explosivere Variante der Seilspringübung erfolgt mit zwei Seilumdrehungen bei jedem Sprung. Diese Übung verlangt normalerweise einen höheren, explosiveren Sprung mit höherem Seiltempo, damit zwei vollständige Seilumdrehungen möglich sind. Es können mehrere Sprünge in Folge ausgeführt werden, mit etwa 6 bis 10 Sprüngen pro Folge. Ziel ist es, bei allen Wiederholungen eine signifikante Sprunghöhe beizubehalten.

JUMPING JACK

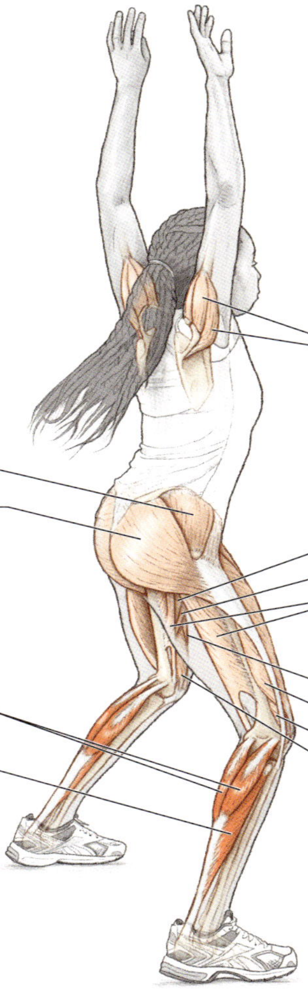

Ausführung

1. Beginnen Sie die im Deutschen auch als »Hampelmann« bekannte Übung im Stand. Die Füße sind geschlossen, die Hände liegen seitlich am Körper. Beginnen Sie die Übung, indem Sie hochspringen und beide Arme seitlich über den Kopf bringen.
2. Landen Sie breitbeinig mit beiden Füßen. Mit einer reaktiven Bodenlandung stoßen Sie den Körper wieder nach oben ab und bringen Arme und Beine zurück in ihre Startpositionen.
3. Fahren Sie mit der Bewegung in einem zyklischen Muster fort, wobei Sie elastische Sprünge aus einem engen Stand zu einem breiten Stand ausführen, während sich die Arme seitlich nach oben und unten bewegen.

Beteiligte Muskeln

Primär: M. soleus, M. gastrocnemius.

Sekundär: M. gluteus maximus, M. gluteus medius, M. quadriceps (M. rectus femoris, M. vastus lateralis, M. vastus intermedius, M. vastus medialis), Mm. deltoidei, Mm. adductores (brevis, longus, magnus).

Anmerkungen

Jumping Jacks sind eine klassische, sich wiederholende elastische Sprungübung, die Sportanfängern, die eine Einführung in Sprungübungen geringer bis mäßiger Intensität brauchen, eine gute allgemeine Kondition verschafft. Jumping Jacks können mit längerer Dauer (15–30 Wiederholungen) als Fitnessübung oder mit kürzerer Dauer (6–10 Wiederholungen) als elastische Sprungübungen ausgeführt werden. Da die Sprünge eine relativ geringe Amplitude haben, ist diese Übung für jüngere Athleten sowie als Teil des allgemeinen Warm-ups von fortgeschritteneren Athleten gut geeignet.

VARIATION

Sternsprung (Star Jump)

Ein Star Jump ist eine explosivere Variante des Jumping Jacks. Anstatt mit den Füßen breitbeinig zu landen, schwingen die Füße während der Flugphase des Sprungs nach außen und dann für die Landung zurück zur Mittellinie des Körpers. Die Arme schwingen ebenfalls seitlich nach oben, um im Flug das Sternenmuster zu bilden und kehren bei der Landung seitlich an den Körper zurück. Die Landung beim Star Jump ist ebenfalls ein elastischer abfedernder Sprung, der den Körper für nachfolgende Sprünge zurück nach oben katapultiert.

STANDWEITSPRUNG

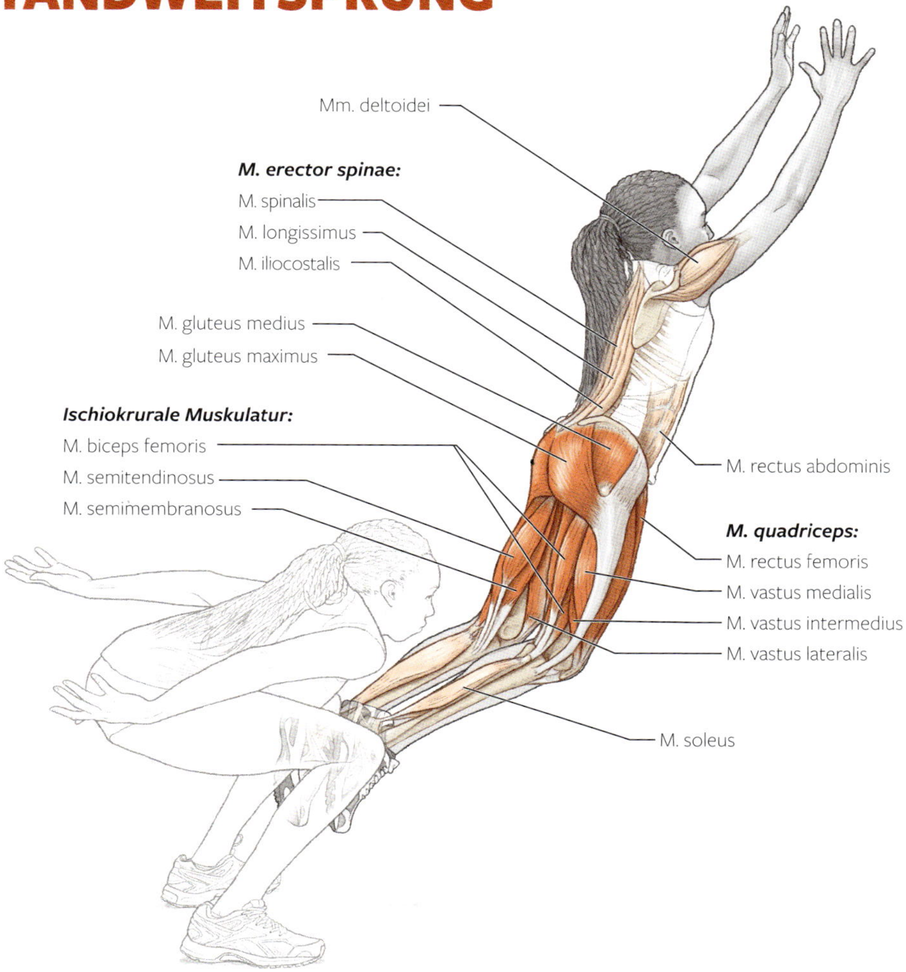

Ausführung

1. Stellen Sie die Füße zu Beginn hüftbreit und gerade auf. Die Arme können vor dem Sprung zur Vorbereitung auf eine Gegenbewegung in Form eines Schwungs nach hinten vor dem Körper gehalten werden. Gehen Sie in eine leichte Kniebeuge, der Rumpf ist nach vorne geneigt, die Arme führen die Gegenbewegung nach hinten aus.
2. Beginnen Sie den Sprung mit einer Kombination aus einer Sprungbahn nach vorne und oben im Winkel von 40–45 Grad. Bringen Sie die Arme vor dem Körper über Schulterhöhe und strecken Sie die Hüften in der Anfangsflugphase des Sprungs.
3. Zur Vorbereitung der Landung ziehen Sie die Knie vor dem Körper nach oben und vorne, bei der Rückkehr zum Boden führen die Füße die Bewegung an. Beim Landen werden die Kräfte durch die Füße, Knöchel, Knie, Hüften und den Rücken schrittweise abgefangen. Zum Schluss befinden sich die Arme vor dem Körper, um das Massezentrum vorne zu halten und einen Sturz nach hinten zu verhindern.

Beteiligte Muskeln

Primär: M. gluteus maximus, M. gluteus medius, M. quadriceps (M. rectus femoris, M. vastus lateralis, M. vastus intermedius, M. vastus medialis), Ischiokrurale Muskulatur (M. biceps femoris, M. semitendinosus, M. semimembranosus).

Sekundär: M. erector spinae (M. spinalis, M. longissimus, M. iliocostalis), Mm. deltoidei, M. rectus abdominis, M. iliopsoas, M. soleus.

Anmerkungen

Ein Standweitsprung (Standing Broad Jump) umfasst eine maximale Anstrengung, um sowohl Höhe als auch Weite zu erzielen. Obgleich der Standweitsprung durch Messung der Sprungweite bewertet wird, ist auch das Erreichen einer angemessenen Sprunghöhe wichtig für eine gute Leistung. Der Aufbau einer optimalen Sprungbahn verlangt etwas technische Übung und wird von der Körperhaltung und dem Armschwung beeinflusst. Wird ein kräftiger Armschwung mit einer kraftvollen Beinarbeit kombiniert, kann er eine signifikante vertikale Kraft aufbauen, um den Körper nach oben zu bringen. Da der Standweitsprung vertikale und horizontale Kräfte miteinander verbindet, können während der Landephase beträchtliche Kräfte auf den Körper einwirken. Der M. quadriceps ist wegen der nötigen Abbremsung des horizontalen Kraftimpulses bei der Landung stärker belastet. Seien Sie bei der Planung von Standweitsprüngen wegen der Zusatzbelastung, die bei der Landung für Unterkörper und Rücken entstehen, besonders vorsichtig. Standweitsprünge können ein geringeres Gesamtvolumen an Sprüngen und eine längere Erholung zwischen den Sprungreihen erforderlich machen als Sprünge, die mehr in die Höhe gehen.

VARIATION

Standweitsprung mit Widerstand durch ein Gummiband (Standing Broad Jump With Elastic Band Resistance)

Um die Hüftstreckung während der Standweitsprünge zu verstärken, binden Sie ein starkes Gummiband um die Hüften. Mit Hilfe eines Partners platzieren Sie das Band um das Becken, um nahe an Ihrem Massezentrum für Widerstand zu sorgen. Während des Sprungs sollte der von dem Partner ausgeübte Widerstand stark genug sein, um Sie beim Absprung zu einer maximalen Anstrengung zu zwingen, aber nicht so stark, dass die Hüftstreckung dadurch behindert würde. Die Verwendung eines Gummibands trägt auch dazu bei, die horizontale Belastung bei der Landung zu reduzieren, sodass pro Trainingsrunde mehr Sprünge möglich werden.

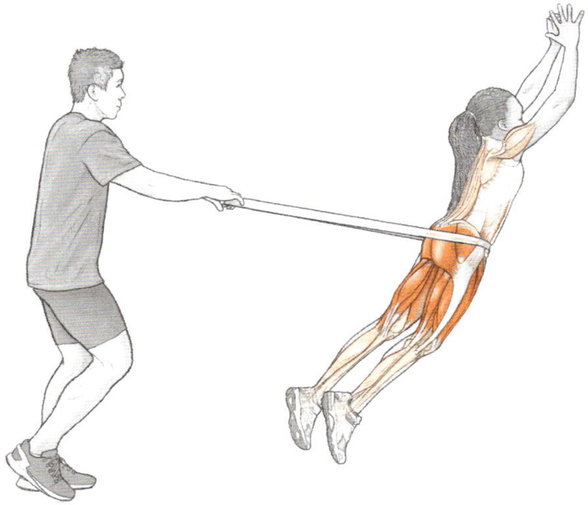

SPRUNGSCHRITTE IM WECHSEL

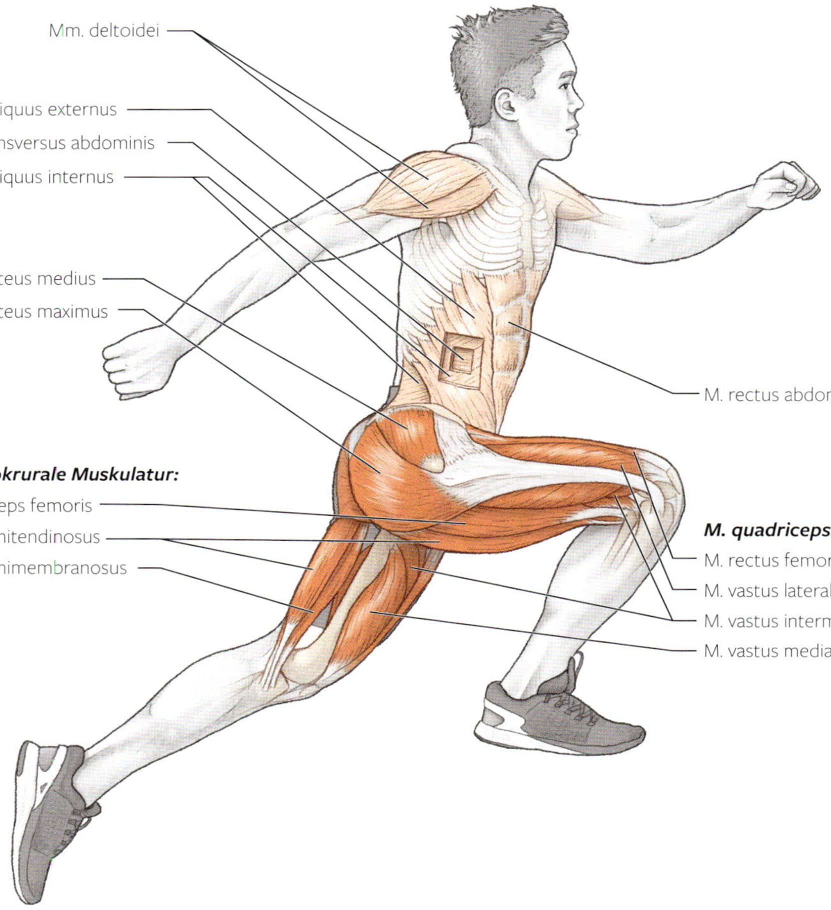

Ausführung

1. Stehen Sie mit geschlossenen Füßen. Beginnen Sie die Übung, indem Sie ein Knie nach vorne bringen, begleitet von einer Armbewegung der Gegenseite nach vorne. Das Bein der Gegenseite streckt sich kraftvoll nach hinten zu einem langen Schritt.
2. Während der Flugphase bereiten Sie das führende Bein auf den Bodenkontakt vor und beginnen einen kraftvollen Schwung mit der Absicht, auf dem Mittelfuß zu landen. Das Bein der Gegenseite wird nach vorne gebracht, sodass es am landenden Bein vorbeizieht, sobald dieses Bodenkontakt hat. Die Bewegung geht nach oben und vorne. Schwingen Sie zum Ausgleich der Bewegungen des Unterkörpers jeweils den Arm der Gegenseite kraftvoll.

3. Wechseln Sie die langen Schritte rhythmisch über die Länge der Sprungreihe ab, streben Sie nach Höhe und Weite und halten Sie den Bodenkontakt bei der Landung jeweils kurz. Die schwingenden Arme sorgen für eine Drehung der Schultern gegenüber den Hüften und erzeugen die Triebkraft für kraftvolle Sprünge.

Beteiligte Muskeln

Primär: M. gluteus maximus, M. gluteus medius, M. quadriceps (M. rectus femoris, M. vastus lateralis, M. vastus intermedius, M. vastus medialis), Ischiokrurale Muskulatur (M. biceps femoris, M. semitendinosus, M. semimembranosus).
Sekundär: M. transversus abdominis, M. obliquus internus, M. obliquus externus, M. rectus abdominis, Mm. deltoidei.

Anmerkungen

Sprungschritte im Wechsel (Alternate-Leg Boundings) sind eine kraftvolle Variante langer Laufschritte. Sprungschritte werden genutzt, um eine zyklische Kraft in einem Bein zum Laufen, Springen und für Bewegungen in mehrere Richtungen aufzubauen. Ein starker Knieschwung ist entscheidend, um die Hüften bei jedem Schritt kraftvoll nach vorne zu bringen. Üblicherweise sagt man den Athleten, sie sollten bei jeder Landung kräftig auf dem Boden aufkommen, um angemessene vertikale und horizontale Kräfte zu erzeugen. Als Gegengewicht zu den kraftvollen Drehkräften des Unterkörpers ist ein starker Schwung jeweils eines Arms erforderlich. Anfangs kann man sich die Technik mit Sprungschritten vielleicht bergauf leichter aneignen. In einigen Situationen wie beim Sprinten wird die Betonung bei den Sprungschritten auf dem Training der horizontalen Geschwindigkeit liegen, in anderen Fällen, wie beim Training von Weit- und Hochsprung, sind hohe Sprungschritte erwünscht.

VARIATION

Seitliche Sprungschritte (Lateral Bounding)

Führen Sie Sprungschritte von einer Seite zur anderen aus, um die Fähigkeit für Richtungswechsel zu verbessern, wenn Kraft in mehrere Richtungen verlangt wird. Bei Sprungschritten zur Seite erfolgt der Armschwung quer vor dem Körper zum Ausgleich der seitlichen Kraft, die die Beine entwickeln. Bei den ersten Trainingsrunden kann ein kürzerer Sprungschritt zur Seite die Beine und Sprunggelenke für weitere Sprungschritte im späteren Trainingsprogramm vorbereiten. Wie bei den Sprungschritten nach vorne sollten die Bodenkontakte kurz und elastisch sein.

HÜPFEN

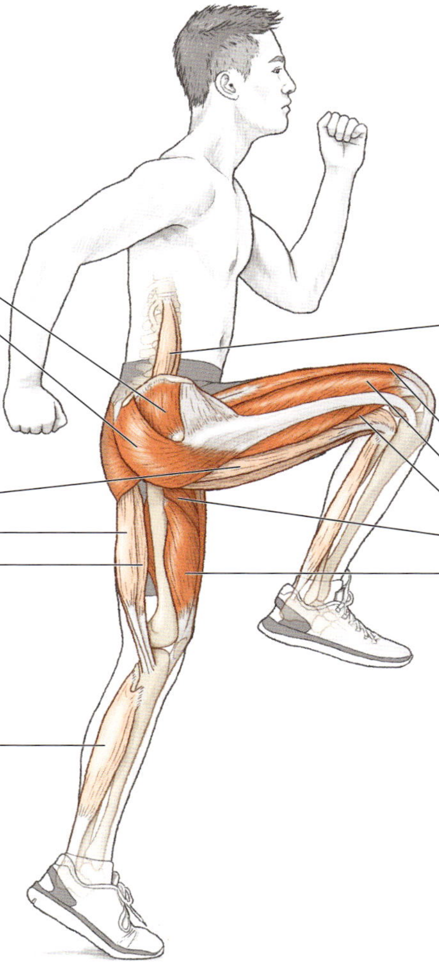

Ausführung

1. Beginnen Sie die Bewegung aus dem aufrechten Stand auf den Fußballen, indem Sie ein Knie und den Arm der Gegenseite vor dem Körper anheben. Das Knie soll nicht höher als auf Hüfthöhe kommen, die Hand der Gegenseite auf Augenhöhe.
2. Der Fuß soll kurz vor dem Körper rasch zum Boden kommen. Wenn der Fuß auf den Boden trifft, hebt sich das Knie der anderen Seite rasch auf Hüfthöhe. Die Arme werden entgegengesetzt zu den Beinen nach oben und unten geführt, um den vom Unterkörper erzeugten Drehkräften entgegenzuwirken.
3. Hüpfen Sie rhythmisch, die Füße bekommen bei jeder Landung elastischen Bodenkontakt. Jeder Fuß hat vor dem Anheben des Knies zur nächsten Hüpfbewegung zweimal Bodenkontakt.

Beteiligte Muskeln

Primär: M. gluteus maximus, M. gluteus medius, M. quadriceps (M. rectus femoris, M. vastus lateralis, M. vastus intermedius, M. vastus medialis).

Sekundär: : Ischiokrurale Muskulatur (M. biceps femoris, M. semitendinosus, M. semimembranosus), M. soleus, M. iliopsoas.

Anmerkungen

Hüpfen (Skipping) stärkt nicht nur die Grundbewegungen der Gliedmaßen und verbessert die gesamte Körperhaltung für die Körpermechanik beim Laufen und Springen, sondern trainiert auch die reflexartigen und elastischen Eigenschaften in den Unterschenkeln und Füßen für schnelle Bodenkontakte. Die Hüpfbewegung sollte sich leicht und schnell anfühlen, wobei die Füße in hoher Geschwindigkeit auf den Boden auftreten, um den Körper nach oben zu katapultieren und eine hohe Hüftposition erhalten bleibt. Der Fokus bei den Beinen liegt auf der vertikalen Krafterzeugung nach unten zum Boden, was bei jedem Bodenkontakt zu einem dynamischen Absprung führt. Die Armbewegung beim konventionellen Hüpfen ist die gleiche wie beim Laufen, auch wenn das Hüpfen mit alternativen Armbewegungen wie Armkreisen oder Schwingen mit gestreckten Armen ausgeführt werden kann. Hüpfübungen werden häufig beim Warm-up ausgeführt, da sie zu einer mäßig intensiven Aktivierung des Dehnreflexes führen, was die Athleten auf intensivere plyometrische Übungen und Bewegungen in der Haupttrainingsrunde oder im Wettkampf vorbereitet.

VARIATION

Power-Hüpfen (Powe-Skipping

Power-Hüpfen verwendet die gleichbe Haltung und Körpermechanik der Gliedmaßen wie das einfache Skipping, beinhaltet jedoch eine höhere Kraftproduktion, um bei jedem Absprung höher nach oben zu kommen. Fokussieren Sie sich auf eine Kombination aus kraftvollem Knieschwung und schneller Hüftstreckung, um bei jeder Hüpfbewegung eine signifikante Höhe zu erreichen. Das Ziel bei der Landung ist, rasch eine neue, gut koordinierte Absprungbewegung einzuleiten, wobei der Schwerpunkt auf der nach unten gerichteten vertikalen Kraft des Absprungfußes und einer kraftvollen Aufwärtsbewegung mit dem freien Bein und dem Arm liegt.

TREPPENSPRUNG

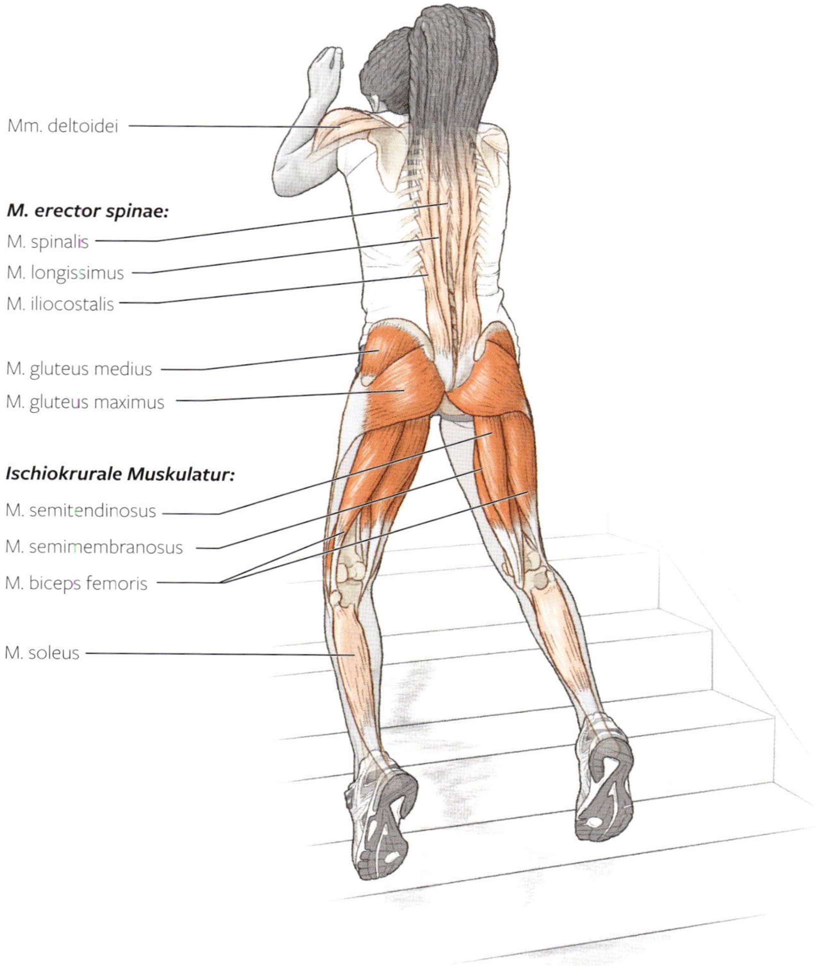

Ausführung

1. Wählen Sie eine Treppe oder Stufen in einem Stadion, die für Ihre Sprungfähigkeiten geeignet sind. Wählen Sie die Anzahl der Stufen für jeden Sprung sowie ein erreichbares Ziel hinsichtlich der Gesamtzahl an Sprüngen.
2. Beginnen Sie mit einem beidbeinigen Sprung mit hüftbreit geöffneten Füßen. Die Bodenkontakte sollen schnell und kraftvoll sein und den Körper auf die nächste angesteuerte Stufe bringen. Die Arme werden bei jedem Absprung kraftvoll nach oben mitgenommen und rechtzeitig zum nächsten Sprung zurückgeholt.
3. Die Sprungreihen die Stufen hinauf sollen entweder an Tempo zunehmen oder in einer konstanten Geschwindigkeit erfolgen, um die Amortisationsphase bei jedem Bodenkontakt gleich bleibend kurz zu halten.

Beteiligte Muskeln

Primär: M. gluteus maximus, M. gluteus medius, M. quadriceps (M. rectus femoris, M. vastus lateralis, M. vastus intermedius, M. vastus medialis), Ischiokrurale Muskulatur (M. biceps femoris, M. semitendinosus, M. semimembranosus).

Sekundär: M. erector spinae (M. spinalis, M. longissimus, M. iliocostalis), Mm. deltoidei, M. rectus abdominis, M. iliopsoas, M. soleus.

Anmerkungen

Das Treppenspringen (Stair Jump) ist eine übliche und kostengünstige Möglichkeit, fortlaufende explosive Sprünge mit reduzierten Aufprallkräften bei der Landung auszuführen. Die Sprünge sind im Wesentlichen eine Reihe von Absprüngen mit maximaler konzentrischer, aber mäßiger exzentrischer Belastung. Aus diesem Grund ist das Treppenspringen eine wirksame Möglichkeit, in den frühen Phasen eines Trainingsprogramms explosive Kraft zu entwickeln. Eine Reihe von 6 bis 10 fortlaufenden Sprüngen kann Sie adäquat belasten, ohne eine übermäßige Erschöpfung zu erzeugen, vorausgesetzt, Sie lassen sich zwischen den Übungsreihen angemessen Zeit. Sobald Sie mehr Kraft gewonnen haben, können mit einem Sprung mehrere Stufen überwunden werden, wodurch sich die konzentrische Belastung erhöht. Versuchen Sie nicht, sich beim Springen zu überfordern, da es zu ernsten Verletzungen kommen kann, wenn eine Stufe verpasst wird. Sobald Ihre konzentrische Kraft durch das Treppenspringen eine gute Grundlage erhalten hat, kann das plyometrische Übungsprogramm auf Sprünge auf ebenem Grund übergehen, bei denen sich größere exzentrische Kräfte entfalten.

VARIATION

Treppensprung auf einem Bein (Single-Leg Stair Hop)

Eine einfache Möglichkeit, die Belastung für die Beine zu erhöhen, ohne mehr Stufen zu springen ist, Treppensprünge auf einem Bein auszuführen. Treppensprünge auf einem Bein können über eine einzige Stufe erfolgen, um die Kraft in Unterschenkel und Fuß zu verbessern, die Krafterzeugung zu maximieren und die Bodenkontaktzeit möglichst kurz zu halten. Um die Last auf beide Beine zu verteilen, führen Sie anfangs in den einzelnen Übungsreihen Hüpfkombinationen durch. Folgen Sie beispielsweise einem Muster mit zwei Sprüngen pro Bein, machen Sie zwei Sprünge auf dem rechten Bein, dann zwei auf dem linken Bein und wechseln immer wieder ab, bis jedes Bein 10 Mal dran war. Kombinationen von Treppensprüngen auf einem Bein bauen auch die Koordination und Stabilität eines Beins für Richtungswechsel auf.

NIEDRIGER BIS MITTELHOHER HÜRDENSPRUNG

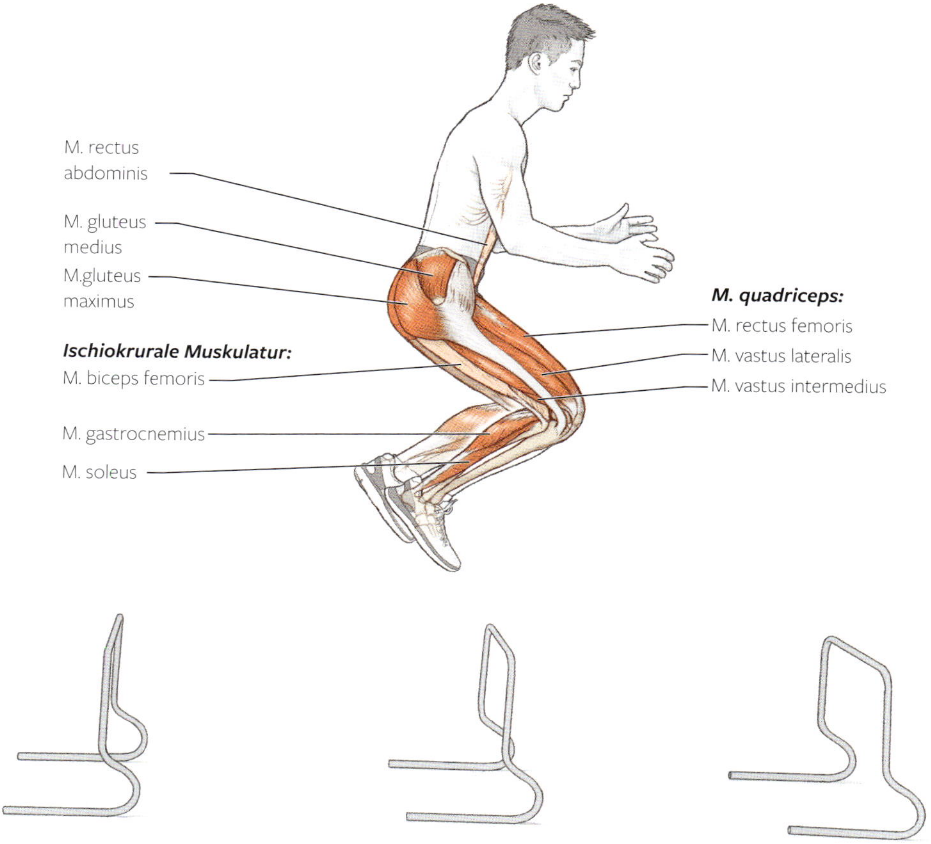

Ausführung

1. Wählen Sie eine Reihe von Hürden, die nicht höher als 30 cm sind. Stellen Sie 6–12 Hürden in einer Reihe im Abstand von etwa 60–90 cm auf.
2. Springen Sie mit beiden Beinen über die Hürden, wobei Sie beim Bodenkontakt und während der Flugphase die Knie nur leicht beugen. Die Arme können bei jedem Sprung vor den Körper schwingen und in Vorwegnahme des nächsten Sprungs eine Gegenbewegung hinter den Körper ausführen.
3. Der Bodenkontakt bei jeder Landung soll leicht und schnell erfolgen, nutzen Sie dabei die elastischen Eigenschaften von Unterschenkeln und Füßen. Während der Hürdensprünge soll die Haltung aufrecht und relativ fest sein

Beteiligte Muskeln

Primär: M. gluteus maximus, M. gluteus medius, M. quadriceps (M. rectus femoris, M. vastus lateralis, M. vastus intermedius, M. vastus medialis), M. soleus, M. gastrocnemius.

Sekundär: M. rectus abdominis, M. iliopsoas, Ischiokrurale Muskulatur (M. biceps femoris, M. semitendinosus, M. semimembranosus).

Anmerkungen

Niedrige bis mittelhohe Hürden liefern ein greifbares vertikales Hindernis, das sicherstellt, dass Sie während der Übung in gleich bleibender Höhe und Weite springen. Wie beim Pogo Jump sind die Reaktionsbereitschaft und Festigkeit des gesamten Körpers wichtig für kurze und elastische Bodenkontakte zwischen den einzelnen Hürden. Die Beteiligung des Oberkörpers einschließlich der Armschwünge kann minimal sein, weil der Fokus auf der Festigkeit und Reaktionsbereitschaft der Unterschenkel liegt. Für die Lande- und Flugphasen der Sprünge ist eine minimale Kniebeugung erforderlich. Wenn Sie Ihre Knie in einer dieser Phasen übermäßig stark beugen, machen Sie die Hürden entsprechend niedriger.

VARIATION

Seitliche niedrige Hürdensprünge (Lateral Low-Hurdle Jump)

Stellen Sie niedrige Hürden in einer Reihe auf, sodass Sie mehrfache seitliche Sprünge hin und her ausführen können. Springen Sie seitlich über die Hürde, federn Sie ab und springen Sie weiter über die nächsten Hürden.

BRUSTPASS MIT MEDIZINBALL

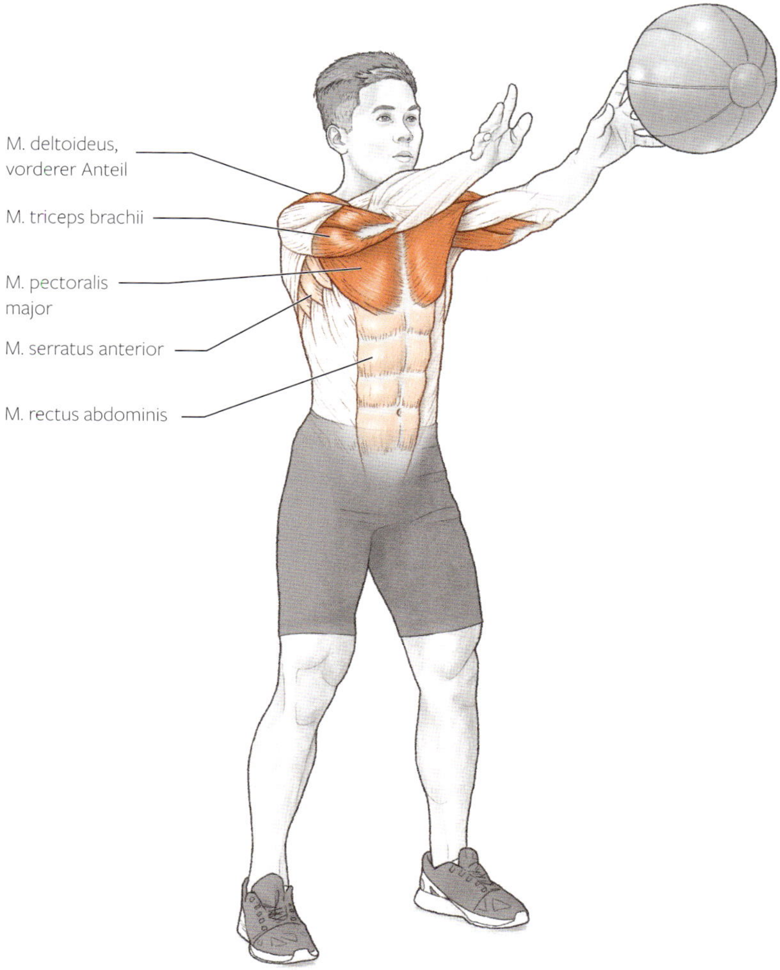

Ausführung

1. Aus dem aufrechten Stand, die Füße hüftbreit, ziehen Sie den Medizinball an den unteren Teil der Brust heran und stoßen ihn anschließend kraftvoll zu einem Partner oder gegen eine Wand. Wählen Sie den Abstand zur Wand oder zu einem Partner so, dass ein kräftiger Wurf möglich ist, ohne dass der Ball auf den Boden aufprallt.
2. Beim Fangen des Medizinballs dämpfen Sie dessen Kraft ab und drehen dann die Flugrichtung des Balls zurück zu einem Partner oder der Wand um. Bei einem Wurf gegen eine Wand prallt der Ball an der Wand ab und wird sofort erneut gegen die Wand geworfen. Partnerwürfe sollen dieses schnelle Hin und Her nachahmen.

3. Während der Übung behalten Sie eine feste Haltung mit einem starken sicheren Stand bei.

Beteiligte Muskeln

Primär: M. pectoralis major, M. triceps brachii, vorderer Anteil des M. anterior.
Sekundär: M. serratus anterior, M. trapezius, M. rectus abdominis.

Anmerkungen

Medizinballpässe vor der Brust (Medicine-Ball Chest Passes) sind eine plyometrische Grundübung für den Oberkörper. Das reaktive Fangen und Zurückwerfen des Medizinballs baut sowohl die Kraft im Oberkörper auf als auch die elastische Kraft in Brust, Schultern und Trizepsmuskulatur und ist auf viele Sportarten anwendbar. Behalten Sie während einer Reihe von Sprüngen eine kraftvolle Haltung und Core-Stabilität sowie einen festen Stand bei, wobei die Füße Bodenkontakt haben. Jegliche Weichheit in der Haltung beeinflusst die Kraft und Geschwindigkeit des Wurfs negativ. Arbeiten Sie in den Frühstadien eines Trainingsprogramms mit einer höheren Anzahl von Würfen (10–15 Wiederholungen pro Übungsreihe), um die allgemeine Kraft zu entwickeln. Mit fortschreitendem Trainingsprogramm arbeiten Sie mit weniger Würfen (4–8 Wiederholungen), um Geschwindigkeit und Kraft zu entwickeln.

VARIATION

Aus der Kniebeuge in den Brustpass (Squat to Chest Pass)

Zusätzliche Kniebeugen zwischen den Würfen tragen dazu bei, die Kraft im Unterkörper koordiniert mit Kraft und Stärke im Oberkörper aufzubauen. Nachdem Sie den Medizinball gefangen haben, gehen Sie in eine tiefe Kniebeuge und halten den Medizinball dabei vor dem Körper. Während Sie wieder in einen aufrechten Stand nach oben kommen, werfen Sie den Medizinball einem Partner zu oder gegen eine Wand, wobei Sie etwas von dem Schwung aus dem Hochkommen aus der Kniebeuge nutzen. Stehen Sie recht nah vor Ihrem Partner oder der Wand, um sicherzustellen, dass der Ball auf Brusthöhe und in schnellem Tempo zurückkommt.

ÜBERKOPFWÜRFE MIT DEM MEDIZINBALL

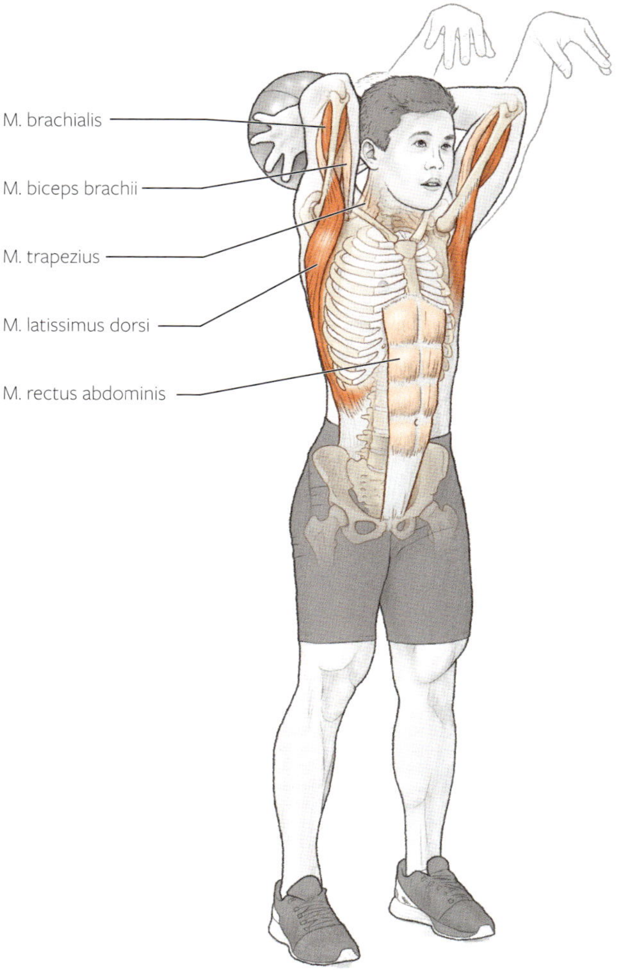

Ausführung

1. Stehen Sie aufrecht, die Füße hüftbreit. Halten Sie den Medizinball mit beiden Händen vor der Brust. Ziehen Sie den Ball hinter den Kopf und werfen Sie ihn anschließend kraftvoll einem Partner zu oder gegen eine Wand. Wählen Sie für die ersten Trainingsrunden einen leichteren Medizinball und einen geringeren Abstand zum Partner oder zur Wand, um leichtere Würfe zu ermöglichen.
2. Fangen Sie den Medizinball über dem Kopf und lassen Sie die Hände von dem Ball hinter den Kopf ziehen, um die primären Muskeln in Vorbereitung für den nächsten Wurf in Vorspannung zu bringen. Wenn Sie gegen eine Wand werfen,

stellen Sie sich so nah vor die Wand, dass Sie den abprallenden Ball über dem Kopf fangen können.

3. Während der gesamten Übung eine feste Haltung mit sicherem stabilem Stand beibehalten.

Beteiligte Muskeln

Primär: M. latissimus dorsi, M. brachialis.
Sekundär: Rectus abdominis, trapezius, biceps brachii.

Anmerkungen

Ein Überkopfwurf mit einem Medizinball (Medicine-Ball Overhead Pass) ist ähnlich wie ein Einwurf im Fußball. Wählen Sie einen Ball, der nicht zu schwer ist, weil kraftvolle Bewegungen über und hinter dem Kopf für die Schultern sehr belastend sein können. Wenn Sie die Übung mit einem Partner ausführen, stehen Sie nah genug, um die Bälle über dem Kopf fangen und den ununterbrochenen Fortgang der Übung beibehalten zu können. Ähnlich kann beim Werfen an eine Wand eine gerade Flugbahn des Balls erreicht und dieser über dem Kopf gefangen werden, wenn Sie entsprechend nah an der Wand stehen. So wird ein kontinuierlicher Wurfrhythmus möglich. Die richtige und feste Haltung, die den Körper durch Einsatz der Core-Muskulatur stabilisiert, ist ebenfalls wichtig.

VARIATION

Überkopfwurf mit Ausfallschritt (Lunging Overhead Pass)

Sie können diese Übung auch mit einem Ausfallschritt beenden. Der Wurf beginnt wie bei dem regulären Überkopfwurf, endet jedoch damit, dass der Schwung des Wurfs den Athleten in einen Ausfallschritt bringt. Nach dem Abwurf den Körper wieder in die aufrechte Position bringen, um den zurückkommenden Ball zu fangen. Die Ausfallschritte werden bei jedem Wurf abwechselnd mit dem linken oder rechten Bein ausgeführt, um beide Seiten zu trainieren.

BRUSTPASS MIT MEDIZINBALL UND KÖRPERDREHUNG

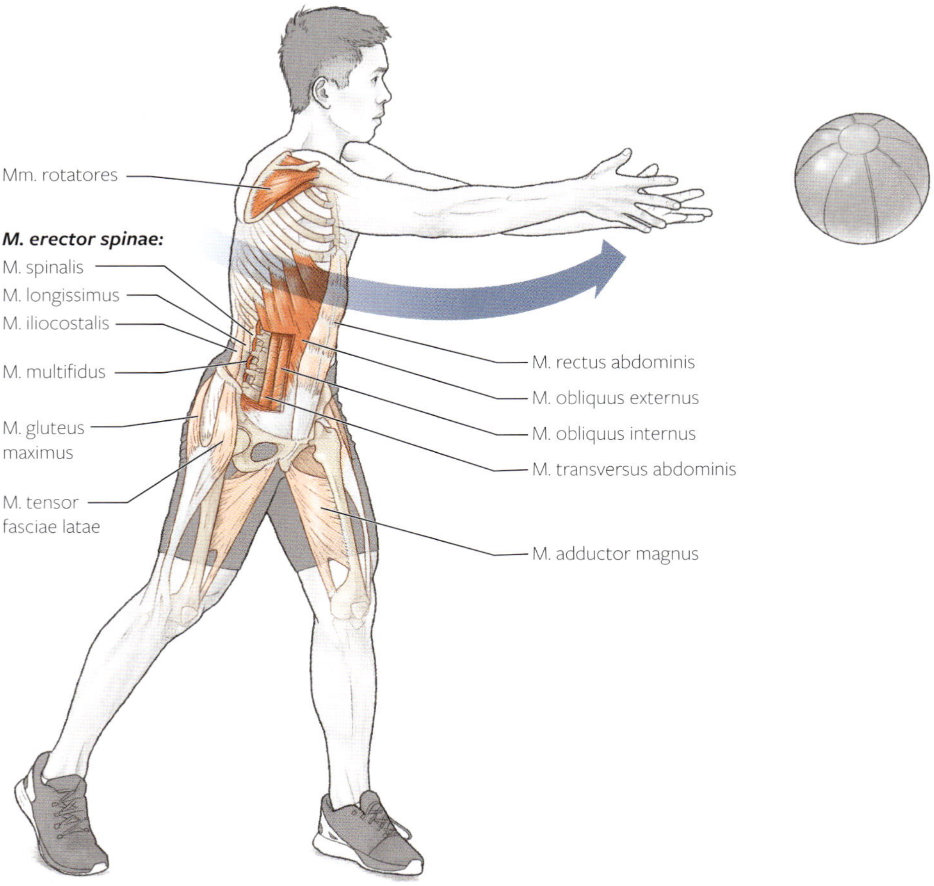

Ausführung

1. Stehen Sie seitlich zur Wurfrichtung, die Füße sind schulterbreit geöffnet, die Knie leicht gebeugt, der Rumpf ist aufgerichtet.
2. Ziehen Sie den Medizinball auf die wurfabgewandte Körperseite und drehen Sie die Schultern gegenüber den Hüften, um die Core-Muskulatur vorzudehnen.
3. Werfen Sie den Medizinball kraftvoll quer vor dem Körper vorbei, die Wurfbahn soll sich nah am Bauch befinden. Sie können den Wurf mit einem Partner oder gegen eine Wand ausführen. Wählen Sie in jedem Fall einen angemessenen Abstand, der kraftvolle Würfe und ein sicheres Fangen erlaubt. Folgen Sie dem Ball nach dem Abwurf mit Armen und Schultern.
4. Fangen Sie den Ball vom Partner oder abprallend von der Wand vor dem Körper und drehen Sie sich in Vorbereitung auf den nächsten Wurf wieder zur wurfabgewandten Körperseite

Beteiligte Muskeln

Primär: M. transversus abdominis, M. obliquus internus, M. obliquus externus, M. multifidus, Mm. rotatores.

Sekundär: M. rectus abdominis, M. erector spinae (M. iliocostalis, M. longissimus, M. spinalis), M. tensor fasciae latae, M. adductor magnus, M. gluteus maximuss.

Anmerkungen

Diese Übung (engl. Rotational Medicine-Ball Pass) ist für die Entwicklung der grundlegenden Drehkraft nützlich, insbesondere bei Wurfsportarten. Ein kraftvoller seitlicher Wurf eines Medizinballs verlangt einen erheblichen Beitrag vom Unterkörper, der von unten her Kraft erzeugt. Wenn die Kraft aus dem Unterkörper durch das Körperzentrum übertragen wird, führt die Summe zahlreicher Muskelkontraktionen zu einem kraftvollen Wurf mit Körperdrehung. Da Würfe mit Körperdrehung eine so signifikante Mitwirkung des Unterkörpers beinhalten, hilft diese Übung auch, mehr Kraft für Bewegungen auch in mehrere Richtungen zu entwickeln, ohne Überbeanspruchungsprobleme zu verursachen, wie sie in Verbindung mit übermäßigem Geschicklichkeitstraining möglich sind.

VARIATION

Brustpass mit Medizinball und Körperdrehung im Sitzen (Seated Rotational Medicine-Ball Pass)

Diese Varation erfolgt ohne Mitwirkung der Beine an der Wurfbewegung. Die Kraft wird durch die Core-Muskulatur und den Oberkörper erzeugt. Ballpässe mit Körperdrehung im Sitzen werden nicht unbedingt zur Entwicklung der Kraft genutzt, können jedoch hilfreich sein, um Muskeln des Körperzentrums und oberen Rumpfes isoliert zu trainieren, insbesondere bei einer größeren Anzahl von Wiederholungen.

EXPLOSIVER DRUCKWURF EINES MEDIZINBALLS

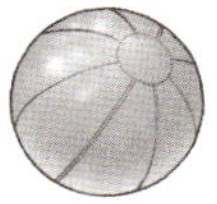

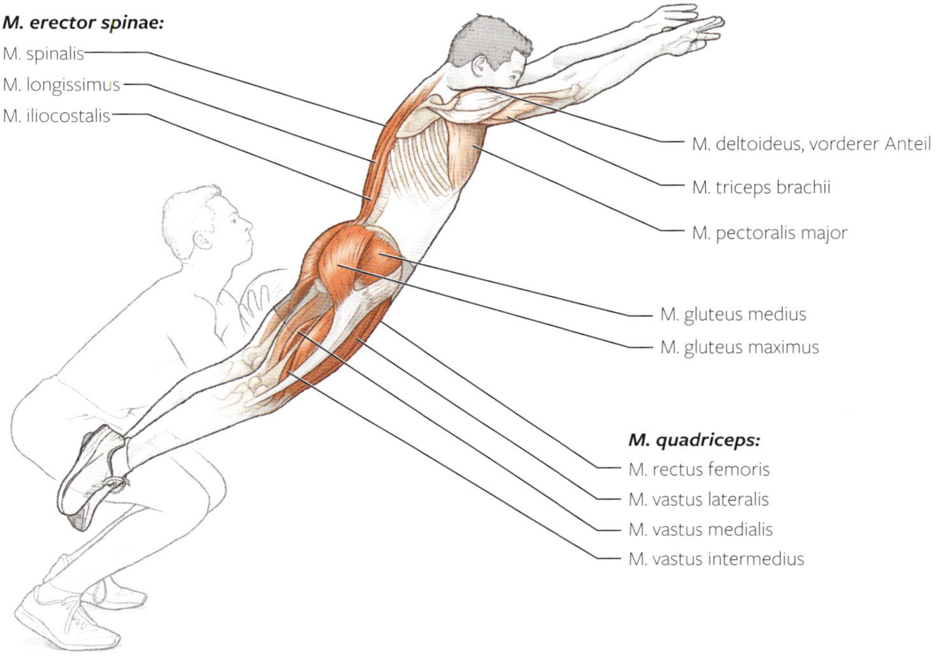

Ausführung

1. Halten Sie den Medizinball nah an der oberen Brust, beide Hände liegen hinter dem Ball, die Füße sind schulterbreit geöffnet. Gehen Sie in eine tiefe Kniebeuge.
2. Rollen Sie die Füße langsam nach vorne zu den Zehen ab. Wenn der Körper nach vorne zu kippen beginnt, strecken Sie rasch die Hüften, um den Körper nach vorne zu schleudern.
3. Sobald die Hüften vollständig gestreckt sind, drücken Sie die Arme kraftvoll nach vorne, um den Ball in einem Winkel von 35-40 Grad wegzuschleudern. Machen Sie nach dem Wurf ein paar Schritte, um das Gleichgewicht wiederzugewinnen und wieder in die Ausgangsposition für den nächsten Wurf zu kommen.

Beteiligte Muskeln

Primär: M. gluteus maximus, M. gluteus medius, M. quadriceps (M. rectus femoris, M. vastus lateralis, M. vastus intermedius, M. vastus medialis), M. erector spinae (M. spinalis, M. longissimus, M. iliocostalis).

Sekundär: : M. pectoralis major, M. triceps brachii, vorderer Anteil des M. deltoideus.

Anmerkungen

Der explosive Druckwurf eines Medizinballs (Explosive Medicine-Ball Push Throw) ist eine gute Übung zur Entwicklung von Stärke und Kraft beim Start, insbesondere für Sprintdisziplinen in der Leichtathletik und im Schwimmen. Die rasche Kraftentwicklung von den Füßen bis in die Arme kann auch bei Kontaktsportarten wie American Football, Rugby und Eishockey hilfreich sein. Die Aktivität eignet sich auch gut als Warm-up vor explosiven Aktivitäten, da alle Muskelgruppen sehr intensiv eingebunden sind. Sie können diese Übung als explosives Hin- und Herwerfen mit einem Partner ausführen oder auf einem Spielfeld oder in einer Halle mit einem kleinen Sprint nach jedem Wurf, um den Ball wieder einzufangen. Ein explosiver Druckwurf mit einem Medizinball kann, je nach Ihrem Können, über 10–20 m gehen. Ziel ist es, den Medizinball mit maximaler Kraft zu werfen, damit er möglichst weit fliegt.

VARIATION

Explosiver Druckwurf eines Medizinballs als Sprintstart (Explosive Medicine-Ball Push Throw Into Sprint)

Führen Sie den explosiven Druckwurf eines Medizinballs als Teil des Starts beim Sprinten aus. Sobald Sie den Ball nach vorne geschleudert haben, gehen Sie direkt in einen Sprint über 10–40 m über. Verwenden Sie einen Medizinball, der 3–5 kg wiegt, um die Startbewegung mit größerer Kraft durchzuführen, sodass sie einen Kontrast zu einem regulären Start darstellt. Eine Mischung aus regulären Starts und Starts mit Ballwurf hat den Vorteil, dass die Startbewegung kraftvoller wird.

UMGEKEHRTER ÜBERKOPFWURF MIT MEDIZINBALL

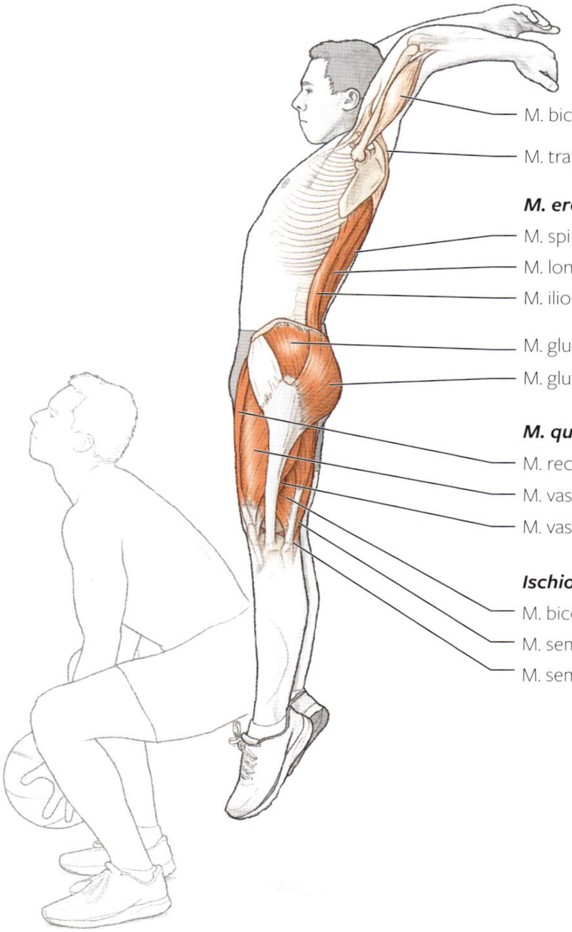

Ausführung

1. Halten Sie den Medizinball mit gestreckten Armen vor dem Körper. Stehen Sie mit schulterbreit geöffneten Füßen. Gehen Sie in eine Kniebeuge und senken Sie den Medizinball dabei bis zu den Knöcheln. In der Kniebeuge soll der Rumpf aufrecht und die Wirbelsäule in Neutralstellung sein.
2. Springen Sie aus der Kniebeuge rasch nach oben, die Arme bleiben gestreckt, bis die vollständige Hüftstreckung erreicht ist. Wird vom Unterkörper eine angemessene Kraft produziert, sollten die Füße vom Boden abheben, sobald die Beine vollstän-

dig gestreckt sind. Sobald die vollständige Hüftstreckung erreicht ist, können die Arme den Ball über den Kopf nach hinten werfen.

3. Strecken Sie den Körper vollständig nach hinten und werfen Sie den Ball möglichst weit in einem Winkel von 40-45 Grad. Der Körper kann sich im Rahmen der Durchschwungbewegung ein paar Schritte nach hinten bewegen.

Beteiligte Muskeln

Primär: M. gluteus maximus, M. gluteus medius, M. quadriceps (M. rectus femoris, M. vastus lateralis, M. vastus intermedius, M. vastus medialis), M. erector spinae (M. spinalis, M. longissimus, M. iliocostalis), Ischiokrurale Muskulatur (M. biceps femoris, M. semitendinosus, M. semimembranosus).

Sekundär: M. trapezius, M. biceps brachii.

Anmerkungen

Der umgekehrte Überkopfwurf mit Medizinball (Reverse Overhead Medicine-Ball Throw) ist einer der häufiger genutzten explosiven Würfe zum Training und zur Bewertung der Kraft. Das explosive Werfen eines Medizinballs über den Kopf simuliert die Körpermechanik eines Hochsprungs. Bei Sportlern, die vor Squat Jumps oder anderen belastenderen plyometrischen Sprüngen ihre Stärke und Kraft entwickeln müssen, können umgekehrte explosive Überkopfwürfe mit einem Medizinball die Muskeln ähnlich vorbereiten, aber ohne exzentrische Effekte. Diese Übung liefert durch Messung der Wurfweite auch ein konkretes Feedback über die Leistung.

VARIATION

Wurf von unten nach vorne mit Medizinball (Underhand Forward Medicine-Ball Throw)

Für diese Übung werfen sie den Medizinball explosiv mit einer Schaufelbewegung nach vorne. Beginnen Sie in derselben Position wie beim umgekehrten Überkopfwurf, verlagern Sie jedoch während des explosiven Hochkommens mehr Gewicht nach vorne. Wenn die volle Hüftstreckung erreicht wird, bewegt sich der Medizinball weiter vom Körper weg, bis er nach vorne geworfen wird. Die gesamte Bewegung ahmt einen Vorwärtssprung nach, ähnlich einem Standweitsprung.

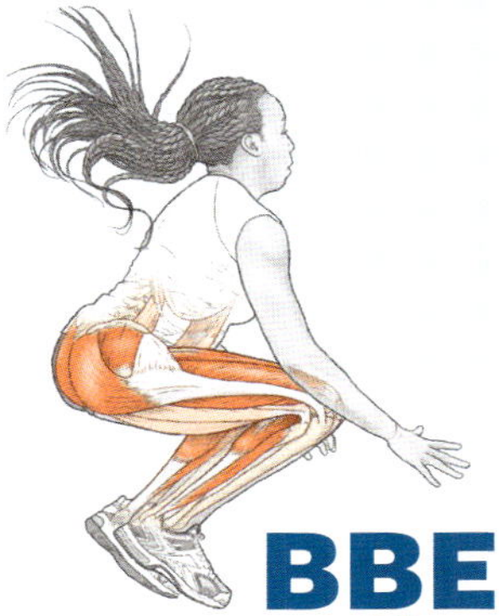

4

BBEIDSEITIGE ÜBUNGEN FÜR DEN UNTERKÖRPER

Zu einer Besprechung plyometrischer Übungen gehören fast immer explosive und elastische Bewegungen des Unterkörpers. Die Plyometrie wird am häufigsten durch einen springenden oder sprintenden Athleten optisch dargestellt, wobei die Muskeln und Sehnen der Beine den Sportler auf Boxen, über Hürden oder über ein Spielfeld vorwärtstreiben. Da der Unterkörper das primäre Mittel der Fortbewegung bei den meisten sportlichen Betätigungen ist, ist es zwingend, die optimalen plyometrischen Übungen für die spezifischen Anforderungen einer Sportdisziplin zu bestimmen, um den Unterkörper auf explosive und dynamische Leistungen vorzubereiten.

Die Beinmuskulatur (Abbildung 4.1) ist nicht nur für die Fortbewegung erforderlich, sondern auch für die Landung, das Abbremsen und einen Richtungswechsel. Das Training dieser Muskeln muss die Anforderungen verschiedener Sportarten widerspiegeln, ohne eine Situation zu schaffen, in der die Überbeanspruchung spezifischer Muskeln und Gelenke zu einer akuten oder chronischen Verletzung führen kann. Das Wissen um die spezifischen Muskeln, die bei einer bestimmten Sportart beteiligt sind und die entsprechende Einbeziehung dieser Muskeln in plyometrische Übungen des Unterkörpers, sind entscheidend für die Entwicklung eines wirksamen Trainingsplans.

Zwar werden bei allen plyometrischen Übungen für den Unterkörper vielfach dieselben Muskeln genutzt, dennoch ist es wichtig zu verstehen, dass die feinen Unterschiede zwischen einzelnen Übungen nicht nur für die allgemeine Leistungsverbesserung, sondern auch für die Minimierung der Verletzungswahrscheinlichkeit entscheidend sind. Die Gesäßmuskeln, die ischiokrurale Muskulatur und der M. quadriceps sind in wechselndem Ausmaß bei plyometrischen Übungen des Unterkörpers beteiligt. Der M. quadriceps mit seinen verschiedenen Anteilen ist bei der Kniestreckung bei Sprung- und Sprintbewegungen beteiligt, kann aber auch eine Schlüsselrolle beim Abbremsen eines Athleten bei der Landung nach einem Sprung oder bei einer Richtungsänderung spielen. Die ischiokrurale Muskulatur spielt eine bedeutende Rolle bei der kraftvollen Hüftstreckung für explosive Sprünge und die Beschleunigung beim Sprint, beugt und stützt bei vielen athletischen Bewegungen aber auch das Knie. Die Gesäßmuskeln sind beim Springen und anderen explosiven Bewegungen kraftvolle Hüftstrecker und können eine wichtige Rolle beim Abbremsen des Körpers bei Landungen und Bewegungen mit Anforderungen an die Geschicklichkeit spielen. Die Wadenmuskulatur unter dem Kniegelenk ist sowohl bei elastischen Bewe-

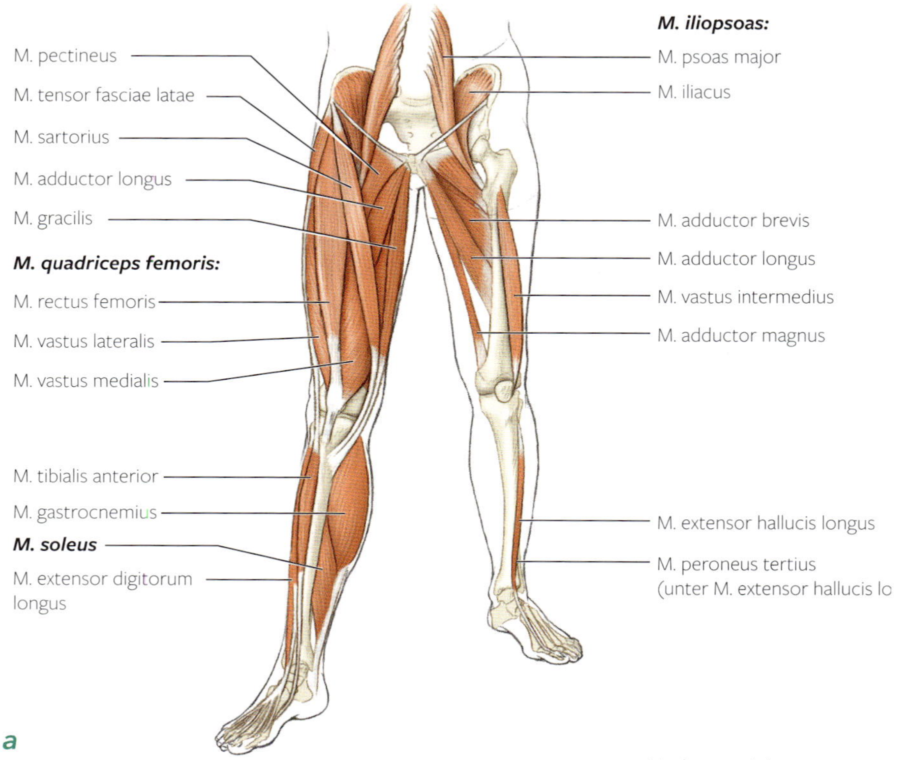

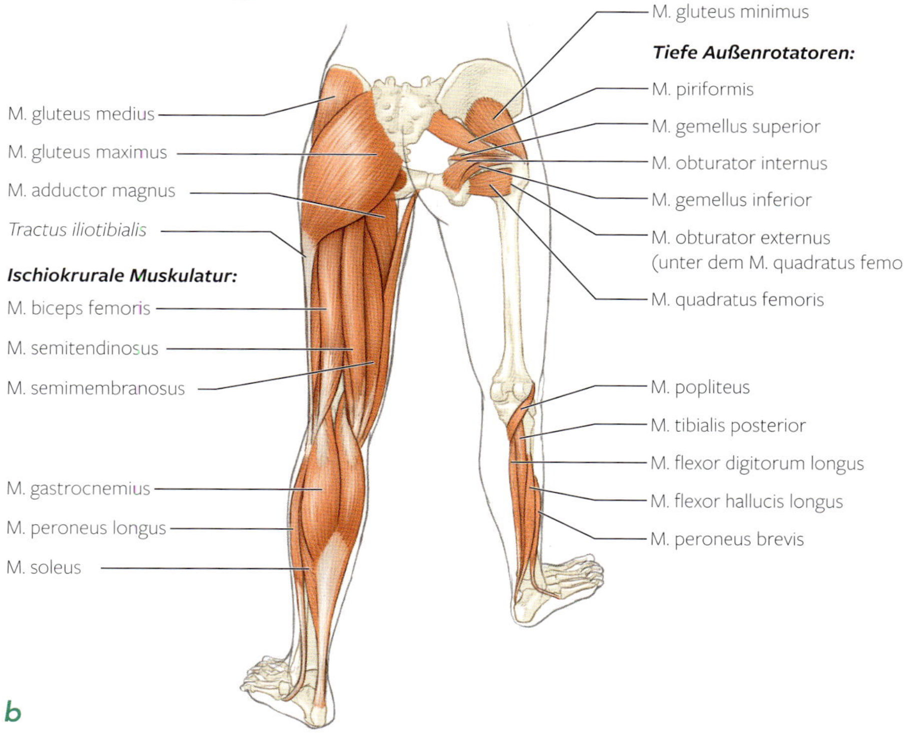

ABB. 4.1 Muskeln der unteren Extremitäten: (a) anterior; (b) posterior

gungen in hoher Geschwindigkeit (M. gastrocnemius) als auch bei einer stabilen Haltung (M. soleus) beteiligt. Die gut koordinierte Einbeziehung all dieser Muskeln ist das, was sowohl im Training als auch im Wettkampf außergewöhnliche sportliche Leistungen ausmacht.

Plyometrische Sprünge mit beiden Beinen bieten eine konstante Möglichkeit, den Unterkörper mit explosiven Bewegungen hoher Intensität zu belasten. Daher ist es üblich, ein plyometrisches Sprungtraining mit beidbeinigen Sprüngen zu beginnen. Beidbeinige Sprünge verteilen die Kraft des Absprungs und der Landung gleichmäßig auf beide Beine, wodurch solche Überungen entsprechend weniger belastend sind als Sprünge mit einem Bein. Wurde im Lauf einer Trainingsphase eine Grundlage für beidbeinige Sprünge geschaffen, können Sprünge mit einem Bein mit aufgenommen werden, um komplexere Bewegungen und größere Belastungen auf jedes einzelne Bein zu erzeugen.

Nicht immer sind beidbeinige Sprünge weniger belastend als Sprünge auf einem Bein. Faktoren wie Sprunghöhe, horizontale Geschwindigkeit und Koordination können die Schwierigkeit oder den Effekt einer speziellen Sprungart beeinflussen. Es obliegt dem Trainer, die optimalen Übungen für eine spezielle Trainingsrunde oder eine spezifische Trainingsphase für jeden Athleten zu bestimmen, den er betreut. Anfängern wird empfohlen, einen konservativen Ansatz zu wählen, der in den ersten Phasen eines Trainingsprogramms beidseitige Grundsprünge beinhaltet und sich auf die grundlegende Körpermechanik beim Sprung und bei der Landung zu konzentrieren. Es gibt für die beidseitigen plyometrischen Übungen des Unterkörpers viele verschiedene Einteilungen, die eine schrittweise Steigerung sowohl der Intensität als auch der Komplexität des Trainings ermöglichen.

BOX JUMP-VARIATIONEN

Die Grundlagen des Box Jumps (Kastensprung) wurden in Kapitel 3 besprochen. Fortgeschrittenere Box Jump-Variationen können ins Trainingsprogramm aufgenommen werden, sobald die Athleten an Geschicklichkeit, Stärke und Kraft gewonnen haben. Box Jumps sind wertvolle Möglichkeiten, die konzentrischen Fähigkeiten und die Fähigkeiten der Gegenbewegung mit vermindertem exzentrischem Stress bei der Landung zu trainieren. Durch zusätzlichen Widerstand und komplexere Bewegungen bei den Box Jumps werden mehr Muskelanteile rekrutiert und die allgemeine Geschicklichkeit bei Koordination und Bewegung verbessert.

BEIDBEINIGE SPRÜNGE AUF DER STELLE

Wenn keine spezifische Trainingsausrüstung verfügbar ist oder es nur begrenzten Platz gibt, sind beidbeinige Sprünge auf der Stelle für die Entwicklung der explosiven Kraft und von reaktiven Sprüngen nützlich. Anders als bei Box Jumps beinhalten Sprünge auf der Stelle größere Landekräfte. Die Einbeziehung von Sprüngen auf der Stelle kann es anfangs erforderlich machen, nur submaximale Kräfte einzusetzen, damit sich die Athleten mit der Zeit an die Kräfte bei der Landung gewöhnen können. Sprünge auf der Stelle können auch die Grundlage für Sprungübungen bilden, die schließlich auf Weitsprünge übergehen und dabei die vertikale und horizontale Kraftentwicklung verbinden.

KOMBINATION VON SPRÜNGEN AUF DER STELLE

Sprünge auf der Stelle können zu einem Bewegungsmuster kombiniert werden, das eine Übungsfolge durch verschiedene Bewegungsumfänge und die Nutzung verschiedener Muskelgruppen bietet. Kombinationssprünge fordern nicht nur Stärke, Kraft und Stoffwechsel heraus, sondern erzwingen auch die Entwicklung eines Pools von Bewegungsfertigkeiten, die auf eine spezifische Sportart übertragen werden können. In den meisten Fällen können diese Sprünge so kombiniert werden, dass Sie von Wiederholung zu Wiederholung abwechseln können. In anderen Fällen können zwei Bewegungen zu einer komplexeren Übung kombiniert werden. Es ist wichtig, Bewegungen zu kombinieren, die miteinander kompatibel sind und Ihre Fähigkeiten nicht überfordern. Sie sollten Sprungkombinationen erst in Ihr Trainingsprogramm aufnehmen, wenn Sie die einzelnen Sprünge schon eine gewisse Zeit lang beherrschen.

WEITSPRÜNGE

Werden beidbeinige Sprünge um eine horizontale Bewegung erweitert, kommt zu den plyometrischen Übungen für den Unterkörper noch die Fortbewegung dazu. Während das Sprinten als eine der reinsten Formen einer plyometrischen Aktion gilt, können horizontale Sprünge als Brücke zwischen Hochsprung und Schnelllauf betrachtet werden. Viele Anhaltspunkte, die auf die Hochsprünge zutreffen, gelten auch bei der horizontalen Bewegung. Die Kombination kraftvoller Bodenkontakte mit der passenden Fußplatzierung stellt sicher, dass die horizontale Beschleunigung erreicht wird und die horizontale Geschwindigkeit mit minimalen Bremskräften erhalten bleibt, in einigen Fällen wird dabei bei jedem Sprung eine beachtliche Höhe erreicht. Weitsprünge vermitteln auch das Gefühl eines Fortschritts, weil sie in einer Reihe von Sprüngen erfolgen, wobei entweder die erzielte Sprungweite oder die über eine Reihe von Hürden zurückgelegte Strecke gemessen werden. Wenn Sie Anfänger in den Weitsprüngen sind, können Sie mit submaximaler, allmählich zunehmender Kraft trainieren, um die Kraft und die Fertigkeiten für diese Übungen zu entwickeln. Sobald eine gute Grundlage gelegt wurde, können die Athleten auf Sprünge maximaler Anstrengung übergehen.

KOMBINATION BEIDBEINIGER WEITSPRÜNGE

Beidbeinige Sprünge können zu einem Bewegungsspektrum kombiniert werden, das den Sportler körperlich und technisch herausfordert. Dabei ist beabsichtigt, die Sprünge so anzuordnen, dass die Athleten gezwungen sind, sich an die außergewöhnliche Belastung beim Absprung und bei der Landung zu gewöhnen und mit vertikalen und horizontalen Kräften umzugehen. Durch die Sprungkombinationen können im Training Bewegungsszenarien nachgeahmt werden, die bei den verschiedenen Sportdisziplinen gebraucht werden. Ein Basketballer etwa muss schnell nach vorne springen und dann nach oben, um einen Abpraller zu fangen oder einen gegnerischen Wurf abzuwehren. Beim American Football muss ein Spieler vielleicht durch einen Sprung einem Abwehrspieler ausweichen und mit einer Bewegung zur Seite einen explosiven Angriff starten. Solche Sprungkombinationen können Sie durch die Entwicklung der körperlichen Qualitäten und

Verfeinerung der Bewegungsabläufe auf die dynamischen Anforderungen Ihrer Sportart vorbereiten.

SPRÜNGE ÜBER HINDERNISSE

Während Sprünge auf der Stelle oder in die Weite die plyometrischen Fähigkeiten wirksam verbessern können, fördert die Verwendung vertikaler Hindernisse das Erzielen und Erhalten maximaler Anstrengungen während aufeinanderfolgender Sprünge. Das Springen über ein Hindernis verschafft Ihnen bei jeder Wiederholung ein Erfolgserlebnis. Die Kombination des Anreizes, über ein Hindernis zu springen und des Spaßfaktors, der mit dem Überqueren von Hindernissen verbunden ist, macht vertikale Hindernisse zu einem wichtigen Teil eines umfassenden plyometrischen Trainingsprogramms.

Geschichtlich betrachtet ist das Springen über Hürden in der Leichtathletik die häufigste plyometrische Aktivität, die Hindernisse beinhaltet. Wettkampfhürden können jedoch schwer und unnachgiebig sein, sollten Sie bisweilen einen Sprung verfehlen und mit dem Hindernis kollidieren. Trainingshürden sind meist viel leichter gebaut und lassen sich auch auf verschiedene Höhen einstellen, um den Fähigkeiten verschiedener Athleten angepasst zu werden. Wenn keine Hürden verfügbar sind, verwenden Sie Pylone oder Schaumstoffkissen, um eine gewisse Umlenkung nach oben zu erzeugen. Die genaue Höhe des Hindernisses ist unwichtig, es sollte jedoch zumindest soviel an Höhe bereitstellen, dass Ihre Flugbahn sicher nach oben gelenkt wird. Es kann sogar effektiver sein, die Hindernisse auf einer Höhe zu belassen, die Sie nicht dazu ermuntert, Ihre Knie zu hoch über dieses Hindernis zu heben. Es ist wünschenswerter, dass Sie lernen, eine Hürde mit eingeschränkter Hüftbeugung zu überqueren, da die Hüfte so über den Füßen bleibt und Sie besser vorbereitet sind für einen effizienten Bodenkontakt.

KOMBINATION VON HÜRDENSPRÜNGEN

Hürden können so kombiniert werden, dass innerhalb einer Übungsreihe Veränderungen sowohl der Sprunghöhe als auch der Sprungrichtung verlangt werden. Niedrige Hürden können mit höheren Hürden gemischt werden, um die Variabilität der Sprunghöhe zu fördern. Hürden können auch in verschiedene Richtungen aufgestellt werden, sodass Sie vorwärts oder zur Seite springen müssen. Durch die unterschiedlichen Höhen und Richtungen sind Sie gezwungen, Ihre Bewegungen abzuwandeln und der jeweiligen Hürde anzupassen.

DROP JUMPS UND TIEFSPRÜNGE

Sprünge von einer Box oder einem erhöhen Podest nutzen die Schwerkraft, um den Körper für eine maximale Muskelrekrutierung bei der Landung zu belasten. In einigen Fällen können Sie Drop Jumps (Tief-Hoch-Sprünge) für eine exzentrische Belastung ausführen, wobei an der Kraft und Körpermechanik bei der Landung gearbeitet wird. In anderen Fällen können Sie Drop Jumps von einer Box nutzen, um den Dehnungs-Verkürzungs-Zyklus zu aktivieren und explosive reaktive Sprünge auf höhere Boxen oder über vertikale Hindernisse zu fördern. Bei allen Tiefsprüngen ist die Wahl der optimalen Boxenhöhe für die Maximierung positiver Anpassungen im Sinne von Stärke, Kraft und Geschwindigkeit entscheidend, während das Verletzungsrisiko möglichst gering gehalten wird. In den meisten Fällen ist es am besten, im Interesse der Gesundheit auf Nummer sicher zu gehen. Zur optimalen Höhe der Box gibt es viele Empfehlungen. Da die Reaktionen auf das Training von Athlet zu Athlet jedoch sehr unterschiedlich sind, eignen sich eine Einschätzung der Biomechanik und das Feedback des Athleten am besten, um die Höhe der Box für diese Übungen zu bestimmen. Die besten Ergebnisse werden durch einen schrittweisen Ansatz erreicht, bei dem von submaximalen Anstrengungen allmählich auf maximale Sprünge übergegangen wird.

KOMBINATIONEN VON HÜRDENSPRUNG UND BOX JUMP

Mehrere Hürden und Boxen können zu einem anspruchsvollen Hindernislauf kombiniert werden. Die Aufstellung kann Sprünge auf und von Boxen unterschiedlicher Höhe mit Hürden unterschiedlicher Höhe zwischen den Boxen umfassen. Stellen Sie Sprungfolgen zusammen, die den Sportler ohne unnötiges Verletzungsrisiko fordern. Vorhersehbare Folgen und Steigerungen der Hürden und Boxen bieten eine gute Kombination aus mäßiger und hoher Belastung und fördern einen gleichmäßigen Bewegungsrhythmus während der Sprungreihe. In den meisten Fällen sollten Sie nicht mehr als 12 Wiederholungen absolvieren, um die Qualität und das Tempo der Bewegung auch über mehrere Übungsreihen beizubehalten.

Variable vertikale Umleitungsmuster

Hürden und Boxen unterschiedlicher Höhe, die in einer Reihe angeordnet sind, fordern von Ihnen effiziente Sprünge submaximaler bis maximaler Anstrengung. Eine wichtige Qualität in jeder Sportart ist es, ein Gefühl der Kontrolle über den Kraftaufwand und die Geschicklichkeit zu entwickeln. Je nach Ihrer Stärke, Kraft und Geschicklichkeit können spezifische Anordnungen abgewechselt werden. Wenn Sie bereits fortgeschritten sind, kann die Anordnung der Boxen und Hürden einen größeren Anteil höherer Elemente umfassen. Wenn Sie noch Anfänger sind, brauchen Sie vielleicht einen größeren Anteil niedrigerer Elemente, zwischen denen nur hin und wieder wenige hohe Hürden und Boxen eingebaut sind.

Kombinierte vertikale und horizontale Umleitungsmuster

Zu einer komplexeren Anordnung von Hürden und Boxen gehören seitliche Sprünge über Hürden sowie Sprünge auf und von Boxen zur Seite und mit Drehbewegung. Die Übungsanordnung sollte nicht zu komplex sein. Es soll dabei eine kontrollierte Herausforderung gestellt werden und nicht zu riskanten Bewegungen ermuntert werden, die Ihre Fähigkeiten übersteigen. Die Einbeziehung einer vertikalen und horitzontalen Umleitung kann sowohl die Bewegungsmuster als auch die Kraftanforderungen verschiedener Sportarten nachahmen. Ziel ist es, für sichere, gut kontrollierte Übungsbedingungen zu sorgen.

Treppensprungkombinationen

Die Nutzung einer Treppe für vielfältige beidbeinige Sprünge ist eine einfache Möglichkeit, Sprünge in unterschiedliche Richtungen und in wechselnder Intensität ins Training einzubauen. Da Sie bei den meisten Wiederholungen auf eine höhere Stufe springen, ist die exzentrische Belastung viel geringer als bei Hürdensprüngen und Box Jumps. Insofern können Sie Treppensprünge als Vorstufe für intensivere Hürdensprünge und Box Jumps nutzen. Die Treppenstufen können als vertikale Hindernisse betrachtet werden, die nicht dieselben exzentrischen Belastungen wie Hürden oder Boxen mit sich bringen.

Sie können beim Treppensprung entweder jeweils eine Stufe oder mehrere Stufen gleichzeitig springen. Sie können die Intensität der Sprünge auch variieren, indem Sie zuerst auf eine Stufe und beim nächsten Sprung über zwei oder mehr Stufen springen. Kleine Markierungen oder Kegel, die auf die Stufen gestellt werden, zeigen die Zielstufen bei dieser Art von Sprungmuster an. Sie können auch seitliche Sprünge entlang der Breite der Treppe oder des Stadionrangs einfügen, bei denen vertikale Kraft und seitliche Geschicklichkeit kombiniert werden.

BOX JUMP AUF KOMMANDO

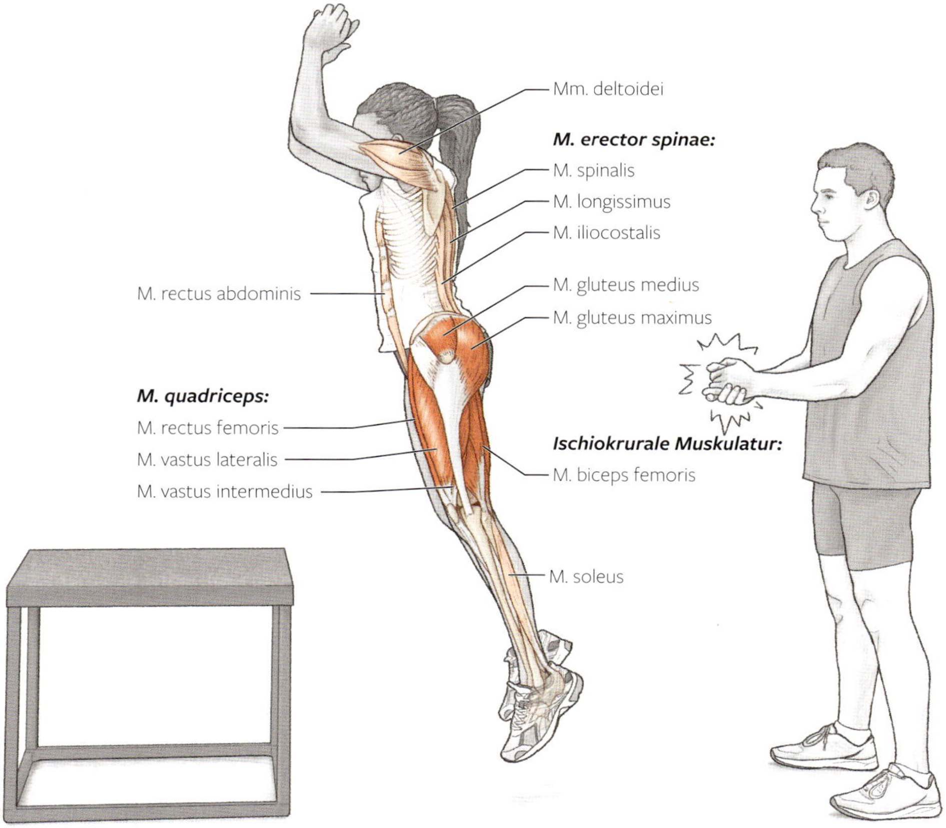

Ausführung

1. Wählen Sie eine Box mäßiger Größe, deren Höhe Sie durch einen Sprung leicht erreichen. Beginnen Sie in einer Viertel-Kniebeuge vor der Box mit einer ähnlichen Kniebeugung wie in einer sportlichen Haltung oder startklaren Position.
2. Ein Trainer oder Trainingspartner gibt durch Klatschen in die Hände ein verbales Kommando oder durch eine Bewegung das Startsignal. Auf dieses Signal hin springen Sie rasch auf die Box.
3. Die Sprungbewegung ähnelt der eines Box Jumps ohne Vorspannung, die Betonung liegt auf der explosiven Streckung von Hüften, Knien und Sprunggelenken. Die Betonung der Bewegungsgeschwindigkeit ist bei dieser Übung entscheidend.
4. Springen Sie so schnell wie möglich auf die Box, beide Füße sollen gleichzeitig oben auf der Box landen. Treten Sie von der Box und nehmen Sie die Startposition für eine weitere Wiederholung auf Kommando ein.

Beteiligte Muskeln

Primär: M. gluteus maximus, M. gluteus medius, M. quadriceps (M. rectus femoris, M. vastus lateralis, M. vastus intermedius, M. vastus medialis), Ischiokrurale Muskulatur (M. biceps femoris, M. semitendinosus, M. semimembranosus).

Sekundär: M. erector spinae (M. spinalis, M. longissimus, M. iliocostalis), Mm. deltoidei, M. rectus abdominis, M. iliopsoas, M. soleus.

Anmerkungen

Box Jumps auf Kommando (Reaction Box Jumps) können entweder nach akustischem oder visuellem Signal durchgeführt werden. Dabei können Sie daran arbeiten, die Reaktionszeit zu verkürzen und die Geschwindigkeit der Kraftentwicklung für eine explosive Anstrengung zu steigern. Für ein akustisches Kommando steht der Trainer oder Trainingspartner hinter Ihnen und klatscht, pfeift oder ruft als Kommando beispielsweise »hoch!« Zu den visuellen Kommandos gehören Hand- oder Körperbewegungen, ein fallender Ball oder ein Blinklicht. In einigen Fällen können für einige Trainingsrunden sportspezifische akustische Kommandos oder Bewegungen genutzt werden, für andere Trainingsrunden hingegen unspezifische Signale. Durch veränderliche Kommandos bleiben die Trainingsrunden abwechslungsreich und die Sportler konzentriert.

VARIATION

Box Jump auf Kommando durch Berührung (Reaction Box Jump Off Touch Stimulus)

Um die Reaktion auf ein Kommando noch über visuelle und akustische Signale hinaus zu erweitern, verwenden Sie ein Kommando durch Berührung. Bevor Sie auf eine Box springen, klopft Ihnen der Trainer oder ein Trainingspartner leicht auf die Schulter oder den unteren Rücken, um den Start der explosiven Bewegung zu veranlassen. Ein Berührungssignal verbessert das Körperbewusstsein und bedingt, wenn es mit einem akustischen Signal kombiniert wird, eine intensive Bewegungsantwort. Ein Berührungssignal kann wirksam sein, wenn es nur zeitweise unter konventionellere Startkommandos eingestreut wird.

BOX JUMP MIT KÖRPERDREHUNG

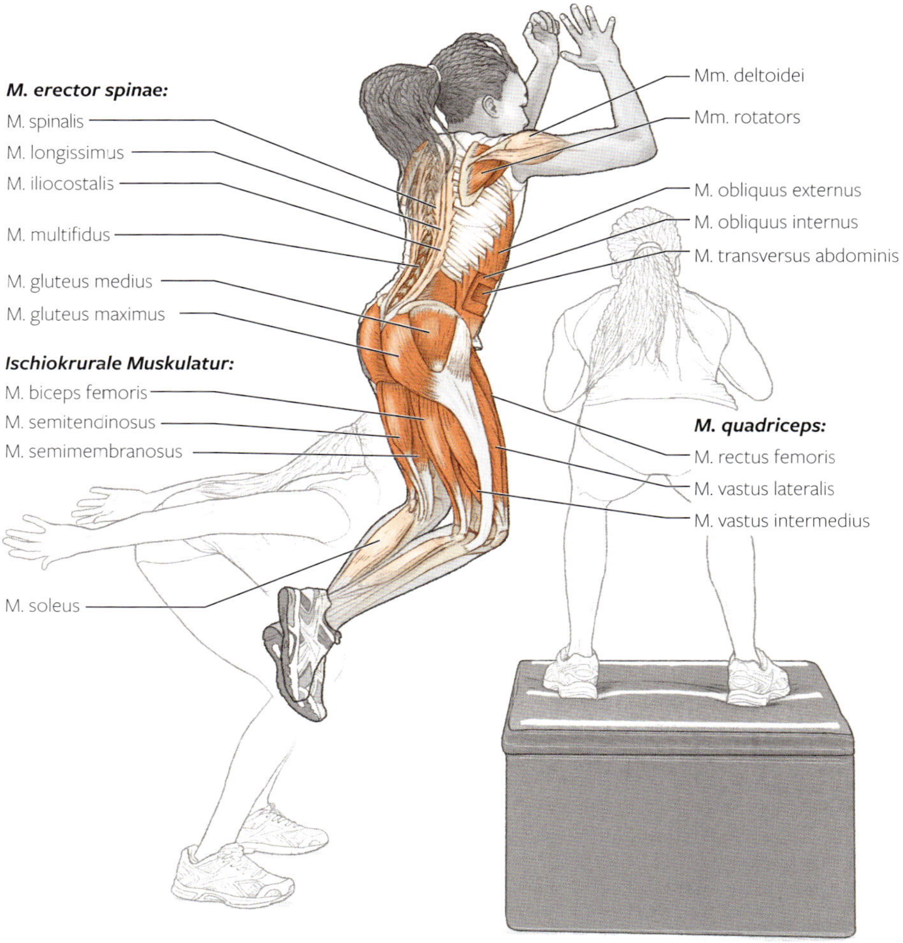

Ausführung

1. Wählen Sie eine Box in einer Höhe, die Ihren Sprungfähigkeiten entspricht. Sie können den Sprung mit statischem Start oder mit Gegenbewegung beginnen.
2. Beginnen Sie den Sprung mit einer starken Aufwärtsbewegung, die überwiegend vom Unterkörper ausgeht. Der Schub des Unterkörpers kann von einem Aufwärtsschwingen der Arme begleitet werden.
3. Arme, Schultern und Kopf, die sich energisch in die gewünschte Bewegungsrichtung wenden, leiten die Körperbewegung für den Sprung ein. Während sich Oberkörper und Rumpf drehen, folgt der Unterkörper.
4. Das Ausmaß der Drehung wird von der Ausrichtung des Oberkörpers bestimmt. Die Drehung beträgt je nach den Merkmalen der Sportart zwischen 90 und 360 Grad. Bei der Landung schaut der Oberkörper in die Richtung der gewünschten Endposition. Durch Landung mit gleichzeitigem Aufkommen beider Füße oben auf der Box wird ein stabiler Stand erreicht.

Beteiligte Muskeln

Primär: : M. gluteus maximus, M. gluteus medius, M. quadriceps (M. rectus femoris, M. vastus lateralis, M. vastus intermedius, M. vastus medialis), Ischiokrurale Muskulatur (M. biceps femoris, M. semitendinosus, M. semimembranosus), M. transversus abdominis, M. obliquus internus, M. obliquus externus, M. multifidus, Mm. rotatores.
Sekundär: M. erector spinae (M. spinalis, M. longissimus, M. iliocostalis), Mm. deltoidei, M. rectus abdominis, M. iliopsoas, M. soleus, Mm. adductores.

Anmerkungen

Box Jumps mit Körperdrehung (Rotational Box Jumps) kombinieren explosives Hochspringen mit außergewöhnlicher Körperkontrolle und Koordination. Richtung und Ausmaß der Drehbewegung werden von der Bewegung und Intention des Oberkörpers bestimmt. Das einfache Drehen von Kopf und Schultern zu Beginn eines Sprungs kann bereits einen bedeutenden Dreheffekt erzeugen. Das Trainieren dieser Fertigkeit ist für alle Aspekte einer athletischen Bewegung wichtig, bei der Richtungswechsel und Geschicklichkeit gefragt sind. Kopf und Oberkörper wirken als Lenkrad oder Steuerruder des Körpers.

Ein Box Jump mit Körperdrehung ist eine Herausforderung für Körperdrehung und Körperbewusstsein. Bei einigen Sportarten wie Eiskunstlauf und Freestyle-Skilauf sind Box Jumps mit Körperdrehung eine wichtige Trockenübung in der Vorbereitung außerhalb der Saison.

Wählen Sie die Höhe der Box und den Grad der Körperdrehung entsprechend Ihrer Fähigkeiten. Box Jumps mit Körperdrehung machen die Übungen komplexer, was eine Herausforderung, aber auch ein Risiko ist, wenn Sie vor der Übung nicht in angemessenen Schritten vorangekommen sind.

VARIATION

Box Jump mit Körperdrehung und Landung auf einem Bein (Rotational Box Jump with Single-Leg Landing)

Das Einbauen einer Landung auf einem Bein bei einem Box Jump mit Körperdrehung stellt eine Herausforderung dar, die während der Richtungsänderung Kraft und Stabilität sowie dynamische Geschicklichkeit verlangt. Der dynamische Charakter der Übung ist für die Gelenke des Unterkörpers mit einer signifikanten Drehbelastung verbunden, insbesondere bei einer Landung auf einem Bein. Es ist wichtig, jedes Bein in jeder Drehrichtung mit derselben Anzahl von Sprüngen zu trainieren. Die Drehrichtung verändert die Muskelfunktion im Landebein. Wenn Sie während eines Box Jumps 90 Grad nach links drehen, belastet die Landung auf dem linken Bein den M. vastus medialis und die Adduktoren stärker. Die Landung auf dem rechten Bein nach einer Linksdrehung erfordert eine stärkere Beteiligung des M. vastus lateralis, M. gluteus maximus und M. gluteus medius. Eine umfassende Prüfung aller Landeszenarien stellt sicher, dass die jeweiligen Muskeln auf alle Möglichkeiten vorbereitet sind.

SPRUNG AUS DER HOCKE ÜBER EINE LINIE

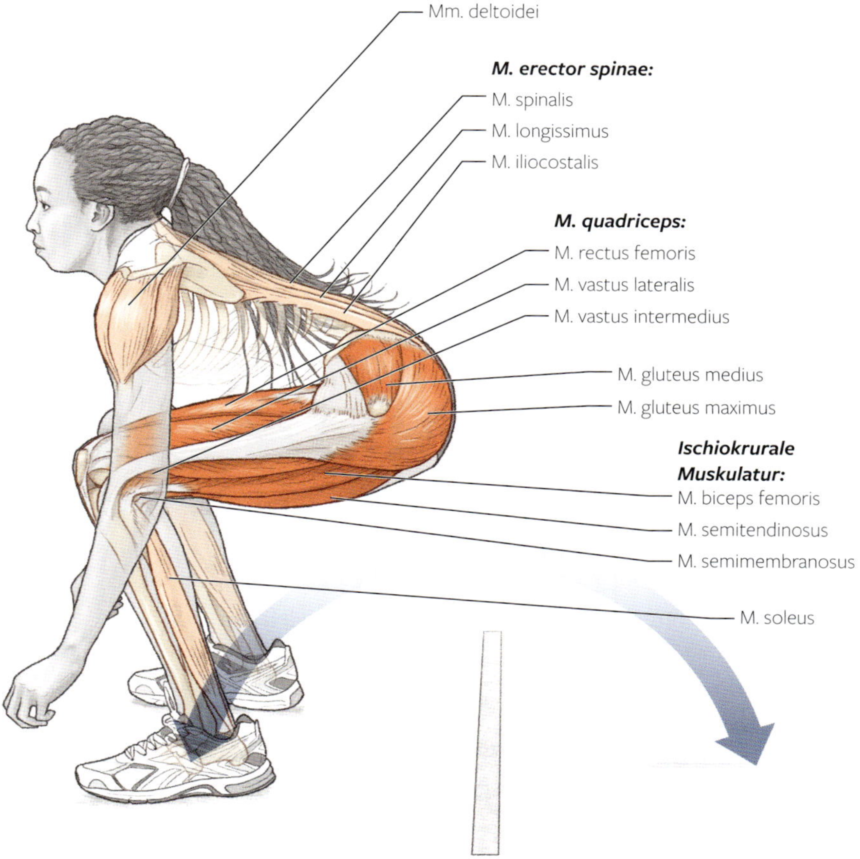

Ausführung

1. Stellen Sie sich mit den Füßen hinter eine Linie, die in einer Halle oder auf einem Spielfeld auf den Boden gezeichnet ist. Bringen Sie den Unterkörper durch eine Gegenbewegung in Vorspannung für einen explosiven Hochsprung. Gehen Sie mit schulterbreiten Füßen in eine Kniebeuge von höchstens 90 Grad. Die Arme begleiten die Gegenbewegung der Beine, um die Kraft zu entwickeln.
2. Ziel ist ein maximaler Hochsprung mit einer leichten Vorwärtsbewegung, um sicherzustellen, dass Sie komplett auf die andere Seite der Linie kommen. Die Vorbereitung auf den Bodenkontakt sorgt für genügend Kraft und Stabilität, um einen weiteren Sprung zurück über die Linie auszuführen.
3. Bei der Landung bekommen zuerst die Fußballen Bodenkontakt, die Fersen folgen kurz danach und die Landekräfte werden gleichmäßig auf Oberschenkel, Gesäß und unteren Rücken verteilt. Beginnen Sie rasch einen weiteren Sprung mit einer leichten horizontalen Bewegung nach hinten, um wieder über die Linie zurückzukommen. Mehrere Wiederholungen dieser Vor- und Rücksprünge ausführen.

Beteiligte Muskeln

Primär: M. gluteus maximus, M. gluteus medius, M. quadriceps (M. rectus femoris, M. vastus lateralis, M. vastus intermedius, M. vastus medialis), Ischiokrurale Muskulatur (M. biceps femoris, M. semitendinosus, M. semimembranosus).

Sekundär: M. erector spinae (M. spinalis, M. longissimus, M. iliocostalis), Mm. deltoidei, M. rectus abdominis, M. iliopsoas, M. soleus.

Anmerkungen

Eine Grundlinie auf einem Spielfeld oder Hallenboden ist nützlich, um ein konkretes, aber sicheres Hindernis zu definieren, das zu überspringen ist. Bei Sprüngen aus der Hocke über eine Linie (Line Squat Jumps) kann durch diese Linie eine sichere Distanz für Vorwärts- und Rückwärtssprünge sowie für seitliche Sprünge definiert werden. Die Nutzung einer Linie definiert eine annehmbare Distanz für horizontale Abweichungen bei einem Squat Jump. Behalten Sie für jeden Hochsprung die maximale Kraftanstrengung bei, während Sie als Teil der Sprungarbeit eine horizontale Bewegung einbinden. Diese Art Sprünge baut explosive Kraft auf, verbessert aber auch die Koordination des Athleten auf mehreren Bewegungsebenen.

VARIATION

Sprung aus der Hocke in mehrere Richtungen (Squat Jump in Multiple Directions)

Es ist üblich, auf einen Boden Formen zu zeichnen, um horizontale Bewegungen in alle Richtungen zu definieren. Springen Sie über die verschiedenen Seiten eines Quadrats oder Sechsecks vor und zurück, um verschiedene Bewegungswinkel einzubeziehen. Diese Sprünge enthalten alle eine bedeutende, maximale vertikale Komponente, auch wenn Sie niedrigere Sprünge ausführen können, um die horizontale Geschwindigkeit und kürzere Bodentaktzeiten zu trainieren.

HOCKSPRUNG

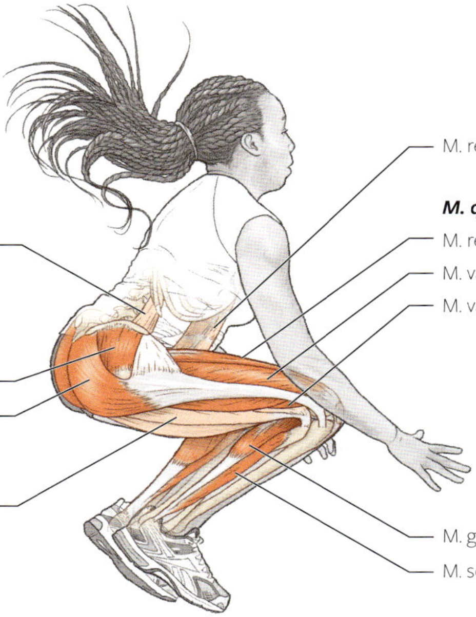

Ausführung

1. Die Füße stehen hüftbreit, die Zehen zeigen nach vorne oder sind ganz leicht nach außen rotiert für einen stabilen Stand.
2. Beginnen Sie aus dem Stand eine Gegenbewegung nach unten, um die kontraktilen und elastischen Gewebe des Unterkörpers in Vorspannung zu bringen. Der Rumpf beugt sich in der Taille leicht nach vorne, um den Absprung vorzubereiten. Die Arme gehen hinter den Körper, um sich auf den Aufwärtsschwung beim Sprung vorzubereiten.
3. Die Aufwärtsbewegung des Sprungs ist ähnlich wie beim Squat Jump mit einem kräftigen Aufwärtsschwung der Arme und Streckung von Hüften und Rücken in eine aufrechte Haltung verbunden. Wenn Sie in der Flugphase die vollständige

Streckung von Hüften und unteren Extremitäten erreichen, bewegen sich die Knie auf eine Höhe nach oben, bei der die Oberschenkel am höchsten Punkt des Sprungs parallel zum Boden sind.

4. Wenn der Körper zum Boden zurückkommt, senken sich die Beine nahezu in vollständige Streckung und die Füße bereiten sich auf einen explosiven Bodenkontakt vor, wobei sie in Dorsalflexion sind, um für eine Vorspannung der Muskeln in Unterschenkeln und Füßen zu sorgen. Im Vorgriff auf eine Wiederholung des Tuck Jumps gehen die Arme in eine Gegenbewegung hinter den Körper. Im Augenblick des Bodenkontakts wird die Bewegung nach oben umgekehrt.

Beteiligte Muskeln

Primär: M. gluteus maximus, M. gluteus medius, M. quadriceps (M. rectus femoris, M. vastus lateralis, M. vastus intermedius, M. vastus medialis), M. soleus, M. gastrocnemius.

Sekundär: M. rectus abdominis, M. iliopsoas, Ischiokrurale Muskulatur (M. biceps femoris, M. semitendinosus, M. semimembranosus).

Anmerkungen

Der Hocksprung (Tuck Jump) ist eine dynamische Übung, die aufeinanderfolgende elastische Bodenkontakte umfasst, kombiniert mit dem Anheben der Knie auf dem Höhepunkt jedes Sprungs. Obgleich der Sprung auf der Stelle erfolgt, ahmt er die Muskelarbeit nach, die für Sprünge über Hindernisse wie beispielsweise Hürden erforderlich ist. Tuck Jumps eignen sich daher als vorbereitende Übung vor aufeinanderfolgenden Sprünge über vertikale Hindernisse. Legen Sie Wert auf kurze, kraftvolle Bodenkontakte, um die Elastizität von Füßen und Unterschenkeln zu nutzen. Die Effizienz von Timing und Koordination der Armschwünge mit der Sprungmechanik des Unterkörpers ist entscheidend, um möglichst hohe Sprünge zu erzielen. Wegen der hohen Intensität der Muskelkontraktionen bei dieser Übung, sollten Sie sich ausreichend Erholungszeit zwischen den Übungsreihen nehmen, um die Qualität des Workouts während einer Trainingsrunde aufrechtzuerhalten.

VARIATION

Seitlicher Hocksprung mit Körperdrehung (Lateral and Rotational Tuck Jump)

Sobald Sie das Timing und die Körpermechanik aufeinanderfolgender Hocksprünge beherrschen, können Sie mit komplexeren Variationen beginnen. Abweichungen zur Seite bei jeder Übung simulieren Sprünge von einer Seite zur anderen über vertikale Hindernisse wie eine Bank oder eine Reihe von Hürden. Sie können Tuck Jumps auch mit einer Körperdrehung von 90, 180 und 360 Grad bei jeder Wiederholung ausführen. Eine machbare Möglichkeit, Tuck Jumps mit Körperdrehung ins Training aufzunehmen ist, diese allmählich zu steigern, beginnend mit einer Drehung um jeweils 90 Grad bei jedem Sprung, erst in die eine, dann in die andere Richtung. Mit zunehmender Geschicklichkeit können Sie den Grad der Körperdrehung vergrößeren.

SPRUNG MIT FERSENHEBEN

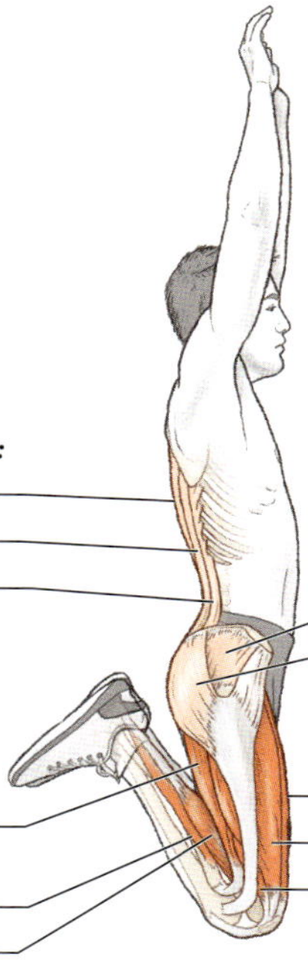

Ausführung

1. Die Füße stehen hüftbreit. Führen Sie eine kräftige Gegenbewegung nach unten aus, um die Muskeln und das Bindegewebe des Unterkörpers unter Vorspannung zu bringen, gefolgt von einer kräftigen Aufwärtsbewegung der Arme, um den Körper in die Flugphase zu schleudern.
2. Wenn Sie sich nach oben zum höchsten Punkt des Sprungs bewegen, heben Sie die Fersen mit maximaler Kniebeugung nach hinten und oben an.
3. Beim Zurückkommen zum Boden senken Sie die Beine nahezu in die vollständige Streckung. Die Füße – in Dorsalflexion, um die Muskeln der Unterschenkel und Füße in Vorspannung zu setzen – bereiten sich auf einen explosiven Bodenkontakt vor. Erste Übungsrunden mit Sprüngen mit Fersenheben können als Einzelsprünge ausgeführt werden, lassen sich dann jedoch steigern auf kürzere Bodenkontakte bei aufeinanderfolgenden Abprallsprüngen.

Beteiligte Muskeln

Primär: M. quadriceps (M. rectus femoris, M. vastus lateralis, M. vastus intermedius, M. vastus medialis), M. soleus, M. gastrocnemius, Ischiokrurale Muskulatur (M. biceps femoris, M. semitendinosus, M. semimembranosus).

Sekundär: M. gluteus maximus, M. gluteus medius, M. erector spinae (M. spinalis, M. longissimus, M. iliocostalis)..

Anmerkungen

Der Sprung mit Fersenheben (Heel-Raise Jump) ahmt die Position nach, die von einem Weitspringer erreicht werden kann, der während der Flugphase die Technik des Hangsprungs anwendet. Die Hüften werden nach vorne geschoben, Beine und Füße hängen hinter dem Körper. Ein Turner oder Freestyle-Skifahrer kann diese Position während eines akrobatischen Sprungs oder einer spezifischen Geschicklichkeit übernehmen. Um bei dieser Übung einen optimalen Bewegungsumfang und eine optimale Haltung zu erreichen, ist eine außergewöhnliche Beweglichkeit in den Hüftbeugern und im unteren Rücken erforderlich. Bei diesem Sprung können auch schnelle elastische Bodenkontakte bei repetitiven Sprüngen eingebaut werden.

VARIATION

Seitlicher Sprung mit Fersenheben (Lateral Heel-Raise Jump)

Ein Sprung zur Seite mit Fersenheben und kurzem Bodenkontakt kann auf ähnliche Weise ausgeführt werden wie das seitliche Hin- und Herspringen über eine niedrige Hürde. Bei der Technik des Fersenhebens werden die Hüften vorne gehalten und bei jeder dynamischen Landung werden ein fester Bodenkontakt und eine Kraftübertragung möglich. Diese Übung zwingt die Hüftbeuger in eine verlängerte Position und verstärkt die aufrechte Haltung während kurzer, elastischer Bewegungen.

SPLIT JUMP

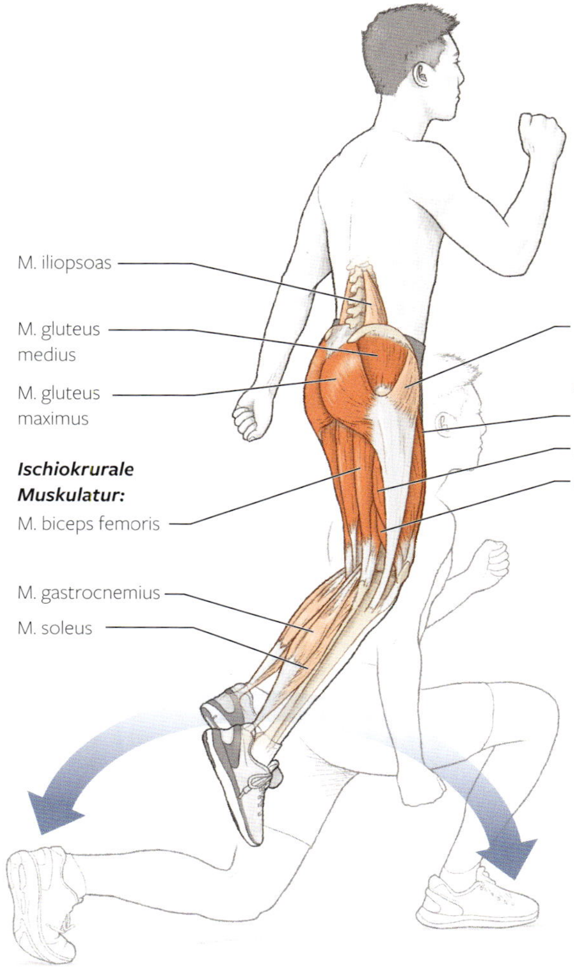

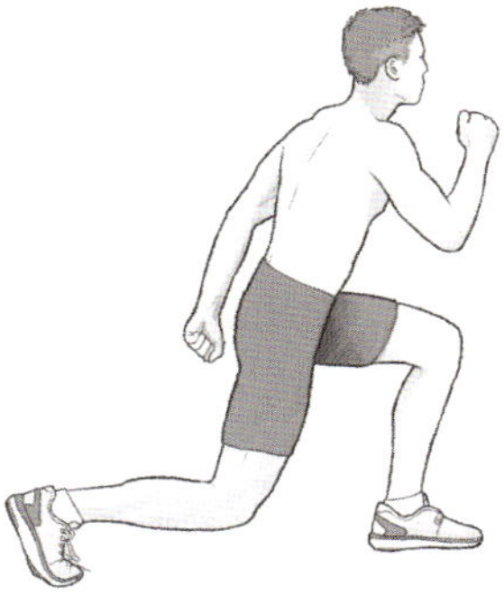

Ausführung

1. Beginnen Sie in einem partiellen Ausfallschritt mit einem Fuß vorne vor den Hüften und dem anderen Fuß hinter den Hüften. Machen Sie den Ausfallschritt nicht zu groß, weil sich dadurch die Kraft verringern würde, die von den Hüften erzeugt werden kann, um eine angemessene Sprunghöhe zu erreichen.
2. Führen Sie einen Armschwung mit beiden oder einem Arm durch, bei dem sich die Arme zur Verbesserung der Stabilität entgegengesetzt zu den Beinen bewegen. Während der Flugphase verändern die Beine in Vorbereitung auf die Landung ihre Position.

3. Bei der Landung gehen die Füße in den gleichen Ausfallschritt wie zu Beginn der Übung. Das vordere Bein landet mit dem ganzen Fuß auf dem Boden, die Kraft wird durch die ischiokrurale Muskulatur, den M. quadriceps und die Gesäßmuskeln abgefangen. Das hintere Bein landet etwa auf dem vorderen Fußballen.
4. Beginnen Sie rasch mit dem nächsten Sprung, um die elastischen Eigenschaften der Muskeln des Unterkörpers zu nutzen, wobei die Arme kräftig nach oben schwingen.

Beteiligte Muskeln

Primär: M. gluteus maximus, M. gluteus medius, M. quadriceps (M. rectus femoris, M. vastus lateralis, M. vastus intermedius, M. vastus medialis), Ischiokrurale Muskulatur (M. biceps femoris, M. semitendinosus, M. semimembranosus).

Sekundär: M. iliopsoas, M. sartorius, M. tensor fasciae latae, M. soleus, M. gastrocnemius.

Anmerkungen

Bei Split Jumps wirken auf das eine Bein zusätzliche Kräfte ein, während das andere Bein eine gewisse Stabilität und Unterstützung liefert. Das vordere Bein nimmt den Großteil der Kraft in den Gesäßmuskeln und der ischiokruralen Muskulatur auf, während das hintere Bein das Gewicht durch den M. quadriceps mit seinen verschiedenen Anteilen und die Hüftbeuger stützt (M. iliopsoas, M. sartorius, M. tensor fasciae latae). Split Jumps ahmen auch einen dynamischen Ausfallschritt nach, der in zahlreichen Sportarten wie Tennis zur Anwendung kommt, wenn ein Spieler einen Ausfallschritt macht, um einen Ball zu treffen. Zur Steigerung der Übung können anfangs kürzere Bewegungsumfänge bei der Spreizbewegung ausgeführt werden, dann kann, mit zunehmender Kraft und Beweglichkeit, auf größere Spreizbewegungen übergegangen werden.

VARIATION

Split Jump mit Drehung eines Medizinballs (Split Jump With Medicine-Ball Rotation)

Halten Sie einen Medizinball vor dem Körper. Wenn Sie den ersten Split Jump beginnen, drehen Sie den Medizinball vor dem Körper über Oberschenkel und vorderes Bein. Mit Beginn des nächsten Sprungs führen die Arme den Ball in der Gegenrichtung vor dem Körper über den anderen Oberschenkel, der sich nach vorne bewegt. Der Ball rotiert mit jedem Sprung kontinuierlich und rhythmisch vor und zurück, um den Drehkräften entgegenzuwirken, die bei den Beinwechseln entstehen.

SPRUNG AUS DER HOCKE UND HOCKSPRUNG

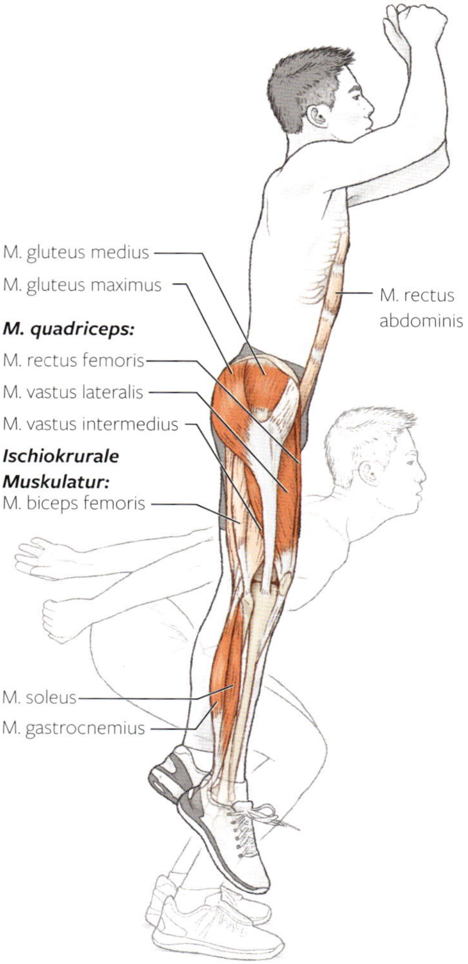

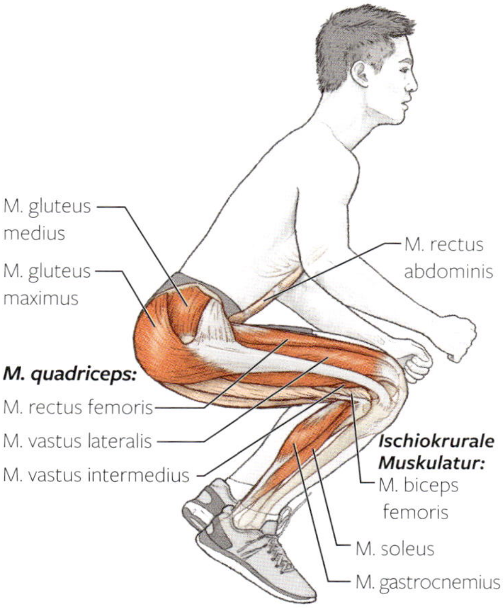

Ausführung

1. Beginnen Sie mit einem kraftvollen Squat Jump, bei dem Sie in die Höhe streben und sich in Hüften, Knien und Sprunggelenken vollständig strecken. Bereiten Sie sich beim Herunterkommen auf einen kurzen Bodenkontakt vor, landen Sie auf den Fußballen.
2. Die Landung geht rasch in einen kraftvollen Absprung über. Beim Strecken nach oben heben Sie die Knie, bis die Oberschenkel parallel zum Boden sind. Beim Herunterkommen bereiten Sie sich auf den nächsten Squat Jump vor, wobei der Fuß flacher auf dem Boden aufgesetzt wird als beim Tuck Jump.
3. Dem Absprung für den Squat Jump geht ein längerer Bodenkontakt voraus als beim Tuck Jump. Streben Sie nach oben und strecken Sie den gesamten Unterkörper, um eine maximale Sprunghöhe zu erreichen.

Beteiligte Muskeln

Primär: M. gluteus maximus, M. gluteus medius, M. quadriceps (M. rectus femoris, M. vastus lateralis, M. vastus intermedius, M. vastus medialis), M. soleus, M. gastrocnemius.

Sekundär: M. rectus abdominis, M. iliopsoas, Ischiokrurale Muskulatur (M. biceps femoris, M. semitendinosus, M. semimembranosus).

Anmerkungen

Die abwechselnden Wiederholungen vom Sprung aus der Hocke und Hocksprung (Squat Jump and Tuck Jump) verlangen eine unterschiedliche Gewichtung der Körpermechanik bei der Landung und im Flug. Beim Squat Jump strecken Sie sich in den Hüften kraftvoll in die Flugphase, während der Tuck Jump am obersten Punkt der Flugphase eine signifikante Hüftbeugung beinhaltet. Bei der Landung gehört zur Vorbereitung auf den Squat Jump eine längere Amortisationsphase. Die Vorbereitung auf den Tuck Jump umfasst eine elastischere, plyometrische Bodenkontaktphase.

SPRUNG AUS DER HOCKE UND STERNSPRUNG

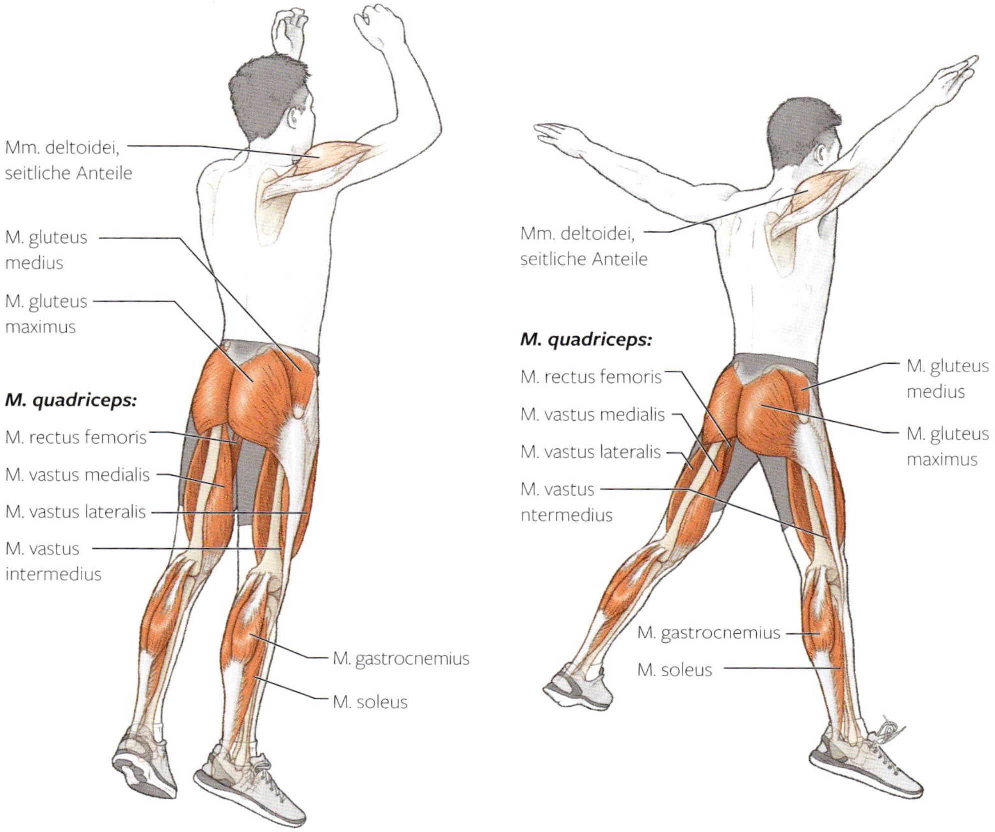

Ausführung

1. Beginnen Sie die Bewegungssequenz mit einem kraftvollen Squat Jump, bei dem Sie sich während der Flugphase des Sprungs zu einer aufrechten Position strecken. Die Landung beim Squat Jump ist ähnlich wie bei repetitiven Squat Jumps, mit ähnlicher Bodenkontaktphase und einer Gegenbewegung vor der nächsten Wiederholung.
2. Der nächste Sprung beginnt mit demselben Nachdruck beim Absprung, die Flugphase beinhaltet nun eine Abduktion der Beine und der Arme, um am höchsten Punkt des Sprungs eine Sternform darzustellen. Während des Zurückkommens zum Boden werden Arme und Beine in Vorbereitung auf den nächsten Sprung wieder zum Körper gebracht.
3. Auf diesen Star Jump folgt wieder ein Squat Jump mit einer konventionelleren Flugphase.

Beteiligte Muskeln

Primär: M. gluteus maximus, M. gluteus medius, M. quadriceps (M. rectus femoris, M. vastus lateralis, M. vastus intermedius, M. vastus medialis), M. soleus, M. gastrocnemius.

Sekundär: Seitliche Anteile der Mm. deltoidei, M. gluteus minimus.

Anmerkungen

Die Kombination von Sprung aus der Hocke und Sternsprung (Squat Jump and Star Jump) sorgt für eine leichte Abwandlung der Körpermechanik in der Flugphase der Sprünge, die zwischen einer konventionellen Flugphase und einem Ansatz wechselt, der die Abduktion von Beinen und Armen in die Sternform beinhaltet. Die Abduktion rekrutiert während der Flugphase des Star Jumps den seitlichen Anteil der Deltamuskeln in der Schulter und von M. gluteus medius und M. gluteus minimus in den Hüften.

HOCKSPRUNG UND SPRUNG MIT FERSENHEBEN AUF DER STELLE

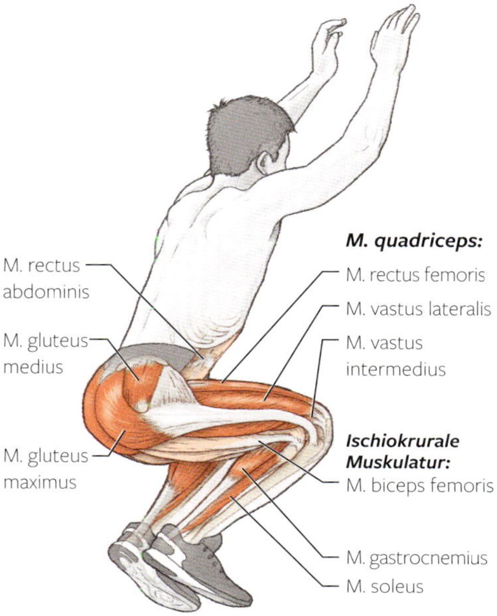

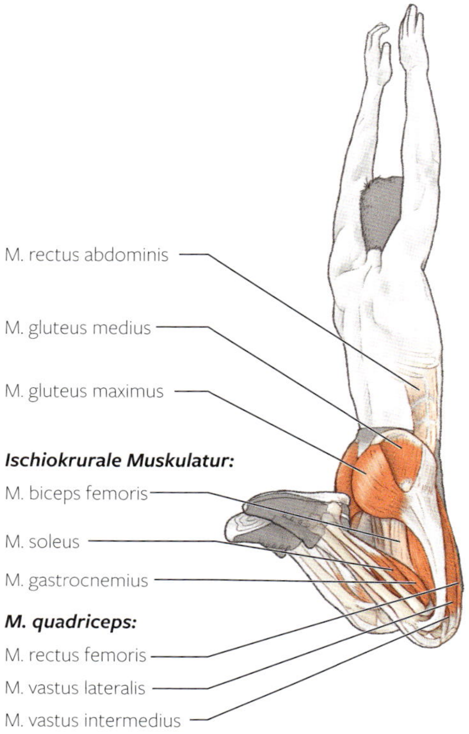

Ausführung

1. Beginnen Sie mit einem kraftvollen Absprung zum Tuck Jump. Heben Sie während der Flugphase die Knie auf Hüfthöhe und kommen Sie anschließend in Vorbereitung auf die Landung Richtung Boden.
2. Landen Sie auf den Fußballen mit einem kurzen elastischen Bodenkontakt, um die Bewegungsrichtung zurück nach oben umzukehren. Bewegen Sie die Fersen mit deutlicher Kniebeugung nach hinten und oben. Die Hüften strecken sich am höchsten Punkt des Sprungs nach vorne.
3. Kommen Sie vom Sprung mit Fersenheben nach unten, indem Sie die Beine wieder unter dem Körper strecken in Vorbereitung der Landung auf den Fußballen. Nutzen Sie einen elastischen Bodenkontakt, um wieder in den Tuck Jump hochzuspringen.

Beteiligte Muskeln

Primär: M. gluteus maximus, M. gluteus medius, M. quadriceps (M. rectus femoris, M. vastus lateralis, M. vastus intermedius, M. vastus medialis), M. soleus, M. gastrocnemius.

Sekundär: M. rectus abdominis, M. iliopsoas, Ischiokrurale Muskulatur (M. biceps femoris, M. semitendinosus, M. semimembranosus), M. sartorius.

Anmerkungen

Die Kombination von Hocksprung und Sprung mit Fersenheben auf der Stelle (In-Place Tuck Jump and Heel-Raise Jump) bietet bei jedem Sprung den Kontrast zwischen den Flugphasen: Zum Tuck Jump gehört eine signifikante Hüftbeugung, zum Sprung mit Fersenheben eine weitgehende Hüftstreckung. Das rasche Verkürzen und Verlängern der wichtigen Hüftbeuger (M. iliopsoas, M. sartorius und M. rectus femoris) während der Flugphasen ahmt die Anforderungen nach, denen diese Muskeln während vieler dynamischer Bewegungen im Sport ausgesetzt sind. Dieser Kombinationssprung ist eine anspruchsvollere Übung wegen der höchst elastischen Art des Sprungs und wegen des extremen Bewegungsumfangs der Beine.

POGO JUMP UND HOCKSPRUNG

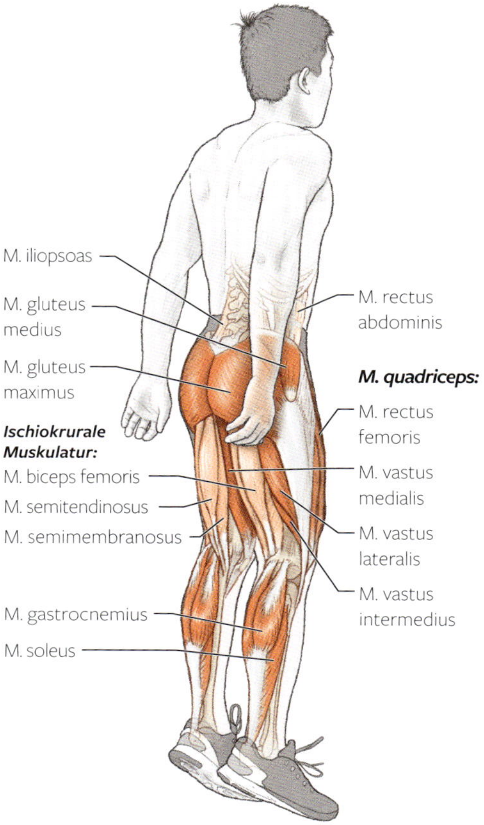

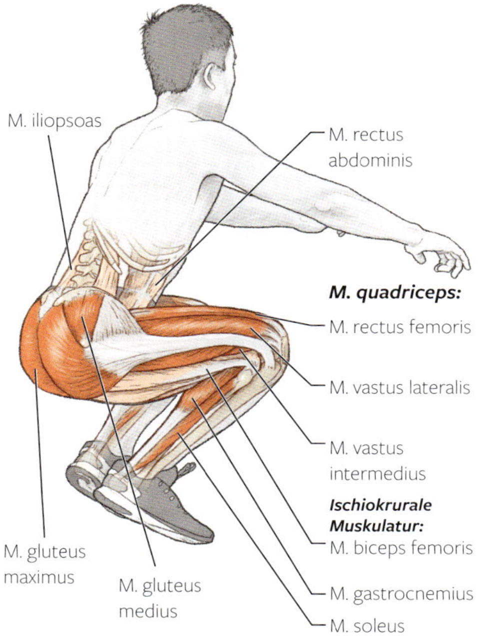

Ausführung

1. Beginnen Sie den Pogo Jump mit einer Gegenbewegung, die nicht sehr tief geht und mit Schwerpunkt auf der Beteiligung der Unterschenkel und Füße. Nach jedem Sprung landen Sie auf den Fußballen und nutzen eine elastische Reaktion für die Triebkraft nach oben.
2. Nach dem Pogo Jump führen Sie einen explosiven Tuck Jump aus, bei dem Sie die Knie bis auf Hüfthöhe heben. Der Tuck Jump bezieht den ganzen Körper stärker in die Bewegung ein und ist von höherer Intensität.
3. Beim Herunterkommen aus dem Tuck Jump senken Sie die Beine in eine gestreckte Position, um auf diese Weise gleich den nächsten aktiven Pogo Jump vorzubereiten. Behalten Sie während einer Sprungreihe einen gleich bleibenden Rhythmus mit kurzen Bodenkontakten bei.

Beteiligte Muskeln

Primär: M. gluteus maximus, M. gluteus medius, M. quadriceps (M. rectus femoris, M. vastus lateralis, M. vastus intermedius, M. vastus medialis), M. soleus, M. gastrocnemius.

Sekundär: M. rectus abdominis, M. iliopsoas, Ischiokrurale Muskulatur (M. biceps femoris, M. semitendinosus, M. semimembranosus).

Anmerkungen

Die Kombination von Pogo Jump und Hocksprung (Tuck Jump) führt jüngere Athleten erfolgreich in die komplexeren Sprungaktivitäten ein. Aufeinanderfolgende Tuck Jumps können für jüngere Athleten sehr anspruchsvoll sein. Das Abwechseln von Pogo Jumps und Tuck Jumps bietet zwischen den intensiveren Wiederholungen der Tuck Jumps eine Pause, es wird aber dennoch eine kontinuierliche Reihe elastischer Bodenkontakte während der Übungsreihe beibehalten. In vielerlei Hinsicht kann diese Sprungkombination einen niedrigen Hürdensprung vor einem hohen Hürdensprung nachahmen.

AUFEINANDERFOLGENDE WEITSPRÜNGE

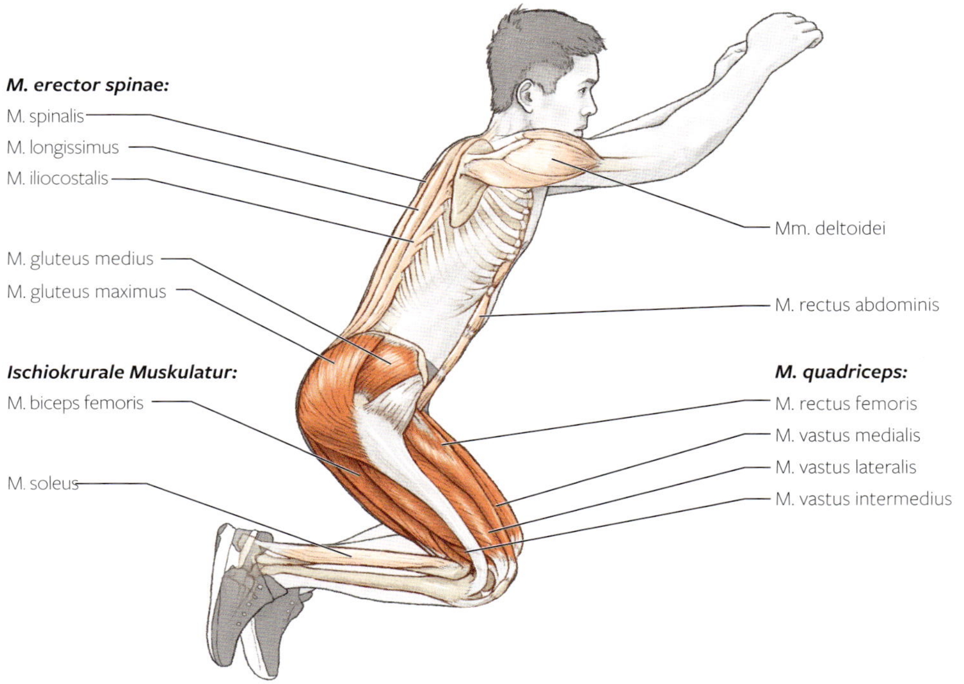

Ausführung

1. Stehen Sie mit hüftbreit geöffneten Füßen und leicht gebeugten Knien. Bevor Sie den ersten Weitsprung beginnen, erzeugen Sie durch eine leichte Gegenbewegung eine stärkere Kraftproduktion in den Beinen und eine starke Hüftstreckung. Mit dem Absprung schwingen Sie beide Arme kräftig, um den Körper kraftvoll nach vorne und oben zu bringen.
2. Während die horizontale Distanz beim Weitsprung hervorzuheben ist, ist es auch sehr wichtig, bei jedem Sprung eine Absprungbahn im Winkel von mindestens 30 Grad zu erreichen.
3. Jede beidbeinige Landung erfolgt nur leicht vor Ihrem Massezentrum, wobei der Schwung erhalten bleibt und in vertikale und horizontale Kraft umgewandelt wird.

Die Füße landen relativ flach, die Kräfte bei der Landung werden vom M. quadriceps, den Gesäßmuskeln und dem unteren Rücken abgefangen.

4. Die aufeinanderfolgenden Landungen und Absprünge beinhalten eine leichte Kniebeugung, die ausreicht, um die Kräfte bei der Landung sicher abzufangen und den Schub für den nächsten Sprung zu erzeugen, die jedoch nicht so stark ist, dass es zu einem Verlust an horizontaler Geschwindigkeit und Weite käme.

Beteiligte Muskeln

Primär: M. gluteus maximus, M. gluteus medius, M. quadriceps (M. rectus femoris, M. vastus lateralis, M. vastus intermedius, M. vastus medialis), Ischiokrurale Muskulatur (M. biceps femoris, M. semitendinosus, M. semimembranosus).
Sekundär: M. erector spinae (M. spinalis, M. longissimus, M. iliocostalis), Mm. deltoidei, M. rectus abdominis, M. iliopsoas, M. soleus.

Anmerkungen

Eine Reihe aufeinanderfolgender Weitsprünge (Consecutive Broad Jumps) ist eine anstrengende Übung, die sowohl eine signifikante konzentrische als auch exzentrische Muskelarbeit verlangt. Beabsichtigt ist das Erreichen einer möglichst großen horizontalen Distanz bei jeder Wiederholung, ohne im Lauf der gesamten Sprungreihe an Schwung zu verlieren. Die Tendenz, die Füße vor dem Körper zu strecken, um bei einem einzelnen Weitsprung möglichst weit zu kommen, ist bei aufeinanderfolgenden Weitsprüngen keine so wirksame Strategie, weil es zur Entstehung bedeutender Bremskräfte käme. Ziel ist es, die Bodenkontaktzeit möglichst kurz zu halten und den nächsten Weitsprung möglichst rasch zu beginnen. Eine höhere horizontale Geschwindigkeit bei diesen Sprüngen führt normalerweise zu größeren Sprungweiten. Da aufeinanderfolgende Weitsprünge für die Beine und den Rücken äußerst belastend sein können, sollten Sie relativ wenige Wiederholungen ausführen (höchstens 6 Sprünge in einer Übungsreihe). In den meisten Fällen ergibt sich daraus eine Gesamtdistanz von höchstens 15 Metern.

VARIATION

Weitsprung mit Abweichung zur Seite (Broad Jump With Lateral Deviation)

Auch wenn Weitsprünge die größtmögliche horizontale Distanz erreichen sollen, können Sie eine leichte Abweichung zur Seite einbauen. Sie sollten weiterhin der linearen Distanz Priorität einräumen und bei jeder Wiederholung nur eine kurze Strecke zur Seite einplanen. Ein gutes Beispiel für diese Variation: Führen Sie Weitsprünge an der Seitenlinie eines Spielfelds aus und überspringen Sie bei jeder Wiederholung die Seitenlinie vor und zurück.

SPLIT JUMPS IN DIE WEITE

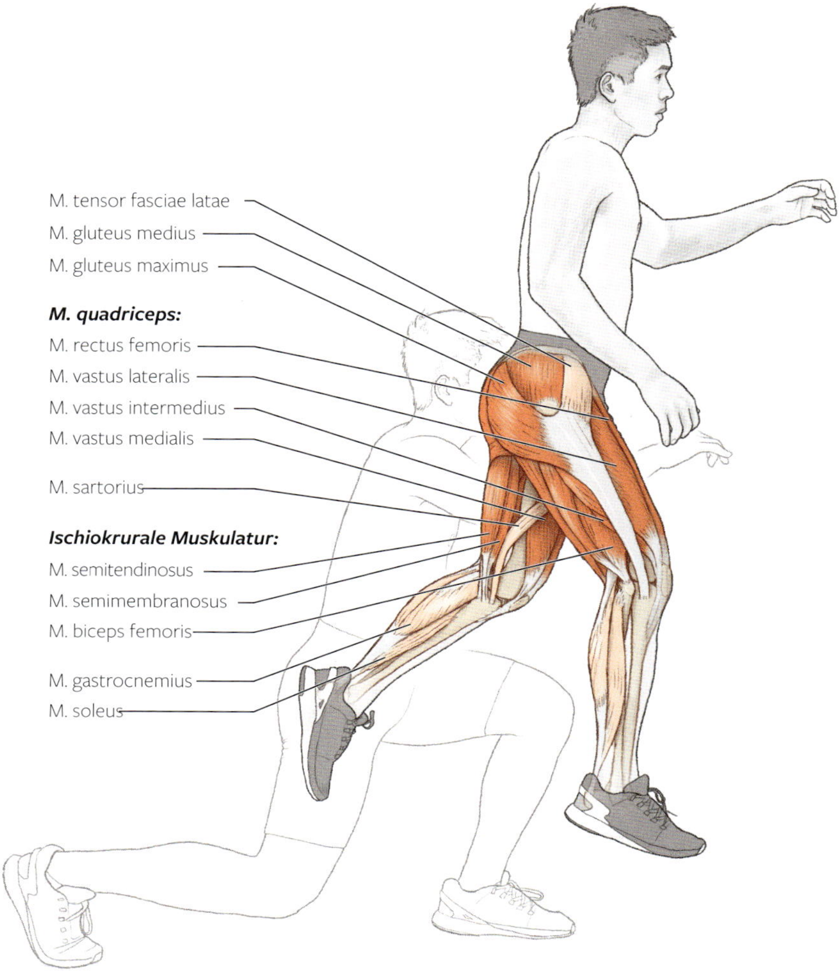

Ausführung

1. Beginnen Sie aus einem Ausfallschritt einen Split Jump mit Betonung auf der vertikalen und der horizontalen Distanz. Während der Flugphase wechseln Sie die Beinpositionen zur Vorbereitung der Landung, wobei der vordere Fuß relativ flach und der hintere Fuß auf den Zehen aufkommt.
2. Führen Sie wie beim Split Jump auf der Stelle einen Armschwung mit einem oder beiden Armen durch, wobei sich die Arme zur Verbesserung der Stabilität in Gegenrichtung zu den Beinen bewegen.
3. Halten Sie die Bodenkontakte kurz und leicht und den Abstand zwischen vorderem und hinterem Fuß im Ausfallschritt kurz.
4. Kommen Sie bei jedem Sprung vorwärts, achten Sie dabei besonders auf kurze, aber stabile Bodenkontakte.

Beteiligte Muskeln

Primär: M. gluteus maximus, M. gluteus medius, M. quadriceps (M. rectus femoris, M. vastus lateralis, M. vastus intermedius, M. vastus medialis), Ischiokrurale Muskulatur (M. biceps femoris, M. semitendinosus, M. semimembranosus).

Sekundär: M. iliopsoas, M. sartorius, M. tensor fasciae latae, M. soleus, M. gastrocnemius.

Anmerkungen

Führen Sie Split Jumps mit Ausfallschritt über eine vorgegebene Distanz aus, legen Sie bei jeder Wiederholung besonderes Augenmerk sowohl auf die Sprunghöhe als auch auf die horizontale Strecke, die Sie zurücklegen. Sie können relativ langsam vorankommen, es werden viele Wiederholungen über eine relativ kurze Distanz durchgeführt. Split Jumps in die Weite können als Ergänzung für Übungen dienen, bei denen mit einem Bein höhere Geschwindigkeiten erreicht werden, wie bei Kraft- und Geschwindigkeitssprüngen.

VARIATION

Umgekehrte Split Jumps (Reverse Split Jumps)

Sie können Split Jumps in die Weite auch nach hinten ausführen, um in einer anderen Übungssequenz mit denselben Muskelgruppen zu arbeiten. Diese Variation fordert die Muskeln anders, erfordert jedoch auch größere Fertigkeiten.

WEITSPRUNG UND SPRUNG AUS DER HOCKE ALS SEQUENZ AUS DEM STAND

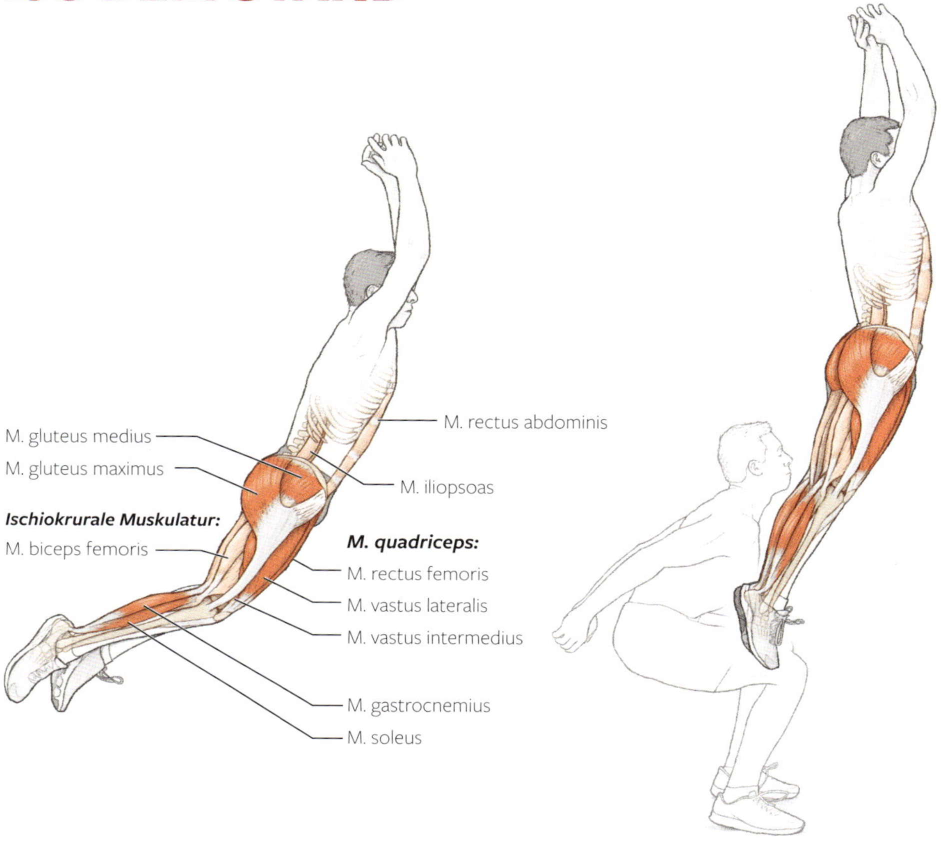

Ausführung

1. Beginnen Sie die Übungssequenz mit einem Weitsprung maximaler Distanz, wobei Sie eine kraftvolle Streckung von Hüften, Knien und Sprunggelenken mit einem kräftigen Armschwung verbinden. Bereiten Sie sich auf eine Landung auf dem ganzen Fuß vor, wobei die Kräfte bei der Landung vom gesamten Unterkörper abgefangen werden.
2. Sobald die Landung vollständig erfolgt ist, bringen Sie den Körper sofort kraftvoll wieder nach oben und erreichen bei einem Squat Jump eine maximale Sprunghöhe. Landen Sie aus dem Sprung zuerst auf den Fußballen und dann rasch weiter auf den Fersen.
3. Führen Sie eine explosive Vorwärtsbewegung in einen weiteren Weitsprung aus, verbinden Sie dabei eine horizontale mit einer vertikalen Kraftproduktion. Vollenden Sie die Sprünge abwechselnd mit einer weichen oder kraftvollen Landung.

Beteiligte Muskeln

Primär: M. gluteus maximus, M. gluteus medius, M. quadriceps (M. rectus femoris, M. vastus lateralis, M. vastus intermedius, M. vastus medialis), M. soleus, M. gastrocnemius.

Sekundär: M. rectus abdominis, M. iliopsoas, Ischiokrurale Muskulatur (M. biceps femoris, M. semitendinosus, M. semimembranosus).

Anmerkungen

Eine Kombination von Weitsprüngen und Squat Jumps fordert Sie dazu heraus, bei einer Wiederholung eine maximale horizontale Distanz zu erreichen, unmittelbar gefolgt von einer maximalen vertikalen Distanz bei der nächsten Wiederholung. Die Umwandlung von horizontaler Geschwindigkeit und Schwung in eine vertikale Kraftproduktion und in Höhe ist in vielen Sportarten üblich wie beispielsweise im Basketball, Volleyball und in der Leichtathletik. Das erfolgreiche Erlernen dieser Bewegungskombinationen lässt sich auf viele Sportsituationen übertragen.

HOCKSPRUNG NACH VORNE UND SPRUNG MIT FERSENHEBEN

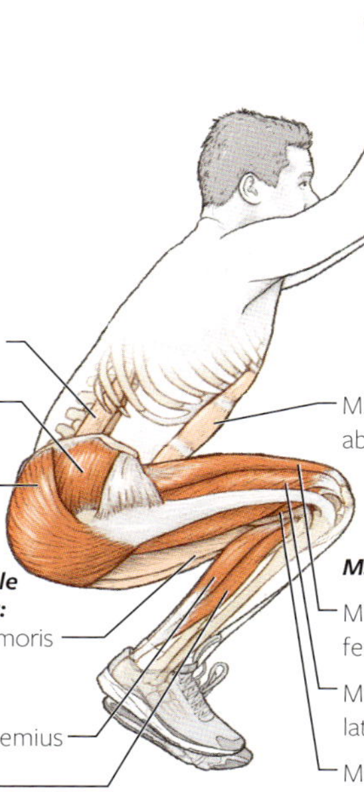

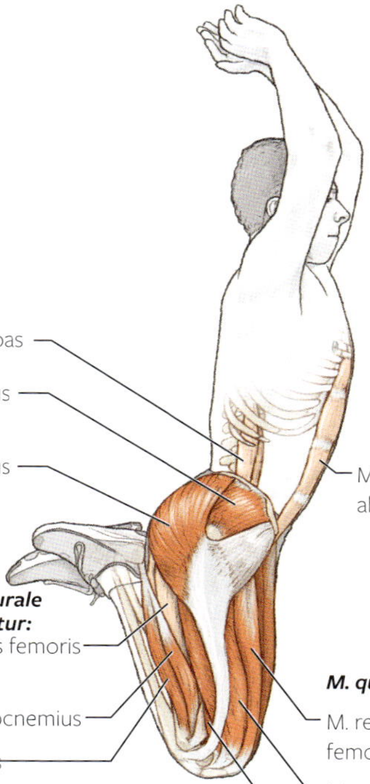

Ausführung

1. Beginnen Sie die Sprungsequenz mit einem Absprung zum Tuck Jump mit horizontaler Fortbewegung. Bringen Sie die Knie während der Flugphase auf Hüfthöhe, kommen Sie anschließend in Vorbereitung auf die Landung Richtung Boden.
2. Landen Sie auf den Fußballen und halten Sie die Bodenkontaktzeit möglichst kurz. Springen Sie rasch erneut hoch und heben Sie die Fersen zum Gesäß. Durch das Schieben der Hüften nach vorne an der höchsten Stelle des Sprungs, ähnlich wie beim Weitspringer in der Flugphase, wird das Erreichen einer größeren horizontalen Strecke bei jedem Sprung erleichtert.
3. Beim Herunterkommen vom Sprung mit Fersenheben bereiten Sie sich auf einen weiteren Tuck Jump in die Weite vor. Bei jedem Sprung kommen Sie schrittweise über eine vorgeschriebene Distanz voran. Meist beträgt diese Distanz 10-20 m.

Beteiligte Muskeln

Primär: M. gluteus maximus, M. gluteus medius, M. quadriceps (M. rectus femoris, M. vastus lateralis, M. vastus intermedius, M. vastus medialis), M. soleus, M. gastrocnemius.

Sekundär: M. rectus abdominis, M. iliopsoas, Ischiokrurale Muskulatur (M. biceps femoris, M. semitendinosus, M. semimembranosus).

Anmerkungen

Die Durchführung aufeinanderfolgender Tuck Jumps und Sprünge mit Fersenheben fordert Sie dazu heraus, verschiedene Hüftaktionen während der Flugphasen zu kombinieren und zugleich bei jedem Sprung eine horizontale Distanz zu überwinden. Für eine erfolgreiche Ausführung dieser Sprungkombinationen werden bedeutende Fertigkeiten verlangt. Leichtathleten, Volleyballer und Turner profitieren vom dynamischen Charakter dieser Sprungkombinationen.

SEQUENZ AUS STANDWEITSPRUNG UND SEITLICHEM SPRUNG AUS DER HOCKE

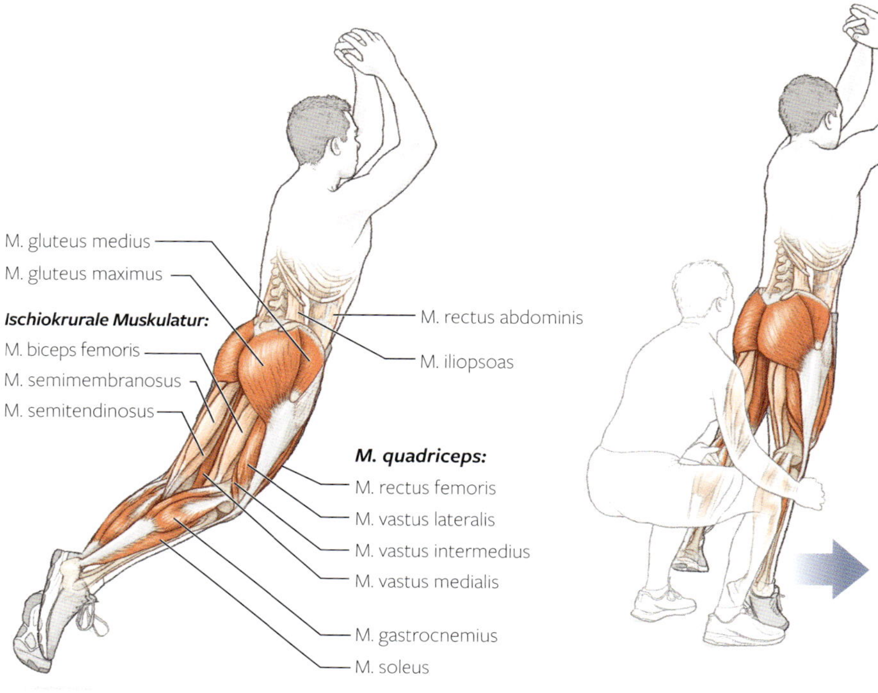

Ausführung

1. Lassen Sie auf einen maximalen Weitsprung nach vorne einen Sprung aus der Hocke (Squat Jump) zur rechten Seite folgen. Bei der Landung nach jedem Sprung kann die Kniebeugung leicht bis tief sein, je nach Ihrem Kraftlevel. Eine niedrige Hüftstellung erlaubt einen stärkeren und stabileren Richtungswechsel.
2. Nach der Landung nach dem seitlichen Sprung beginnen Sie einen weiteren Weitsprung nach vorne über eine maximale Distanz. Auf diesen Weitsprung folgt ein kraftvoller Sprung zur linken Seite. Setzen Sie diese abwechselnde Sequenz für maximal insgesamt 10 Sprünge fort, wobei Sie vielleicht auch nur weniger Sprünge schaffen.
3. Behalten Sie alle Sprünge gut unter Kontrolle, jeder Bewegungsabschnitt soll klar definiert bleiben. Wenn Sie anfangen, die Kontrolle zu verlieren, können sich schlechte Angewohnheiten einschleichen und die Sicherheit gefährden.

Beteiligte Muskeln

Primär: M. gluteus maximus, M. gluteus medius, M. quadriceps (M. rectus femoris, M. vastus lateralis, M. vastus intermedius, M. vastus medialis), M. soleus, M. gastrocnemius.

Sekundär: M. rectus abdominis, M. iliopsoas, Ischiokrurale Muskulatur (M. biceps femoris, M. semitendinosus, M. semimembranosus).

Anmerkungen

Maximale Weitsprünge in Kombination mit Squat Jumps zur Seite bieten eine außergewöhnliche Vorbereitung für Athleten, die Kraft und Geschicklichkeit in verschiedene Richtungen brauchen. Die Umwandlung von linearer Geschwindigkeit und Kraft in eine effiziente Bewegung zur Seite ist in vielen Sportarten der Schlüssel zum Erfolg wie im Fußball, Rugby, American Football und Basketball. Verschiedene Kombinationen von linearen und seitlichen Sprüngen fordern Sie und bauen Kraft in verschiedene Richtungen auf. Sprünge zu beiden Seiten liefern eine solide Grundlage für diese Bewegungen und können durch Sprünge auf einem Bein und mit Beinwechsel ergänzt werden, sobald Sie über genügend Kraft und Geschicklichkeit verfügen.

HOHER HÜRDENSPRUNG

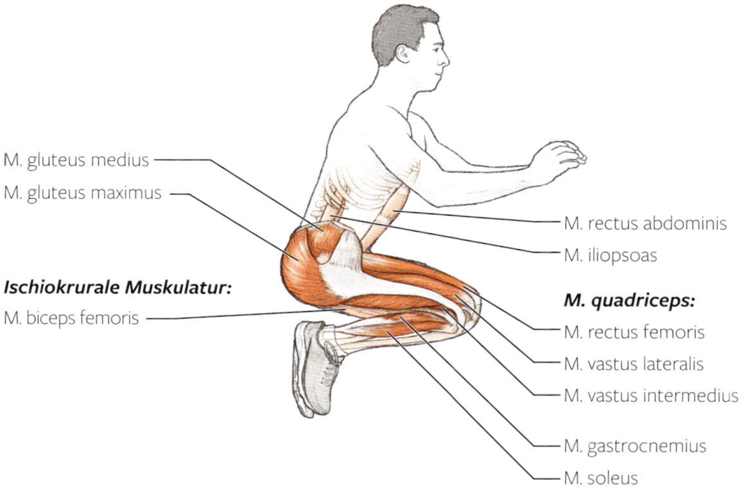

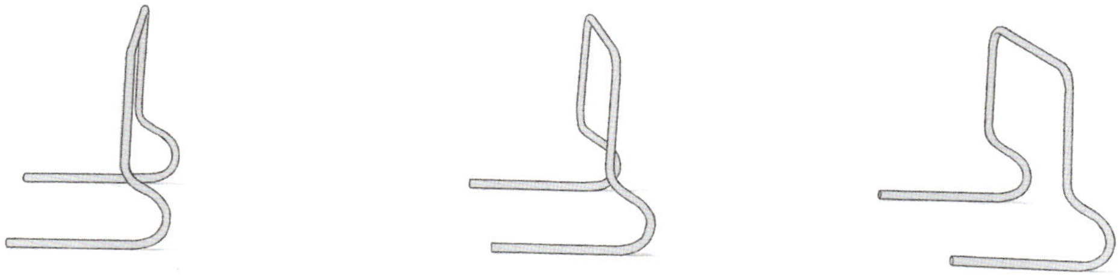

Ausführung

1. Hohe Hürdensprünge verlangen beim Absprung, in der Flugphase und bei der Landung eine stärkere Anstrengung als niedrige Hürdensprünge. Der Absprung muss mit maximaler Kaft erfolgen. Strecken Sie sich kraftvoll in den Hüften, um die erforderliche Flughöhe über die Hürde zu erreichen. Unterstützen Sie diese Anstrengung durch einen kraftvollen Schwung der Arme nach oben.
2. Heben Sie beim Überfliegen der Hürde die Knie, ähnlich wie beim Tuck Jump, um sicherzustellen, dass Sie das Hindernis sicher überwinden.
3. Bereiten Sie sich auf die Landung durch eine Dorsalflexion der Füße vor, um eine feste und elastische Landung auf den Fußballen sicherzustellen. Eine rasche und kraftvolle elastische Landung sorgt für eine maximale Höhe bei den folgenden Sprüngen.

Beteiligte Muskeln

Primär: M. gluteus maximus, M. gluteus medius, M. quadriceps (M. rectus femoris, M. vastus lateralis, M. vastus intermedius, M. vastus medialis), M. soleus, M. gastrocnemius.

Sekundär: M. rectus abdominis, M. iliopsoas, Ischiokrurale Muskulatur (M. biceps femoris, M. semitendinosus, M. semimembranosus).

Anmerkungen

Hohe Hürdensprünge (High-Hurdle Jumps) sind deutlich anspruchsvoller als die meisten anderen beidbeinigen Sprungübungen, weil wiederholte maximale Leistungen über ein festes Hindernis erbracht werden müssen. Die Hürden müssen hoch genug sein, um Sprünge maximaler Höhe auszulösen, aber nicht so hoch, dass das Risiko eines Sturzes oder einer Verletzung bestünde. Die Kombination wiederholter Sprünge maximaler Höhe bei kurzen Bodenkontakten ist eine komplexe Aufgabe, die hohe Konzentration und eine koordinierte Muskelrekrutierung verlangt. Daher sind 6 bis 10 Hürden in einer Reihe eine angemessene Herausforderung pro Übungsreihe, ohne das Risiko einer Ermüdung. Hohe Hürden stellen auch eine psychologische Barriere dar und können auf Anfänger einschüchternd wirken. Die Ausführung einer Reihe von Sprüngen über Hürden angemessener Höhe kann Vertrauen aufbauen und ein Erfolgsgefühl vermitteln. Zählen Sie die Bodenkontakte bei jeder Wiederholung und Übungsreihe, um das optimale Trainingsvolumen während einer Trainingsrunde zu bestimmen.

VARIATION

Hoher Hürdensprung mit Körperdrehung und Pause bei der Landung (High-Hurdle Jump With Rotation and Pause Landing)

Hohe Hürdensprünge können mit einer Pause bei der Landung ausgeführt werden, damit Sie sich auf eine effiziente und stabile Körpermechanik bei der Landung konzentrieren können. Zusätzliche Sprünge mit Körperdrehung über jede Hürde stellen in der Flugphase und bis zur Landung eine höhere Herausforderung dar. Führen Sie Sprünge mit Körperdrehungen um 90 Grad in jede Richtung aus. Beginnen Sie mit dem Gesicht zur Hürde und führen Sie eine Gegenbewegung aus, um eine kraftvolle Reaktion in den Beinen hervorzurufen. Beginnen Sie die Drehung mit den Armen, Schultern und dem Kopf, um eine Drehbewegung über die Hürde zu erzeugen. Landen Sie seitlich auf der anderen Seite der Hürde. Der zweite Sprung beginnt aus dieser seitlichen Position und vor der nächsten Wiederholung stehen Sie wieder mit dem Gesicht nach vorne. Bei diesen Sprüngen pausieren Sie zwischen den Wiederholungen oder führen aufeinanderfolgende elastische Sprünge aus, je nach Ihren Fähigkeiten und Ihrer Geschicklichkeit.

SEITLICHER HÜRDENSPRUNG

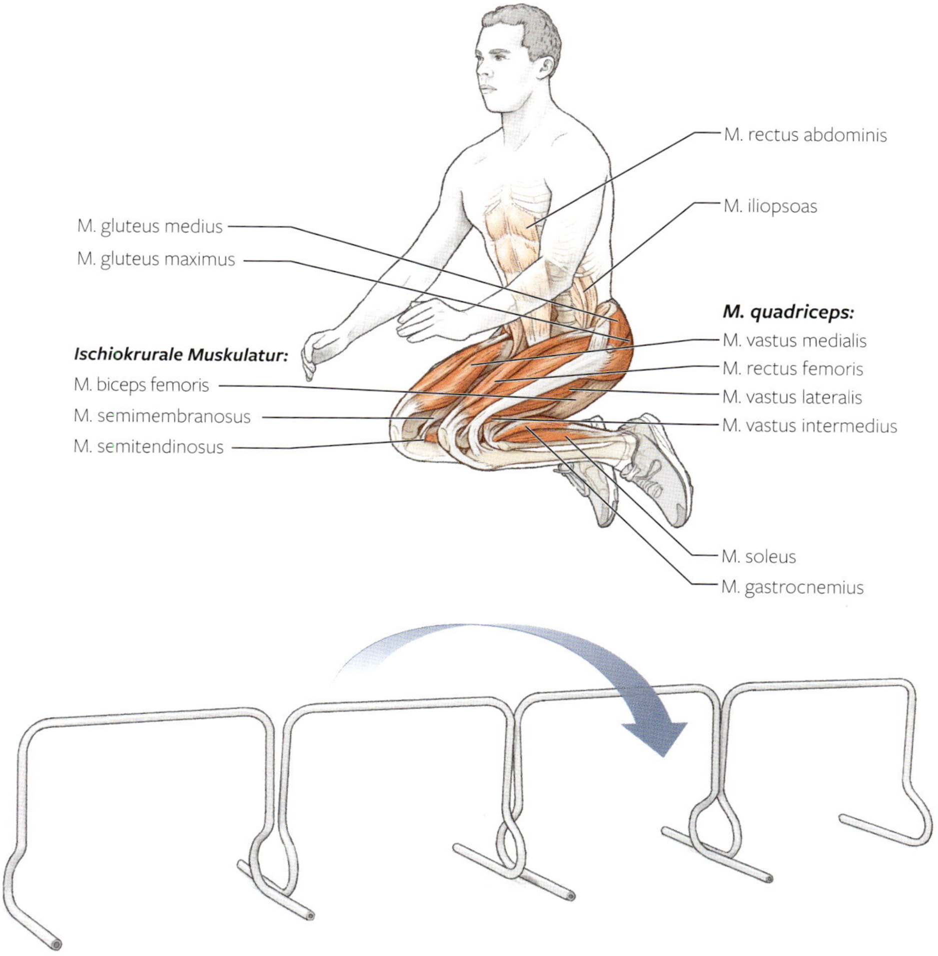

Ausführung

1. Stellen Sie eine Reihe Hürden nebeneinander in einer Reihe so auf, dass die Enden zusammentreffen. Beginnen Sie damit, seitlich und leicht vorwärts über den ersten Abschnitt der Hürden zu springen.
2. Die seitlichen Sprünge erfolgen in einem Zickzackmuster vor und zurück über die Hürden. Je nach Höhe der Hürden kann am höchsten Punkt jedes Sprungs eine signifikante Hüftbeugung und Kniehebung erforderlich sein.
3. Die Bodenkontakte bei jeder Landung erfolgen schnell und kurz, dabei wird die elastische Reaktion in den Füßen und Unterschenkeln genutzt. Die Arme helfen bei der Ausführung jedes Sprungs, indem Sie rhythmisch nach vorne und oben schwingen.

Beteiligte Muskeln

Primär: M. gluteus maximus, M. gluteus medius, M. quadriceps (M. rectus femoris, M. vastus lateralis, M. vastus intermedius, M. vastus medialis), M. soleus, M. gastrocnemius.

Sekundär: M. rectus abdominis, M. iliopsoas, Ischiokrurale Muskulatur (M. biceps femoris, M. semitendinosus, M. semimembranosus).

Anmerkungen

Sie können seitliche Hürdensprünge (Lateral Hurdle Jumps) über niedrige oder hohe Hürden ausführen, je nach der Zielsetzung der Übung und Ihren Fähigkeiten. Bei niedrigeren Hürden können Sie sich auf eine aufrechte Haltung und kurze Bodenkontakte konzentrieren. Höhere Hürden verlangen eine größere Aufmerksamkeit für die Hüftbeugung und Sprunghöhe, während sie auch elastische Bodenkontakte sicherstellen. Bei der Einführung seitlicher Hürdensprünge ist es oft das Beste, die gewünschte Anzahl Sprünge pro Übungsreihe festzulegen.

VARIATION

Seitlicher Hürdensprung mit Medizinball über dem Kopf (Lateral Hurdle Jump With Medicine Ball Overhead)

Unter Nutzung einer Reihe niedriger Hürden, die in einer Reihe aufgestellt sind, führen Sie seitliche Sprünge hin und her über die Hürden aus und halten dabei einen Medizinball direkt über dem Kopf. Diese Anordnung stärkt die aufrechte Haltung während der Sprungbewegung und fordert auch den Unterkörper stärker, da die Arme nichts zur Sprungbewegung beitragen.

SEQUENZ NIEDRIGER UND HOHER HÜRDENSPRÜNGE

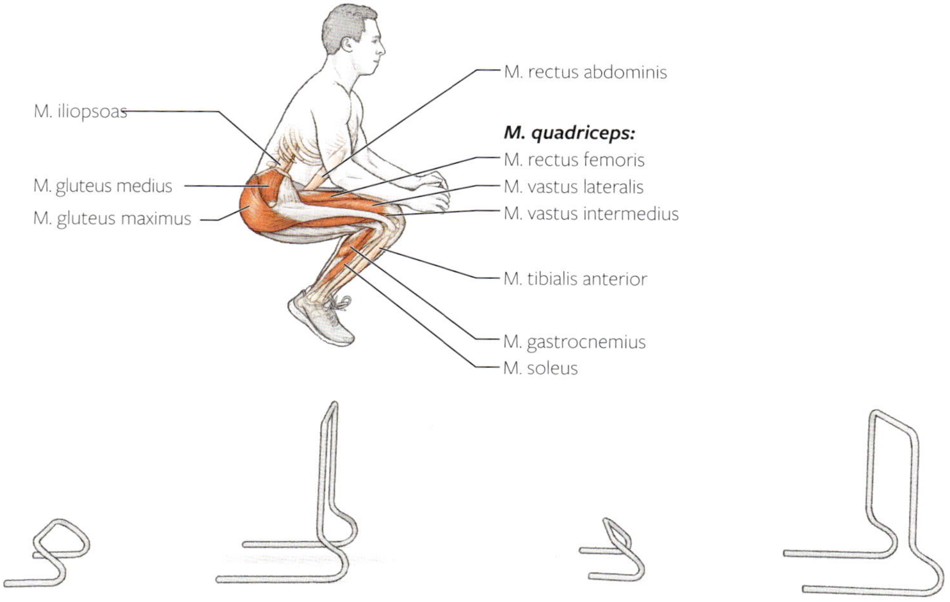

Ausführung

1. Starten Sie vor einer niedrigen Hürde, die Füße sind schulterbreit geöffnet. Beginnen Sie einen beidbeinigen Sprung über die erste Hürde mit leichter Armbeteiligung.
2. Während der Flugphase des ersten Hürdensprungs bereiten Sie sich auf eine energische Landung für den zweiten Sprung über eine höhere Hürde vor.
3. Landen Sie auf den Fußballen mit einem kurzen Bodenkontakt in Vorbereitung auf den kraftvollen Absprung über die hohe Hürde.
4. Bereiten Sie sich auf eine weiche, aber kurze Landung in Vorbereitung auf einen leichteren dritten Sprung über eine niedrigere Hürde vor.
5. Setzen Sie diese Sprungsequenz über Hürden abwechselnder Höhe mit 6–12 Hürdensprüngen fort.

Beteiligte Muskeln

Primär: M. gluteus maximus, M. gluteus medius, M. quadriceps (M. rectus femoris, M. vastus lateralis, M. vastus intermedius, M. vastus medialis), M. soleus, M. gastrocnemius.

Sekundär: M. rectus abdominis, M. iliopsoas, M. tibialis anterior.

Anmerkungen

Hürden verschiedener Höhe animieren zu unterschiedlicher Intensität beim Springen. Am üblichsten ist es, niedrige Hürden zwischendurch mit hohen Hürden zu mischen. Bei dieser Anordnung können Sie sich auf die Körpermechanik beim Springen und Bodenkontakte hoher Qualität konzentrieren, anstatt submaximale Springleistungen zu bringen, wobei in Abständen eine maximale Anstrengung erforderlich ist. Das ist durchaus ähnlich wie beim Ablauf eines Sportevents, bei dem submaximale Anstrengungen von explosiven Ausbrüchen und maximaler Kraftanstrengung durchsetzt sind. Für einige Athleten können aufeinanderfolgende maximale Sprünge über hohe Hürden belastend und zu anstrengend sein. Zwischen niedrigen Hürden ein paar hohe Hürden einzufügen, kann hingegen genügend Stimulation für positive Anpassungen bieten, ohne dass Sie sich selbst überfordern.

HÜRDENSPRUNGSEQUENZ VORWÄRTS UND ZUR SEITE

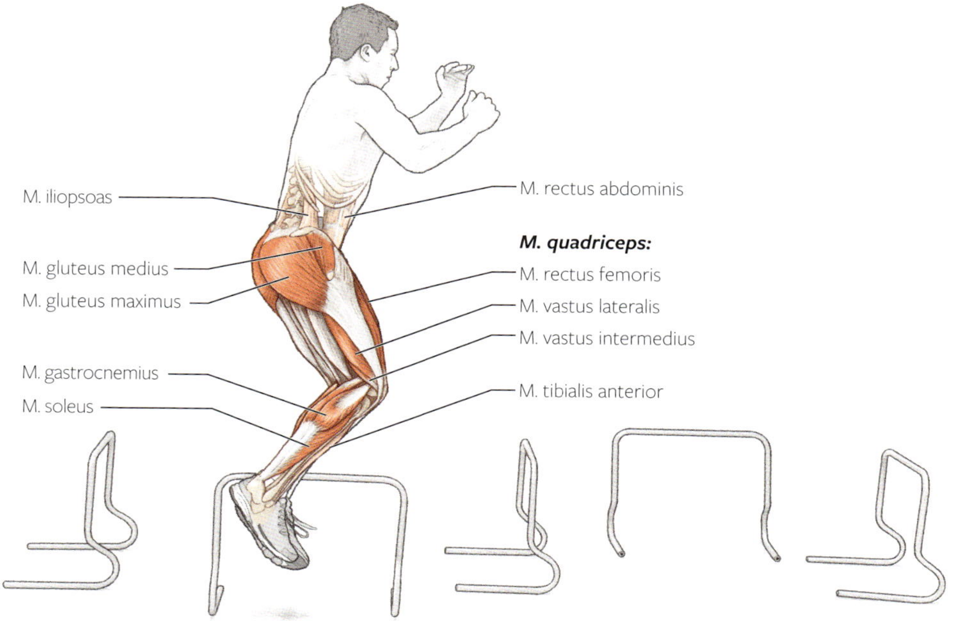

Ausführung

1. Starten Sie vor einer mäßig hohen Hürde, die Füße stehen schulterbreit geöffnet. Beginnen Sie einen beidbeinigen Sprung über die erste Hürde mit einem kräftigen Armschwung.
2. Während der Flugphase des ersten Hürdensprungs bereiten Sie sich auf eine energische Landung für den zweiten Sprung seitlich über eine Hürde vor.
3. Landen Sie auf den Fußballen mit einem kurzen Bodenkontakt in Vorbereitung auf den kraftvollen Absprung seitlich über die nächste Hürde.
4. Bereiten Sie sich auf einen weiteren Vorwärtssprung über das dritte Hindernis vor, den Rumpf und die Schultern halten Sie dabei im rechten Winkel zu der Hürde.
5. Setzen Sie diese Sequenz von Vorwärtssprüngen und seitlichen Sprüngen mit 6–12 Hürdensprüngen fort.

Beteiligte Muskeln

Primär: M. gluteus maximus, M. gluteus medius, M. quadriceps (M. rectus femoris, M. vastus lateralis, M. vastus intermedius, M. vastus medialis), M. soleus, M. gastrocnemius.

Sekundär: M. rectus abdominis, M. iliopsoas, M. tibialis anterior.

Anmerkungen

Die Kombination von Hürdensprüngen vorwärts und zur Seite führt die Bewegungstypen und Kraftformen ein, die in zahlreichen Sportdisziplinen vorkommen. Die Erzeugung starker vertikaler Kraft in Kombination mit präzisen Bewegungen zur Seite ist für außergewöhnliche Leistungen in Teamsportarten und im Kampfsport entscheidend. Das abwechselnde Ausführen von Hürdensprüngen nach vorne und zur Seite fordert Sie nicht nur dazu heraus, explosiv zu sein, sondern auch die Körperkontrolle und -koordination beizubehalten, wenn Sie sich rasch von einer Hürde zu der nächsten bewegen.

TIEF-HOCH-SPRUNG FÜR DIE EXZENTRISCHE KRAFT

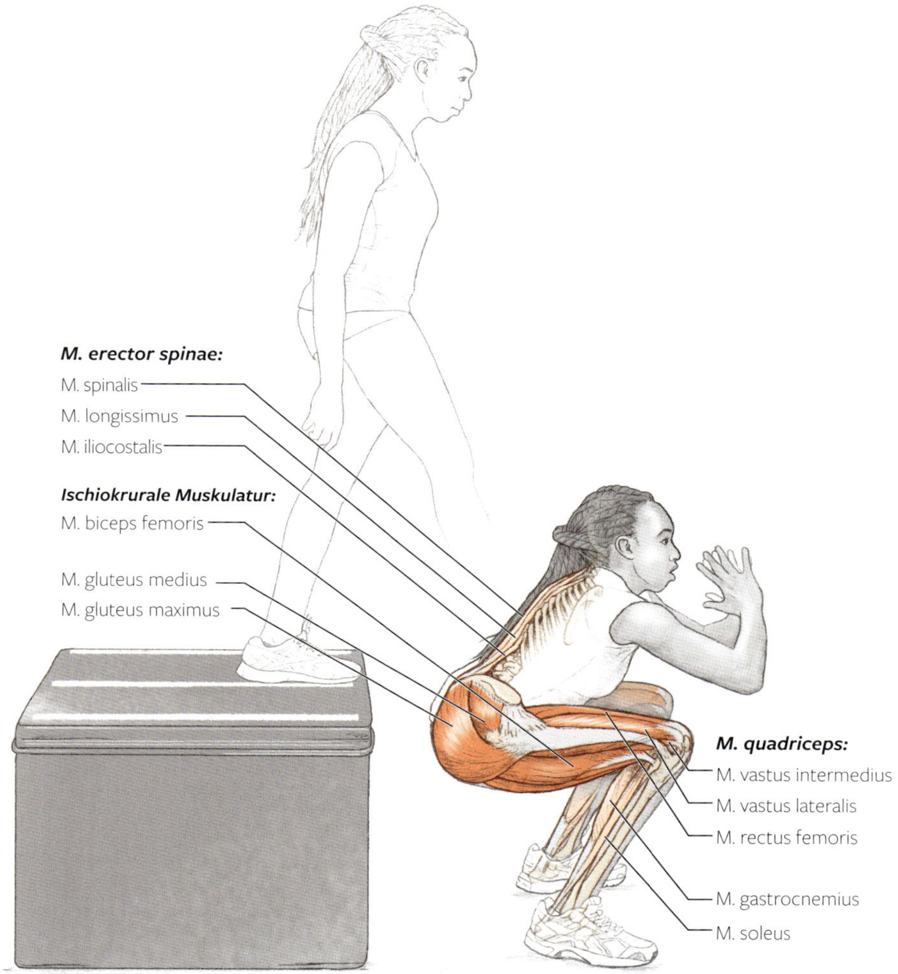

Ausführung

1. Starten Sie oben auf einer Box mäßiger bis hoher Höhe. Beginnen Sie die Bewegung, indem Sie von der Box vortreten und beiden Füßen erlauben, gleichmäßig auf den Boden aufzukommen.
2. Während Sie von der Box kommen, bereiten Sie die Beine mit leichter Beugung von Knien, Hüften und Sprunggelenken auf den Bodenkontakt vor.
3. Bei der Landung bekommen zuerst die Fußballen Bodenkontakt und nehmen vorläufig die Kräfte auf, während sich anschließend der Großteil des Gewichts gleichmäßig auf die Fersen überträgt. Sobald die Fersen Bodenkontakt haben,

übernehmen der M. quadriceps, die Gesäßmuskeln und die ischiokrurale Muskulatur schrittweise den Großteil der Landekräfte. Der Rumpf kommt nach vorne, während die Muskeln des M. erector spinae auch das Gewicht der oberen Körperhälfte bei der Landung abbremsen.

4. Der Grad der Kniebeugung und des Bewegungsumfangs in der Absorptionsphase hängt von der Höhe der Box, Ihrer Kraft und den spezifischen Trainingszielen dieser Übungsrunde ab.

Beteiligte Muskeln

Primär: M. gluteus maximus, M. gluteus medius, M. quadriceps (M. rectus femoris, M. vastus lateralis, M. vastus intermedius, M. vastus medialis), Ischiokrurale Muskulatur (M. biceps femoris, M. semitendinosus, M. semimembranosus).
Sekundär: M. erector spinae (M. spinalis, M. longissimus, M. iliocostalis), M. soleus, M. gastrocnemius.

Anmerkungen

Tief-Hoch-Sprünge (Drop Jumps)sind für das spezifische Training der exzentrischen Kraft eine wirksame Technik. Die Beschleunigung auf Grund der Schwerkraft kann Ihren Körper ohne äußere Gewichte stark belasten. Verwenden Sie eine niedrigere Box, um die Beine und das neuromuskuläre System aufzuwärmen. Steigern Sie sich allmählich und verwenden Sie eine höhere Box, entsprechend einem Gewichtheber, der eine Langhantel mit zunehmenden Gewichten für seine Squats beschwert. Führen Sie bei einer höheren Box weniger Wiederholungen aus (3–5), berücksichtigen Sie die Intensität exzentrischer Kontraktionen und die Notwendigkeit, dass Sie sich zwischen den Reihen von Drop Jumps vollständig erholen.

VARIATION

Tief-Hoch-Sprung mit Landung im Spreizschritt (Drop Jump Into Split Landing)

Führen Sie nach einem Drop Jump alternativ eine beidbeinige Landung in Form eines Spreizschritts aus. Bei dieser Landung werden die Beine asymmetrisch belastet, das weniger belastete Bein hilft und unterstützt das stärker belastete Bein. Das vordere Bein nimmt bei der Landung im Spreizschritt einen größeren Anteil der exzentrischen Last auf. Das hintere Bein übernimmt einen Teil der Last, spielt aber eine größere Rolle als Stütze und zum Ausbalancieren bei der Landung. Die Entwicklung der exzentrischen Kraft durch die Landungen im Spreizschritt kann in vielen Sportarten hilfreich sein, in denen die Athleten dynamische Ausfallschritte ausführen müssen.

REAKTIVER TIEFSPRUNG AUF EINE HOHE BOX

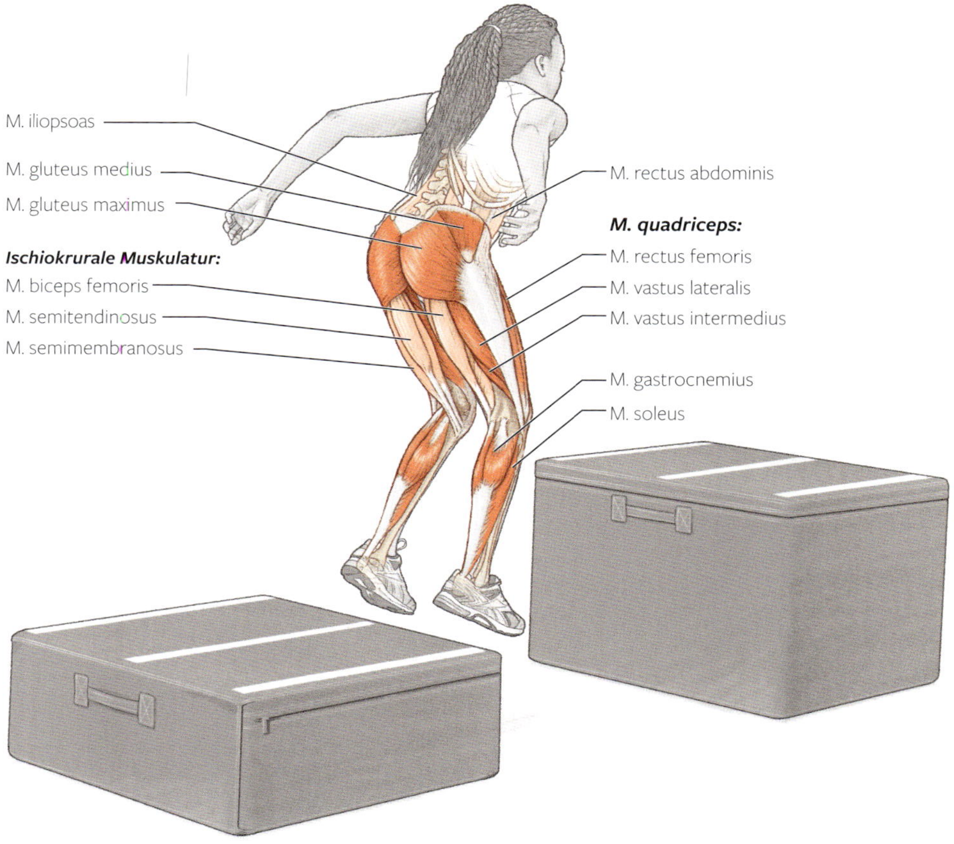

Ausführung

1. Stellen Sie sich auf eine Box niedriger bis mäßiger Höhe. Treten Sie von der Box vor und bereiten Sie sich auf eine Landung auf dem Boden mit beiden Beinen gleichzeitig vor.
2. Vor dem Bodenkontakt sollen die Füße in Dorsalflexion sein, um eine feste und elastische Landung auf den Fußballen sicherzustellen, da die Aktion sich rasch auf eine Plantarflexion verschiebt.
3. Die Gegenbewegung der Arme geht dem Absprung vom Boden voraus und sorgt für das richtige Timing einer starken Aufwärtsaktion für den Sprung auf eine hohe Box.
4. Der dynamische Absprung vom Boden wird durch eine starke Hüftstreckung begleitet mit dem Akzent auf einem maximalen vertikalen Abheben vom Boden und, wenn sich die Knie nach oben heben, einer stabilen Landung mit dem ganzen Fuß oben auf der Box als Abschluss der Wiederholung.

Beteiligte Muskeln

Primär: M. gluteus maximus, M. gluteus medius, M. quadriceps (M. rectus femoris, M. vastus lateralis, M. vastus intermedius, M. vastus medialis), M. soleus, M. gastrocnemius.

Sekundär: M. rectus abdominis, M. iliopsoas, Ischiokrurale Muskulatur (M. biceps femoris, M. semitendinosus, M. semimembranosus).

Anmerkungen

Reaktive Tiefsprüng auf eine hohe Box (Reactive Depth Jumps to High Box) fordern die Athleten zu einer maximalen Rekrutierung der Muskeln des Unterkörpers heraus, um die Richtung des Tiefsprungs energisch umzukehren. Die Nutzung der Schwerkraft, um die unteren Extremitäten in Vorspannung zu bringen, profitiert von den elastischen Eigenschaften der Unterschenkel und Füße. Diese Aktion wird von der Stärke und Kraft des M. quadriceps und der Gesäßmuskeln begleitet, um eine starke Streckung der Knie und Hüften zu erzeugen. Diese reaktiven Sprünge sind eine der wirksamsten Möglichkeiten zur Verbesserung der explosiven und reaktiven Eigenschaften der Beine und Füße, insbesondere für die Sprungleistung.

Wie bei allen Tiefsprüngen ist die Wahl der geeigneten Boxhöhe entscheidend für den Erfolg der Übung. Eine niedrigere Box muss hoch genug sein, um den Unterkörper ausreichend in Vorspannung zu bringen, aber nicht so hoch, dass die Muskeln und Sehnen überbelastet werden und sich die positiven Effekte des Dehnungs-Verkürzungs-Zyklus' verringern. Eine höhere Box soll hoch genug sein, um eine signifikante Sprunghöhe zu unterstützen, aber nicht so hoch, dass sie zu einem Verletzungsrisiko führt.

VARIATION

Reaktiver Tiefsprung mit Körperdrehung (Reactive Depth Jump With Rotation)

Drehbewegungen des Körpers lassen sich in reaktive Tiefsprünge einbauen, um diese um die Dimension Geschicklichkeit und Koordination zu erweitern. Athleten zahlreicher Sportdisziplinen und -aktivitäten müssen häufig springen und sich drehen wie beispielsweise ein Basketballer, der einen Sprungwurf aus der Drehung ausführt oder ein Wide Receiver im American Football, der sich umdreht, um in der Endzone im Sprung einen Ball zu fangen. Treten Sie von einer niedrigen Box vor und beginnen Sie vor der Landung auf dem Boden eine Körperdrehung um 90 Grad. Sobald Sie vom Boden abprallen, kann der nächste Sprung mit einer weiteren Körperdrehung um 90 Grad erfolgen, sodass Sie auf der hohen Box wieder in der ursprünglichen Startposition landen.

REAKTIVER TIEFSPRUNG ÜBER EINE HÜRDE

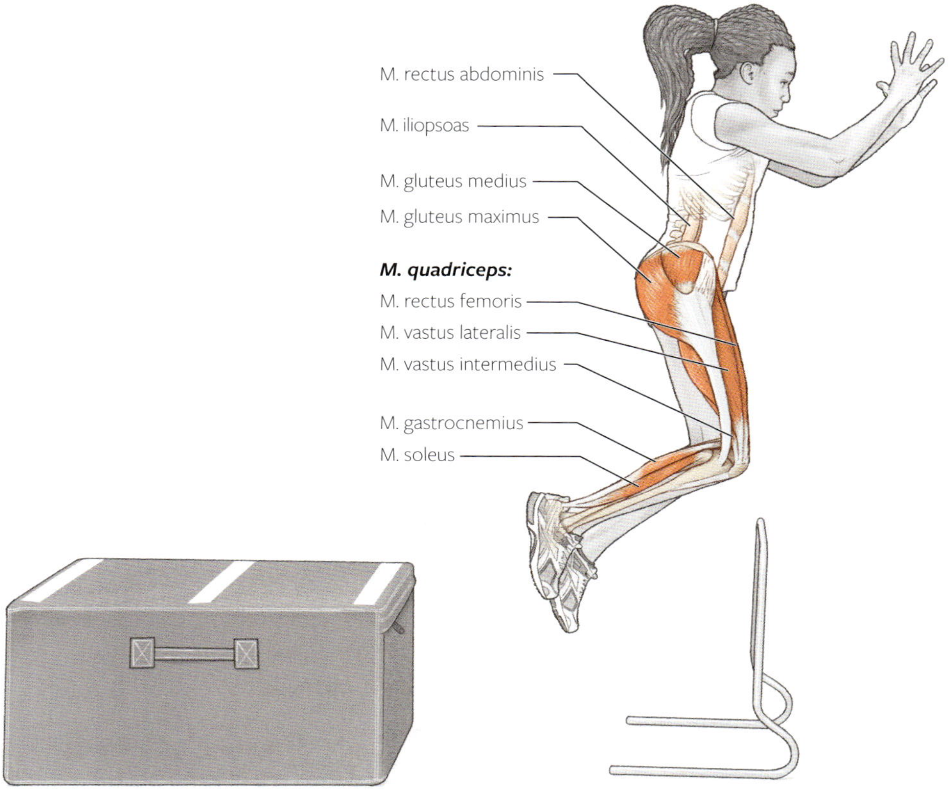

Ausführung

1. Stellen Sie sich auf eine Box niedriger bis mäßiger Höhe. Treten Sie von der Box vor und bereiten Sie sich auf eine Landung auf dem Boden mit beiden Beinen gleichzeitig vor. Vor dem Bodenkontakt sollen die Füße in Dorsalflexion sein, um eine feste und elastische Landung auf den Fußballen sicherzustellen.
2. Die Arme gehen in Vorwegnahme der Landung in eine Gegenbewegung, das richtige Timing einer starken Aufwärtsbewegung der Arme unterstützt den Sprung über eine hohe Hürde.
3. Beim Absprung strecken Sie die Hüften kräftig, der Akzent liegt auf einem maximalen vertikalen Abheben vom Boden, um eine optimale Hüfthöhe zu erreichen.
4. Heben Sie die Knie, um sicherzustellen, dass Sie die Hürde sicher überspringen und auf der anderen Seite der Hürde landen, wobei der M. quadriceps und die Gesäßmuskeln den Körper abbremsen.

Beteiligte Muskeln

Primär: M. gluteus maximus, M. gluteus medius, M. quadriceps (M. rectus femoris, M. vastus lateralis, M. vastus intermedius, M. vastus medialis), M. soleus, M. gastrocnemius.

Sekundär: M. rectus abdominis, M. iliopsoas.

Anmerkungen

Tiefsprünge mit einer hohen Hürde als vertikalem Hindernis animieren nicht nur dazu, einen Sprung maximaler Höhe anzustreben, sondern verlangen von Ihnen auch eine kraftvolle und stabile Landung auf der anderen Seite der Hürde. Dies ist eine gute Übung zur Vorbereitung auf Kombinationssprünge mit mehreren Boxen und Hürden unterschiedlicher Höhe, die in Reihen aufgestellt sind. Das Springen von Boxen und über Hürden kann Spaß machen, wenn Sie die Anordnung der Hindernisse als Herausforderung sehen.

VARIATION

Reaktiver Tiefsprung seitlich über eine Hürde (Reactive Lateral Depth Jump Over Hurdle)

Sie können Tiefsprünge zur Seite von einer niedrigen Box ausführen, wobei Sie mit beiden Beinen gleichzeitig auf dem Boden landen, um einen reaktiven Absprung zur Seite über eine Hürde mäßiger Höhe zu schaffen. Reaktive seitliche Sprünge sind nützlich für die Entwicklung von Geschwindigkeit und Kraft für seitliche Bewegungen, die in allen möglichen Leichtathletikdisziplinen verlangt werden, insbesondere für reaktive Verteidigungsbewegungen.

ABPRALLSPRÜNGE AUF EINE BOX UND ZURÜCK

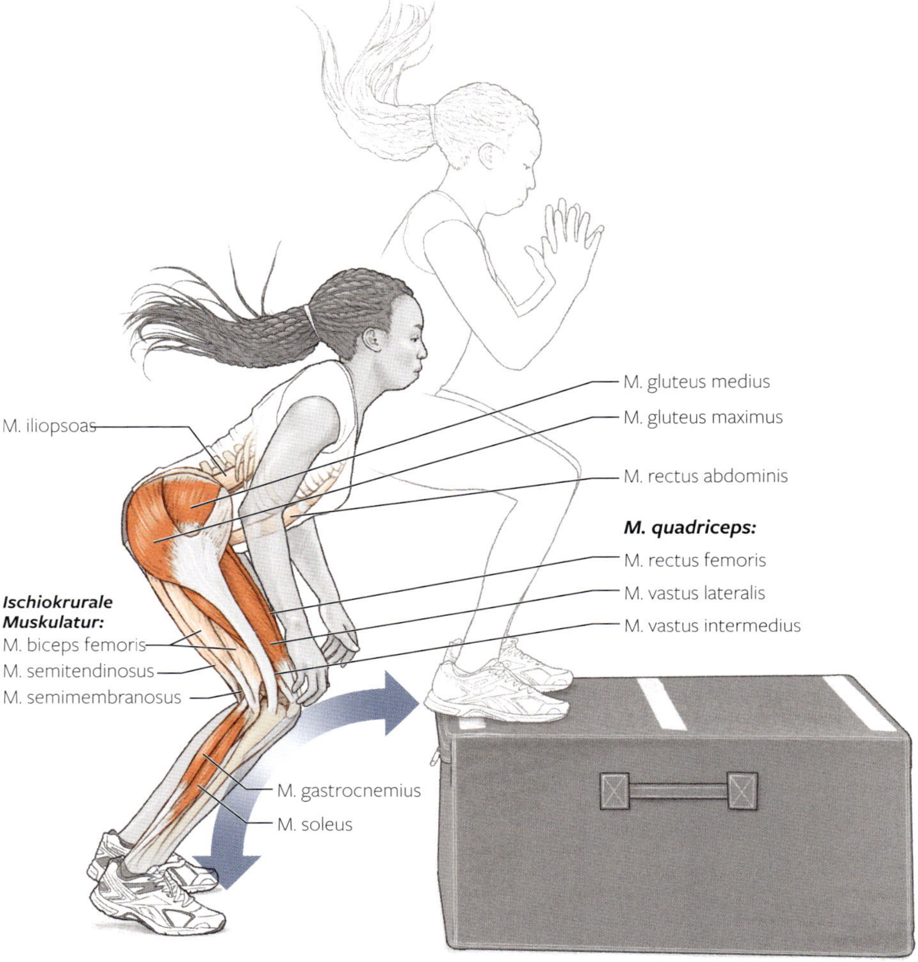

Ausführung

1. Starten Sie mit hüftbreit geöffneten Füßen vor einer Box niedriger bis mäßiger Höhe. Beginnen Sie die Übung mit einem Sprung auf die Box, wobei Sie die Oberfläche mit den Fußballen leicht berühren und wieder von der Box abprallen.
2. Beim Zurückkommen auf den Boden bereiten Sie die Landung auf den Fußballen vor und reagieren am Boden rasch mit einem weiteren Sprung auf dieselbe Box.
3. Fahren Sie fort, zwischen der Oberseite der Box und dem Boden rhythmisch hin und her zu springen mit jeweils kurzen elastischen Fußkontakten.
4. Die Arme decken während der Sprünge einen kleinen Bewegungsumfang ab, zeitlich abgestimmt mit dem Impuls jedes Sprungs.

Beteiligte Muskeln

Primär: M. gluteus maximus, M. gluteus medius, M. quadriceps (M. rectus femoris, M. vastus lateralis, M. vastus intermedius, M. vastus medialis), M. soleus, M. gastrocnemius.

Sekundär: M. rectus abdominis, M. iliopsoas, Ischiokrurale Muskulatur (M. biceps femoris, M. semitendinosus, M. semimembranosus).

Anmerkungen

Bei Abprallsprüngen auf eine Box und zurück (Rebounding Box Jumps) verwenden Sie eine Box niedriger bis mäßiger Höhe und führen repetitive elastische Sprünge hin und her aus. Der Sprung zurück auf den Boden erzeugt bei der Landung eine größere Belastung für die Körperrückseite, während viele Vorwärtssprünge mehr exzentrischen Stress auf die vorderen Körperstrukturen ausüben wie den M. quadriceps, die Knie und Sehnen. Ziel ist es, während jeder Sprungreihe in rhythmischer Form kurze elastische Fußkontakte sowohl auf dem Boden als auch oben auf der Box beizubehalten. Wenn Sie zuviel Zeit auf dem Boden verbringen, verwenden Sie eine niedrigere Box. Je nach Höhe der Box können Sprünge in Übungsreihen von 6–12 Wiederholungen ausgeführt werden.

VARIATION

Abprallsprünge mit Landung auf einem Bein (Rebounding Jump With Single-Leg Landing)

Bei den Abprallsprüngen sind die Fußkontakte auf dem Boden kraftvoller als die Landungen auf der Box. Für eine komplexere Übung landen Sie nur mit einem Bein auf der Box, wo die Aufprallkräfte deutlich geringer sind, während Sie auf dem Boden die Landung mit beiden Beinen beibehalten. Während der Übungsreihe können Sie bei den Fußkontakten auf der Box immer zwischen dem rechten und linken Fuß abwechseln.

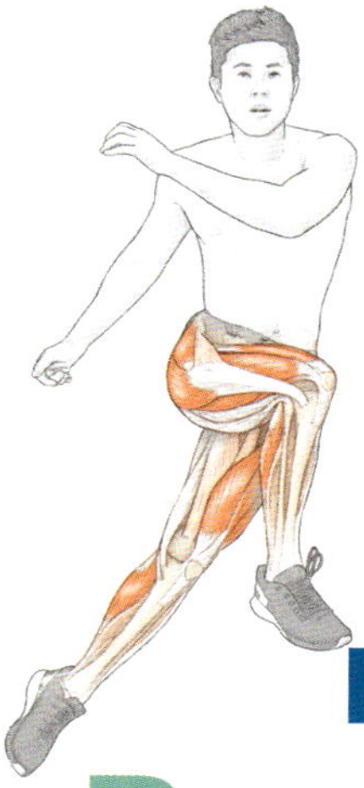

5

EINSEITIGE ÜBUNGEN FÜR DEN UNTERKÖRPER

Beidseitige plyometrische Übungen für den Unterkörper liefern eine gute Übungsgrundlage für die Entwicklung von Stärke, Kraft und Elastizität in den Beinen und Füßen. Einseitige Sprünge ergänzen ein plyometrisches Trainingsprogramm um ein spezifisches Element, das jeweils ein einzelnes Bein stärker belastet. Plyometrische Übungen auf einem Bein können als komplexeres Trainingsmittel des Unterkörpers betrachtet werden, das mehr Koordination, ein besseres Gleichgewicht und mehr Körperbewusstsein verlangt. Einige Athleten werden jedoch möglicherweise finden, dass Übungen auf einem Bein sogar leichter in ihre Trainingsprogramme zu integrieren sind, weil sie vielleicht mehr Ähnlichkeit mit den natürlichen Bewegungsmustern in ihrer jeweiligen Sportart haben.

Sie können einseitige plyometrische Übungen frühzeitig in Ihrem Trainingsprogramm ausführen, vorausgesetzt Sie legen den Schwerpunkt auf die technische Fertigkeit und steigern die Übung schrittweise. Anfangs können Sie submaximale Versionen einseitiger Sprünge zusammen mit kraftvolleren beidseitigen Übungen ausführen, um sicherzustellen, dass Sie in angemessener Form alle Arten plyometrischer Übungen berücksichtigen. Beide Bewegungstypen können für die Entwicklung von Stärke, Kraft und Geschwindigkeit vorteilhaft sein, wenn sie in der richtigen Sequenz und in angemessenem Umfang eingeplant werden. Blindes Vertrauen in beidseitige Übungen kann dazu führen, dass in der Entwicklung spezifischer Fertigkeiten für explosive sportliche Bewegungen eine Lücke bleibt, während exzessives einseitiges Trainieren zu Verletzungen durch Überbeanspruchung führen kann, insbesondere im Bereich des Iliosakralgelenks und der Hüften.

Einseitige plyometrische Übungen können für die Entwicklung der Kraft und Elastizität des einzelnen Beins nützlich sein, wie sie in verschiedenen Sportarten für Sprint- und Sprungbewegungen erforderlich sind. Sie können verschiedene Übungen in ein Trainingsprogramm einbinden, um die Landetechniken und -fähigkeiten jeweils eines Beines zu verbessern sowie als Vorbereitung auf die Anforderungen von plötzlichen Bewegungsänderungen und Richtungswechseln. Übungen auf einem Bein stellen an die Kontrolle von Hüfte, Knie und Sprunggelenk deutlich größere Anforderungen als beidbeinige Übungen. Sobald durch die Ausführung beidseitiger plyometrischer Übungen und weiterer unterstützender Methoden zum Krafttraining eine Grundstärke und Grundkraft entwickelt wurden, können durch zusätzliche Übungen auf einem Bein spezifische Bewegungsfertigkeiten verfeinert und die allgemeine Kraftentfaltung durch jedes Bein verbessert werden.

KONZENTRISCHE BOX JUMPS

Das Springen auf eine Box ist eine einfache Möglichkeit, die explosive Kraft zu entwickeln und die Landungskräfte möglichst klein zu halten. Die Box sollte hoch genug sein, um einen kraftvollen Sprung hervorzurufen, jedoch nicht so hoch, dass Ihre Sicherheit gefährdet wird. Reine konzentrische Box Jumps auf einem Bein sind sogar noch anspruchsvoller als beidbeinige Sprünge. Sie müssen mit einem Bein genügend Kraft erzeugen, um sich sicher auf die Box zu katapultieren. Verbesserungen der einseitigen Kraft durch konzentrische Box Jumps können dazu beitragen, die Sprungfähigkeiten des einzelnen Beins für Sportarten wie Basketball sowie die Startkraft für Sprünge zu entwickeln.

SPRUNGSCHRITTE (BOUNDINGS)

Einfache Sprungschritte mit Beinwechsel sind eine Grundübung für die Entwicklung einseitiger Kraft für das Geschwindigkeitstraining. Die Anpassungen, die durch die Sprungschritte entstehen, erhöhen die Schrittlänge und die allgemeine Hüftstreckungskraft für Sprünge auf einem Bein. Sie können Sprungschrittvarianten in ein Trainingsprogramm einbinden, um spezifische Merkmale zu entwickeln, die die speziellen und allgemeinen sportlichen Leistung verbessern. Sprungschrittreihen werden üblicherweise über Distanzen von 20-40 Metern ausgeführt, je nach persönlichen Umständen. Legen Sie zwischen den Sets eine angemessene Erholungszeit ein, um die Trainingsqualität während einer ganzen Trainingsrunde zu erhalten.

HÜPFEN AUF EINEM BEIN (SINGLE-LEG HOPS)

Hüpfen auf einem Bein ist für die Entwicklung der Kraft und Stärke in den einzelnen Beinen effektiv. Hüpfen auf einem Bein kombiniert die starken Abwärtskräfte des hüpfenden Beins mit einem dynamischen Knieschub des schwingenden Beins. Das genaue Timing und die Koordination beider Bewegungen bestimmt schließlich die Weite und Geschwindigkeit jedes Sprungs. Sorgen Sie dafür, den Umfang des Hüpfens so zu halten, dass Verletzungen durch Überbeanspruchung vermieden werden. Sie sollten das Weithüpfen über eine Distanz von höchstens 30 Metern durchführen, um die Leistungsqualität der einzelnen Übungsreihen beizubehalten.

KOMBINATIONEN VON HÜPFEN UND SPRUNGSCHRITTEN

Die Kombination von Hüpfen und Sprungschritten in einer Reihe von Sprüngen ist eine gute Möglichkeit, die allgemeine Koordination und Athletik zu verbessern sowie die Anzahl der Bodenkontakte gleichmäßig auf beide Beine zu verteilen. Während das Hüpfen auf einem Bein die Stärke und Kraft in dieser einzelnen Gliedmaße sehr wirksam entwickeln kann, kann es auch sehr belastend sein, über zahlreiche Übungsreihen fortlaufende Hüpfschritte auszuführen. Das Abwechseln von Hüpfern und Sprungschritten schwächt die Belastungen für das jeweilige Bein ab, während mit der Zeit dennoch die Vorteile des einseitigen Trainings zum Tragen kommen.

Da die Kombination aus Hüpfern und Sprungschritten für Anfänger schwierig ist, sollten Sie die Muster anfangs einfach und submaximal halten. Beginnen Sie mit einfachen Hüpfern und Sprungschritten aus dem Sprunggelenk, um einen Rhythmus zu finden und die Fertigkeit zu entwickeln.

Wenn Sie sich in einem bestimmten Muster verbessert haben, verlegen Sie Ihre Anstrengung stärker auf die Distanz der einzelnen Hüpfer und Sprungschritte sowie auf die allgemeine Geschwindigkeit der Ausführung. Am Spielfeldrand aufgestellte Kegel können helfen, den Abstand der Sprünge zu bestimmen und zu zeigen, welches Bein dran ist.

EINSEITIGER BOX HOP AUS DEM AUSFALLSCHRITT

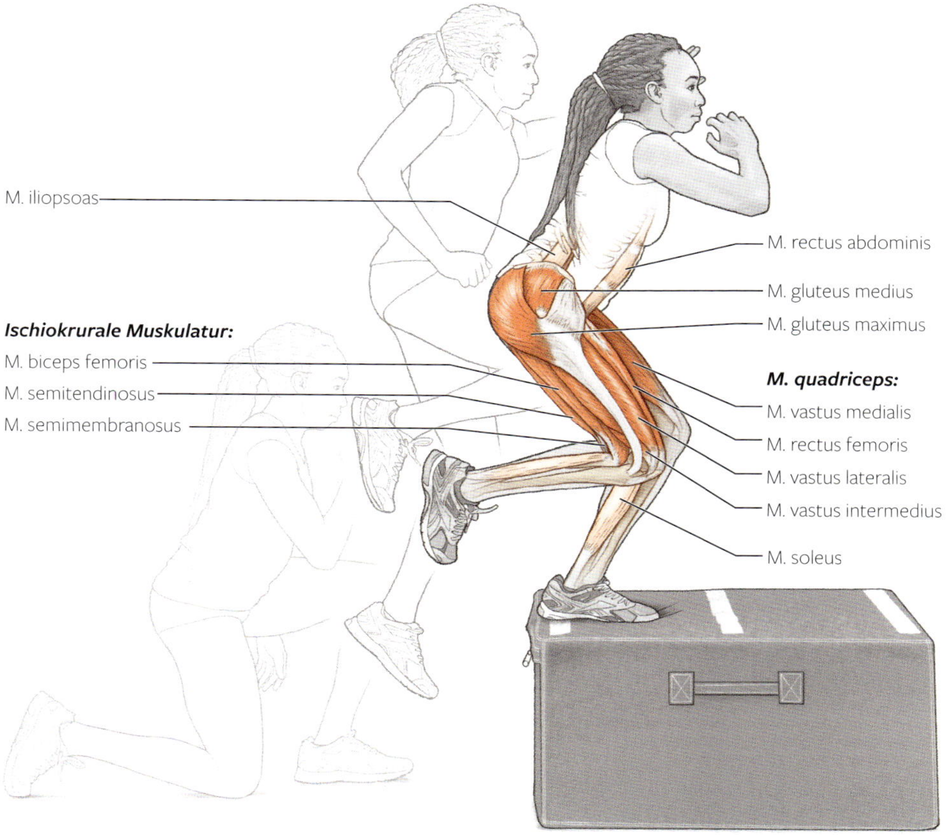

Ausführung

1. Starten Sie in einem Ausfallschritt, ein Bein ist vor dem Körper, das Knie ist um 90 Grad gebeugt, das Bein der anderen Seite befindet sich hinter dem Körper, das Knie berührt den Boden, um Stabilität zu geben. Führen Sie mit den Armen, in Vorbereitung auf den Aufwärtsschwung beim Absprung, eine Gegenbewegung zu den Beinen aus.
2. Beginnen Sie die Bewegung mit den Armen, konzentrieren Sie sich gleichzeitig auf einen starken vertikalen Druck nach unten mit dem vorderen Fuß und einen starken Knieschub nach oben durch das hintere Bein.
3. Nach dem kraftvollen Knieschub des Spielbeins wechseln Sie die Beine, damit das anfangs vordere Bein auf der Box landen kann, wobei es die Landekräfte weich abfängt.

Beteiligte Muskeln

Primär: M. gluteus maximus, M. gluteus medius, M. quadriceps (M. rectus femoris, M. vastus lateralis, M. vastus intermedius, M. vastus medialis), Ischiokrurale Muskulatur (M. biceps femoris, M. semitendinosus, M. semimembranosus).
Sekundär: M. rectus abdominis, M. iliopsoas, M. soleus.

Anmerkungen

Box Hops auf einem Bein aus einem Ausfallschritt ((Single-Leg Box Hop From Lunge) sind eine fortgeschrittene Übung zur Entwicklung der einseitigen Kraft. Die tiefe Startposition verlangt eine größere Beteiligung der ischiokruralen Muskulatur und der Gesäßmuskeln des vorderen Absprungbeins. Ein kräftiger Schub durch das Knie des hinteren Beins hilft ebenfalls dabei, Sie kraftvoll auf die Box zu katapultieren. Für die ersten Übungsrunden wird eine Box niedriger bis mittlerer Höhe empfohlen, um eine sichere Landung zu gewährleisten. Sobald sich Ihre Fähigkeiten verbessert haben, animiert eine höhere Box zu größeren Leistungen. Wenn das Absprungbein auch das Landebein ist, ist mehr Koordination verlangt und der Sprung wird noch anspruchsvoller. Ein Schwung mit einem Arm, der dem Unterkörper entgegengesetzt ist, unterstützt den Aufwärtsschub, gleicht aber auch die Drehkraft aus, die durch die Arbeit eines Beins erzeugt wird.

VARIATION

Einbeiniger Box Hop aus dem Stand (Standing Single-Leg Box Hop)

Ein einbeiniger Box Hop aus dem Stand erlaubt einen schnelleren Absprung. Die höhere Hüftstellung erlaubt es auch, auf eine höhere Box zu springen, auch wenn der Bewegungsspielraum des Absprungs verglichen mit dem Start aus einem Ausfallschritt kleiner ist. Sie können in die stehende Position auch eine starke Gegenbewegung oder sogar einen einzelnen Schritt in den Absprung einbinden. Diese Übungen ergänzen den Sprung auf die Box durch einen einbeinigen Hüpfer am Boden, wodurch die elastische Reaktion des Absprungs verstärkt wird.

SPRUNGSCHRITT AUS DEM SPRUNGGELENK

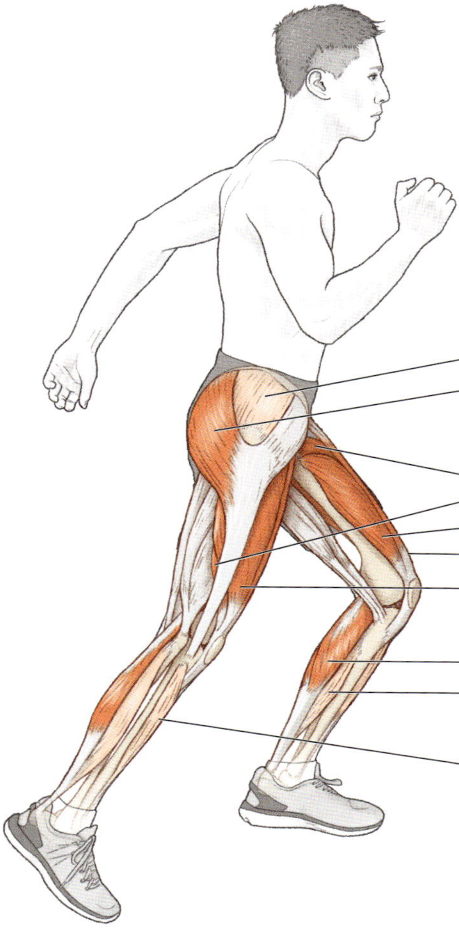

Ausführung

1. Stehen Sie mit hüftbreit geöffneten Füßen. Beginnen Sie den ersten Sprungschritt durch einen Vorwärtsschub eines Knies und des Arms der Gegenseite. Der Knieschub erfolgt bis zu einer mäßigen Höhe, da die Intention nicht ein Sprungschritt über eine möglichst große Distanz ist, sondern eine schnelle und elastische Landung.
2. Bereiten Sie sich auf die Landung vor, indem Sie eine Dorsalflexion des Fußes vor dem Bodenkontakt vornehmen, sodass eine zusätzliche Vorspannung in den Wadenmuskeln erzeugt wird.

3. Landen Sie aus dem Sprungschritt mit minimaler Kniebeugung, streben Sie einen Bodenkontakt mit dem Mittelfuß und eine aufrechte Landeposition an.
4. Führen Sie das Knie des Spielbeins nach vorne, um den zweiten Sprungschritt zu beginnen und setzen Sie diese zyklische Sprungschrittbewegung über eine Distanz von 10–20 Metern fort.

Beteiligte Muskeln

Primär: M. gluteus maximus, M. quadriceps (M. rectus femoris, M. vastus lateralis, M. vastus intermedius, M. vastus medialis), M. gastrocnemius.
Sekundär: M. gluteus medius, M. soleus, M. tibialis anterior.

Anmerkungen

Übungen mit kürzeren Sprungschritten, die sich auf die elastischen Eigenschaften von Unterschenkel und Fuß fokussieren, sind als Sprungschritt aus dem Sprunggelenk (Ankle Bound) bekannt. Dabei verlassen sich die Athleten weniger auf den Knieschub und eine kraftvolle Hüftstreckung als auf die Fußarbeit. Zur Landevorbereitung der einzelnen Absprünge gehört die aktive Dorsalflexion der Füße, um die Festigkeit der Sprunggelenke bei der Landung zu verbessern. Schnelle und genaue Bodenkontakte erzeugen bei jedem Sprungschritt sowohl Höhe als auch Weite, gelandet wird auf dem Mittelfuß. Auch die Armarbeit soll passend zur Aktion des Unterkörpers schnell und von geringem Bewegungsumfang erfolgen.

VARIATION

Seitlicher Sprungschritt aus dem Sprunggelenk (Lateral Ankle Bound)

Sie können eine leichte Seit-zu-Seit-Bewegung in die Sprungschritte aus dem Sprunggelenk einbinden, um die Bodenkontakte während seitlicher Geschicklichkeitsbewegungen nachzuahmen. Die seitlichen Abweichungen bei den Sprungschritten verbessern die allgemeine Kräftigung der Sprunggelenke und verstärken die optimale Hüft- und Kniekontrolle beim Bodenkontakt.

SPRUNGSCHRITT MIT GESTRECKTEM BEIN

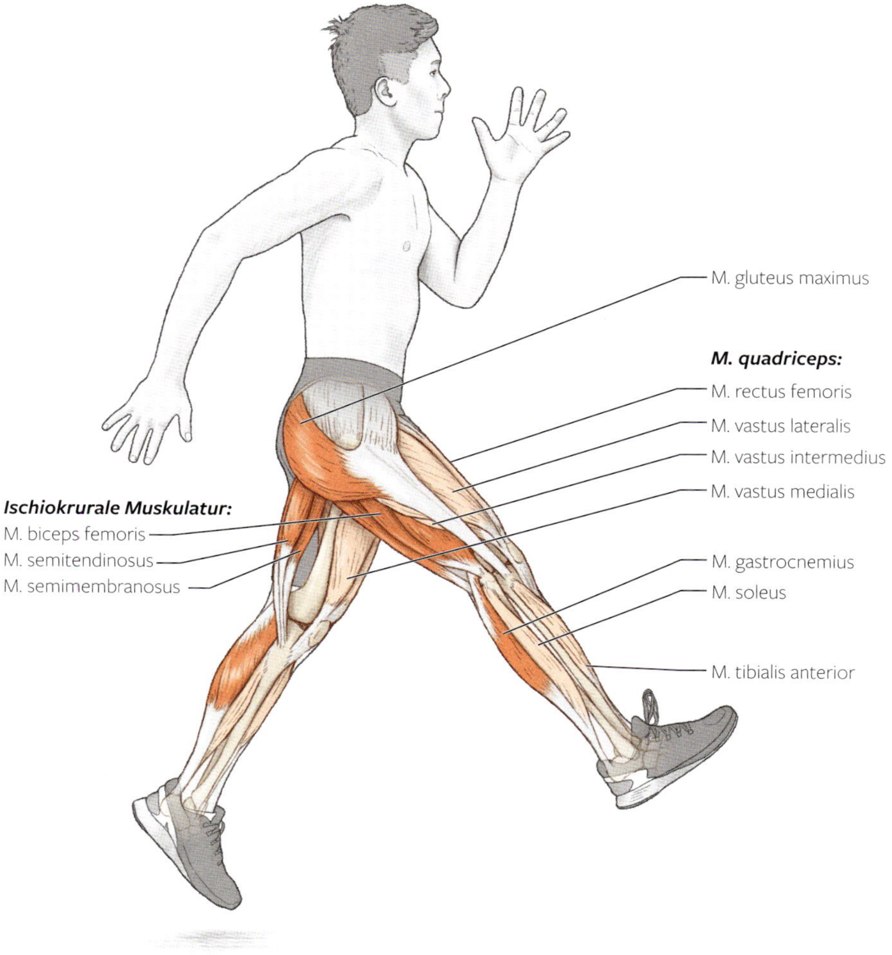

Ausführung

1. Stehen Sie mit hüftbreit geöffneten Füßen. Beginnen Sie den ersten Sprungschritt, indem Sie das führende Bein mit völlig gestrecktem Kniegelenk nach vorne ziehen. Der Arm der Gegenseite wird passend zum Bewegungsumfang des führenden Beins ebenfalls nach vorne gezogen.
2. Ziehen Sie das führende Bein rasch zum Boden zurück, der Fuß ist dabei in Dorsalflexion, um eine dynamische Landung vorzubereiten.
3. Streben Sie eine Landung auf dem Mittelfuß in aufrechter Haltung mit minimaler Kniebeugung an.
4. Ziehen Sie das Knie des Spielbeins nach vorne, um den zweiten Sprungschritt mit gestrecktem Bein zu beginnen und fahren Sie mit dieser zyklischen Sprungschrittbewegung über eine Distanz von 10–20 Metern fort.

Beteiligte Muskeln

Primär: M. gluteus maximus, M. gastrocnemius, Ischiokrurale Muskulatur (M. biceps femoris, M. semitendinosus, M. semimembranosus).

Sekundär: M. quadriceps (M. rectus femoris, M. vastus lateralis, M. vastus intermedius, M. vastus medialis), M. soleus, M. tibialis anterior.

Anmerkungen

Sprungschritte mit begrenzter Kniebeugung und die Schwungbewegung der Beine nach unten beruhen auf der Elastizität in Unterschenkeln und Füßen sowie einer bedeutenden Kraft der ischiokruralen Muskulatur. Durch Sprungschritte mit gestrecktem Bein ((Straight-Leg Bound) lernen Sie, die ischiokrurale Muskulatur als kraftvolle Hüftstrecker für den Vorwärtsschub bei Sprint- und Sprungbewegungen zu rekrutieren. Die Arme schwingen gestreckt, passend zum Rhythmus und der Arbeit des Unterkörpers.

GESCHWINDIGKEITS-SPRUNGSCHRITTE

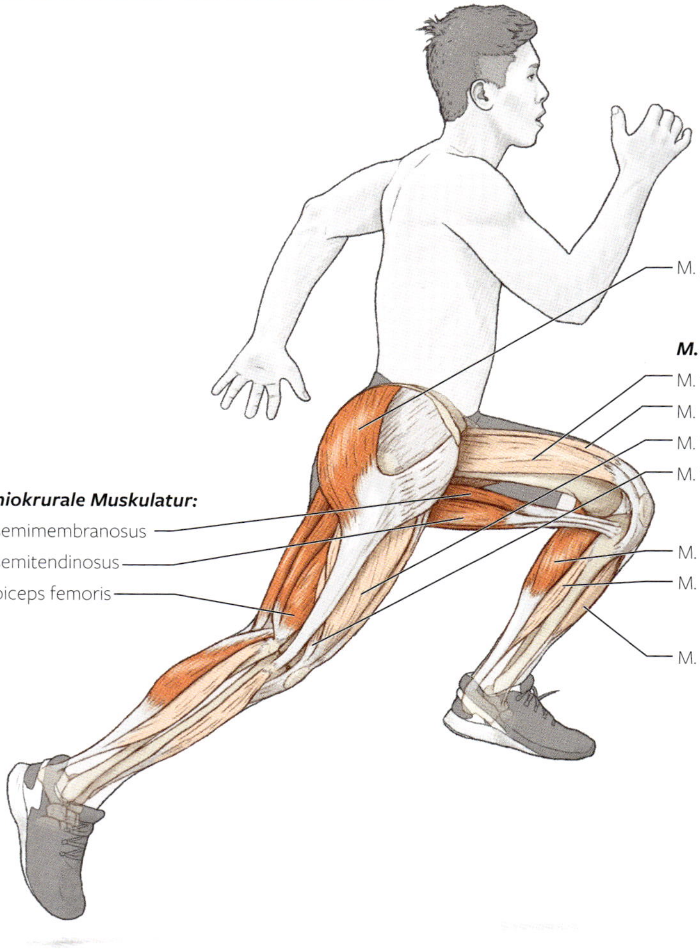

Ausführung

1. Stehen Sie mit hüftbreit geöffneten Füßen. Beginnen Sie den ersten Sprungschritt, indem Sie das Knie des führenden Beines in einer relativ flachen Bewegungsbahn nach vorne ziehen. Der Arm der Gegenseite schwingt passend zum Bewegungsumfang des führenden Beines nach vorne.
2. Ziehen Sie das führende Bein rasch zum Boden zurück, der Fuß ist dabei in Dorsalflexion, um eine dynamische Landung ein paar Zentimeter vor dem Massezentrum vorzubereiten.
3. Streben Sie eine Landung auf dem Mittelfuß in aufrechter Haltung mit minimaler Kniebeugung an.
4. Ziehen Sie das Knie des Spielbeins rasch nach vorne, um den zweiten Sprungschritt zu beginnen und fahren Sie mit dieser zyklischen Sprungschrittbewegung über eine Distanz von 20–30 Metern fort.

Beteiligte Muskeln

Primär: M. gluteus maximus, M. gastrocnemius, Ischiokrurale Muskulatur (M. biceps femoris, M. semitendinosus, M. semimembranosus).

Sekundär: M. quadriceps (M. rectus femoris, M. vastus lateralis, M. vastus intermedius, M. vastus medialis), M. soleus, M. tibialis anterior.

Anmerkungen

Geschwindigkeits-Sprungschritte (Speed Bounds) haben mehr Ähnlichkeit mit einem Sprintschritt. Die Bewegungsbahn der Sprungschritte ist relativ flach, der Schwerpunkt liegt auf der horizontalen Beschleunigung und Geschwindigkeit. Der Schritt von Geschwindigkeits-Sprungschritten wird im Vergleich zu einem regulären Laufschritt mit einem größeren Knieschub bei jedem Schritt und einer größeren Hüftstreckung übertrieben. Die Armarbeit beim Geschwindigkeits-Sprungschritt wird passend zum Bewegungsumfang und der Geschwindigkeit der Beine ausgeführt.

SPRUNGSCHRITT BERGAUF

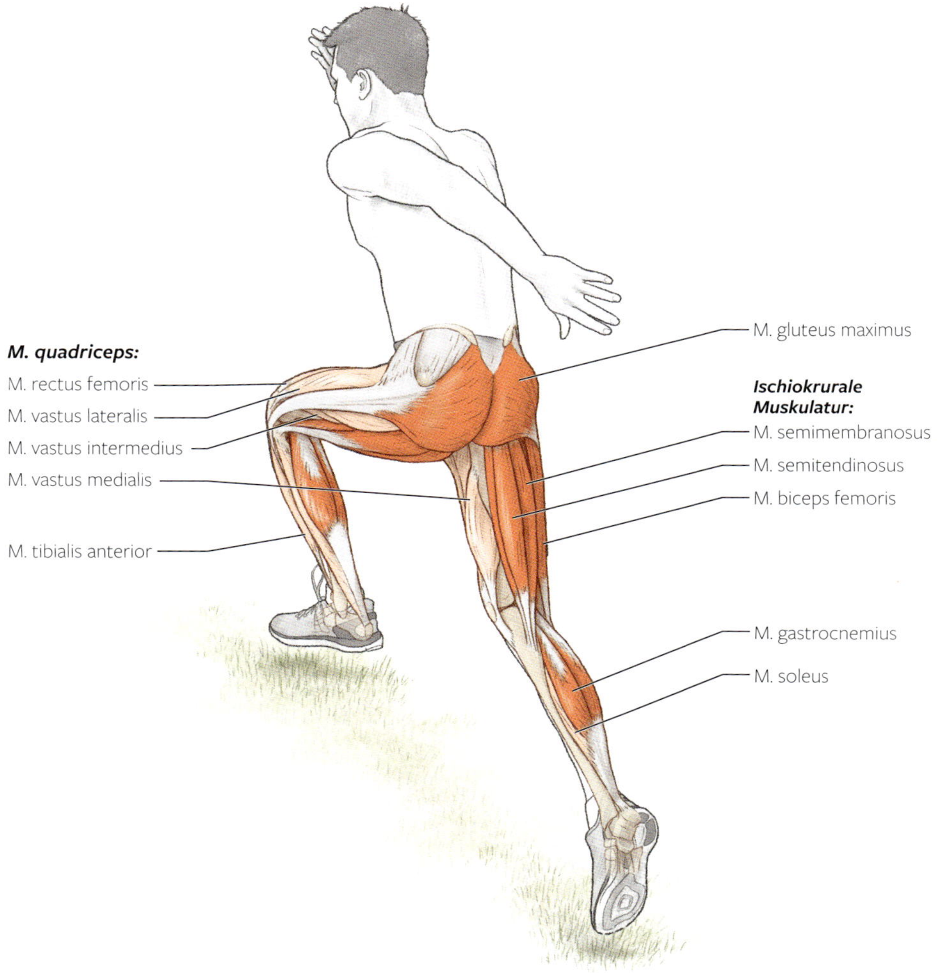

Ausführung

1. Stehen Sie mit hüftbreit geöffneten Füßen unten an einem allmählich ansteigenden Hügel oder einer Steigung. Beginnen Sie den ersten Sprungschritt, indem Sie das Knie des führenden Beines nach vorne ziehen, um den Hügel hinauf zu beschleunigen. Der Arm der Gegenseite schwingt passend zum Bewegungsumfang des führenden Beines nach vorne.
2. Ziehen Sie das führende Bein rasch zum Boden zurück, der Fuß ist dabei in Dorsalflexion, um eine dynamische Landung ein paar Zentimeter vor dem Körper vorzubereiten.

3. Streben Sie eine Landung auf dem Mittelfuß an und bringen Sie den Körper mit einer kraftvollen Hüftstreckung vorwärts.
4. Ziehen Sie das Knie des Spielbeins rasch nach vorne, um den zweiten Sprungschritt zu beginnen und fahren Sie mit dieser zyklischen Sprungschrittbewegung bergauf über eine Distanz von 20–30 Metern fort.

Beteiligte Muskeln

Primär: M. gluteus maximus, M. gastrocnemius, Ischiokrurale Muskulatur (M. biceps femoris, M. semitendinosus, M. semimembranosus).
Sekundär: M. quadriceps (M. rectus femoris, M. vastus lateralis, M. vastus intermedius, M. vastus medialis), M. soleus, M. tibialis anterior.

Anmerkungen

Sprungschritte bergauf (Uphill Bounds) sind eine gute Möglichkeit, Sprungschritte zu lernen und verbessern die Hüftstreckung bei Sprungschritten, Sprüngen und beim Sprinten. Sprungschritte bergauf sind auch weniger belastend für den Körper als ähnliche Sprungschritte auf ebenem Grund. Die Landekräfte sind bergauf schwächer und sorgen für leichtere Bedingungen zum Erlernen der Sprungschritte. Wichtig ist, eine Steigung zu wählen, die weder zu glatt noch uneben ist, um die Gefahr des Ausrutschens bei der Ausführung der Sprungschritte möglichst gering zu halten.

VARIATION

Seitliche Sprungschritte bergauf (Lateral Uphill Bounds)

Sie können die Sprungschritte bergauf mit einer leichten Seit-zu-Seit-Bewegung ausführen, was der Übung eine zusätzliche seitliche Dimension verleiht. Die Kombination kraftvoller Bergaufschritte mit seitlichem Schub kann die Beschleunigungserfordernisse beim Eishockey und Eisschnelllauf sowie die Geschicklichkeitsbewegungen beim Rasensport nachahmen.

SPRUNGSCHRITTE MIT ÜBERSETZEN

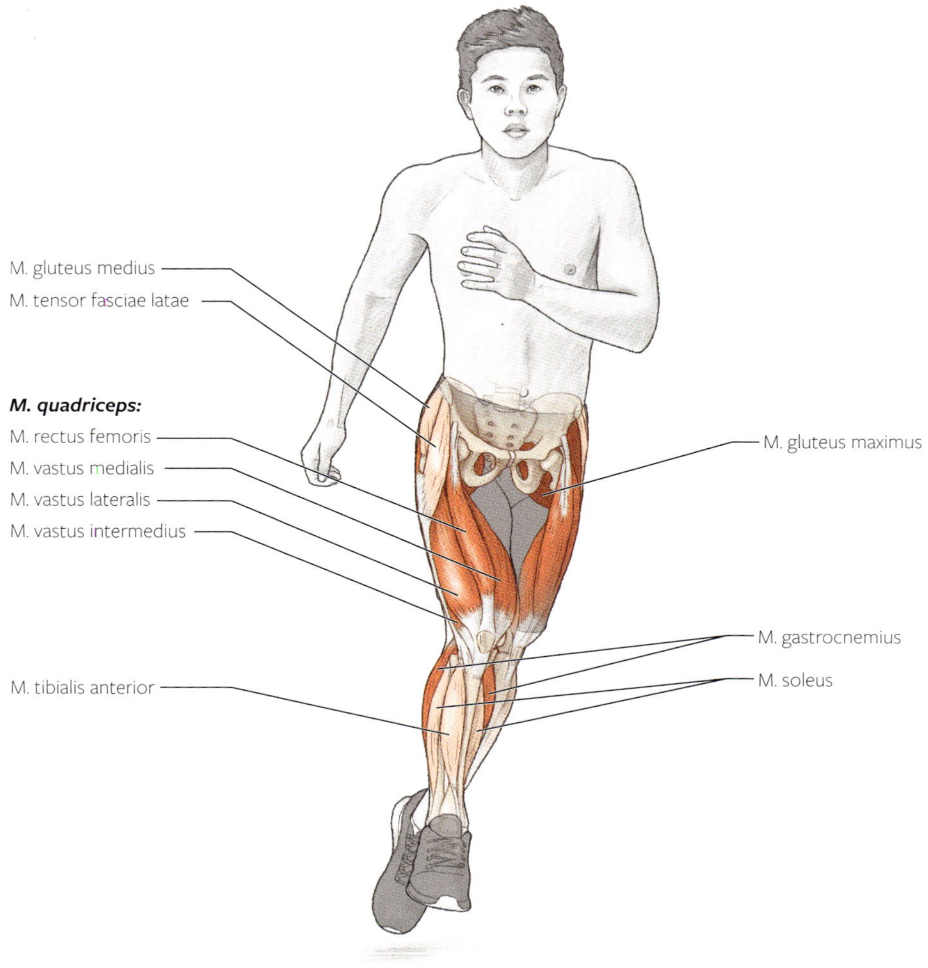

Ausführung

1. Stehen Sie mit hüftbreit geöffneten Füßen. Beginnen Sie den ersten Sprungschritt, indem Sie das Knie des führenden Beines nach vorne und über die Mittellinie des Körpers bringen. Der Arm der Gegenseite schwingt passend zum Bewegungsumfang des führenden Beines nach vorne und über die Körpermitte.
2. Die Flugphase des Sprungschritts soll relativ kurz sein, die Betonung liegt auf der Qualität des Bodenkontakts, nicht auf der überwundenen Distanz.
3. Wenn das führende Bein Richtung Boden zurückkommt, bereiten Sie den Bodenkontakt mit dem Fuß in Dorsalflexion vor und führen eine rasche Landung auf dem Mittelfuß aus.
4. Bringen Sie das Knie des Spielbeins rasch nach vorne und über die Körpermitte, um den zweiten Sprungschritt mit Übersetzen zu beginnen. Wiederholen Sie diese Bewegung über eine Distanz von 10–20 Metern.

Beteiligte Muskeln

Primär: M. gluteus maximus, M. gastrocnemius, M. quadriceps (M. rectus femoris, M. vastus lateralis, M. vastus intermedius, M. vastus medialis).

Sekundär: M. gluteus medius, M. soleus, M. tibialis anterior, M. tensor fasciae latae.

Anmerkungen

Während Sprungschritte zur Seite für ein zusätzliches Training der Muskeln der seitlichen Anteile der unteren Extremitäten sorgen, stellen Sprungschritte, bei denen die Beine über die Körpermitte übersetzen (Crossover Bounds), zusätzliche Anforderungen an die Innenbereiche der Beine. Diese Übung kann die Körpermechanik und die Kräfte nachahmen, die bei Richtungswechseln und Stoppbewegungen in vielen Teamsportarten erlebt werden wie im Fußball, Basketball, American Football, Lacrosse und Rugby. Schritte über die Körpermitte, um sich umzudrehen oder die Richtung zu wechseln, setzen ein Bein einer signifikanten Belastung aus. Sie sollten Sprungschritte mit Übersetzen anfangs in submaximaler Intensität und über kürzere Distanzen ausführen, um die beteiligten Muskeln zu kräftigen und die spezifische Koordination zu entwickeln. Wichtig ist zudem, diese Sprungschritte auf einem gleichmäßigen und festen Untergrund auszuführen.

CARIOCA-SPRUNGSCHRITT

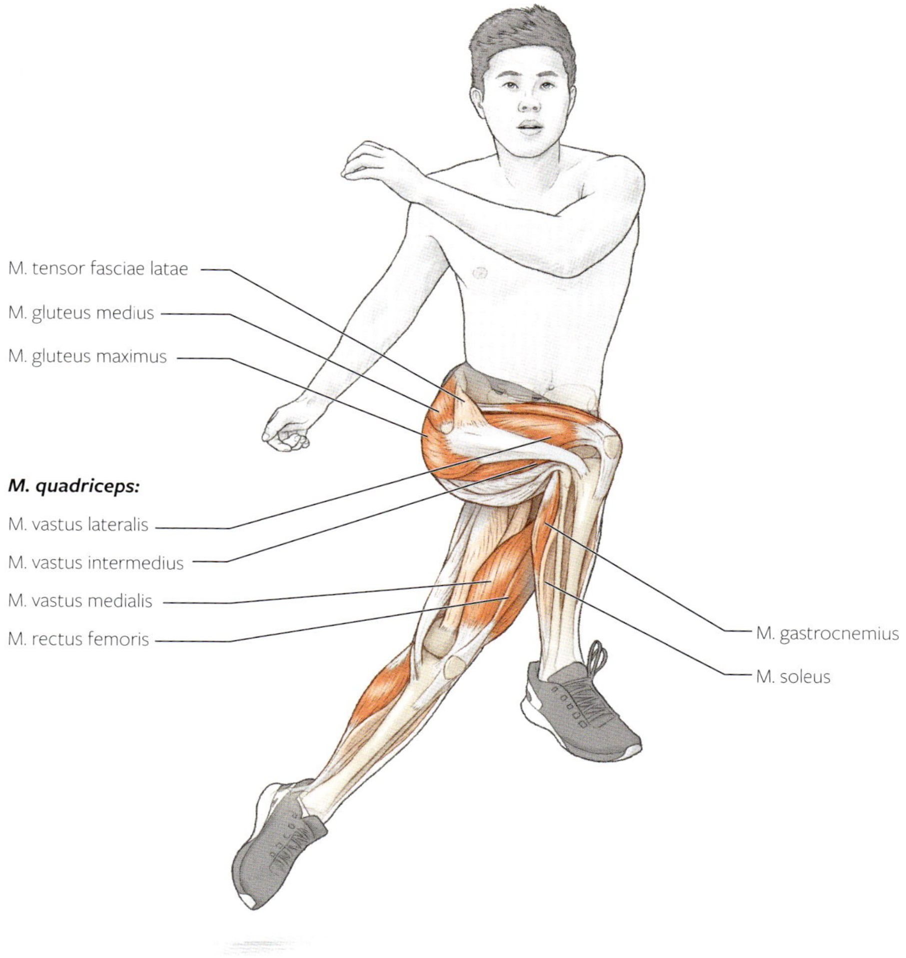

Ausführung

1. Stehen Sie seitlich zur Laufrichtung. Beginnen Sie den ersten Sprungschritt, indem Sie das Knie des äußeren Beins vor dem Körper über eine maximale Distanz kreuzen lassen.
2. Beim Landen üben Sie einen seitlichen Schub aus, um eine seitliche Beschleunigung und beim nächsten Schritt eine gewisse Distanz zu erreichen. Schwingen Sie die Arme jeweils entgegen der Beinarbeit, um das Gleichgewicht zu halten und eine größere Kraft zur Seite zu erzeugen.

3. Führen Sie den nächsten seitlichen Schritt hinter dem Körper aus. Dieser Schritt wird deutlich kürzer sein, behält aber den Schwung der Seitbewegung bei.
4. Fahren Sie mit den Sprungschritten mit Übersetzen mit jeweils einem Schritt vor und einem Schritt hinter dem Körper fort, um über eine Distanz von 10–30 Metern zu beschleunigen.

Beteiligte Muskeln

Primär: M. gluteus maximus, M. gluteus medius, M. gastrocnemius, M. quadriceps (M. rectus femoris, M. vastus lateralis, M. vastus intermedius, M. vastus medialis).
Sekundär: M. soleus, M. tensor fasciae latae, Mm. adductores (longus, magnus, brevis).

Anmerkungen

Diese Übung (Carioca Bound) umfasst ein verlängertes Schrittmuster in der regulären Carioca-Übung, indem die Füße vor dem Körper übersetzen, um diesen seitlich fortzubewegen. Bei einem Schritt kreuzt der Fuß vor dem Körper, um eine Abwärtskraft und einen horizontalen Antrieb zu erzeugen. Der nächste Schritt erfolgt hinter dem Körper, um denselben seitlichen Antrieb zu liefern. Das Kreuzen vor dem Körper und die Schritte hinter dem Körper erzeugen zwischen Hüften und Schultern Drehkräfte, da die Arme im Verhältnis zu der von den Beinen erzeugten Kraft in Gegenrotation kommen. Der Bewegungsumfang der Extremitäten ist bei den Carioca-Sprungschritten sehr viel größer als bei der regulären Übung, da Sie bei jedem Schritt eine größere horizontale Distanz zurücklegen.

HÜRDEN-SPRUNGSCHRITT

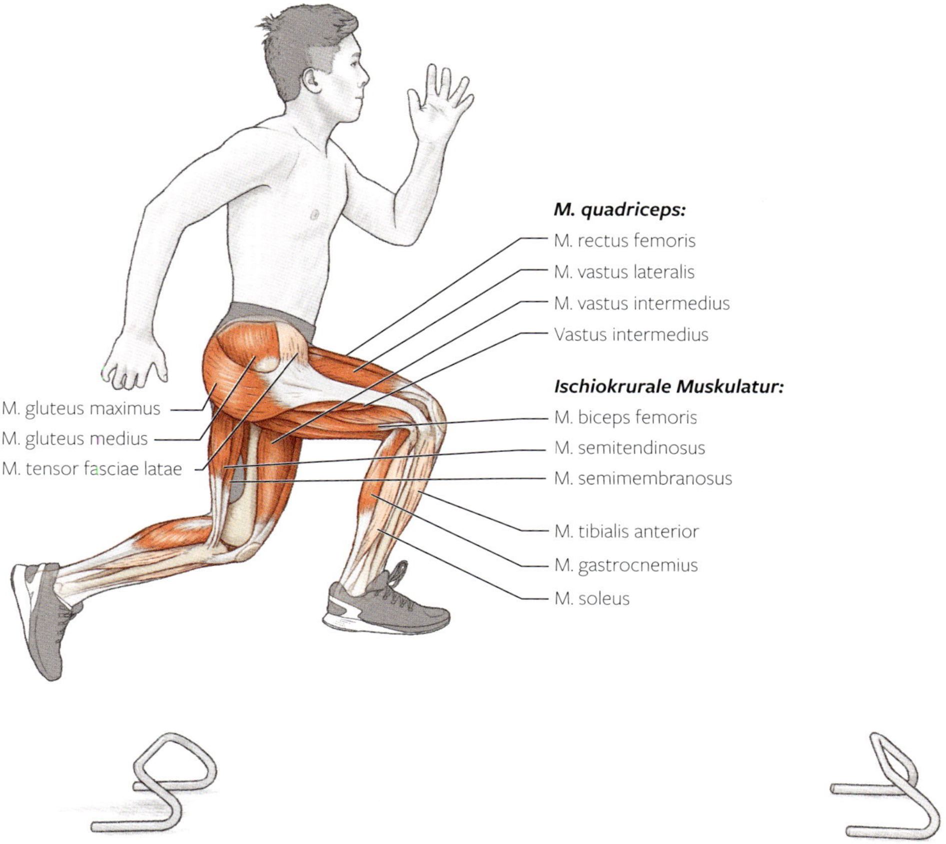

Ausführung

1. Stehen Sie einige Meter hinter einer Reihe mit niedrigen Hürden. Joggen Sie zu den Hürden und beginnen Sie mit einem einbeinigen Sprungschritt über die erste dieser Hürden.
2. Während der Flugphase über die Hürde bereiten Sie sich mit einer leichten Dorsalflexion des vorderen Fußes auf den Bodenkontakt vor.
3. Kommen Sie bei der Landung auf dem Mittelfuß auf und bringen Sie das Knie des anderen Beines nach vorne und oben, um den zweiten Hürden-Sprungschritt zu beginnen. Die Arme bewegen sich zum Ausgleich entgegengesetzt zu den Beinen.
4. Fahren Sie fort, über die Hürdenreihe Sprungschritte abwechselnd mit dem rechten und linken Bein in rhythmischer Form auszuführen. Konzentrieren Sie sich auf kurze Bodenkontakte und einen starken Knieschub.
5. Führen Sie die Sprungschritte über 6–12 Hürden aus, die in gleichmäßigen Abständen aufgestellt sind.

Beteiligte Muskeln

Primär: M. gluteus maximus, M. gluteus medius, M. gastrocnemius, M. quadriceps (M. rectus femoris, M. vastus lateralis, M. vastus intermedius, M. vastus medialis), Ischiokrurale Muskulatur (M. biceps femoris, M. semitendinosus, M. semimembranosus).

Sekundär: M. soleus, M. tensor fasciae latae, M. tibialis anterior.

Anmerkungen

Hürden können bei den einzelnen Sprüngen eine größere vertikale Abweichung bieten. Die Hürden müssen nicht sehr hoch sein, um für einen signifikanten Unterschied bei der Sprunghöhe im Vergleich zu regulären Sprungschritten zu sorgen. In einigen Fällen können Hürden mit einer Höhe von 15-25 Zentimetern einen signifikanten Unterschied bei den Flugbahnen der Sprungschritte bewirken. Die Abstände zwischen den Hürden sollten Ihren Fähigkeiten bei den Sprungschritten entsprechen, damit Sie nicht zu sehr von Ihrer regulären Schrittlänge und Ihrem Rhythmus abweichen. Es sollten höchstens 12 Hürden bei einer Reihe von Sprungschritten verwendet werden, um sicherzustellen, dass die Qualität der Körpermechanik erhalten bleibt.

VARIATION

Seitlicher Hürdensprungschritt (Lateral Bound Over Hurdles)

Niedrige Hürden können in einer fortlaufenden Linie aufgestellt werden, um Sie zu animieren, bei der Vorwärtsbewegung über diese Hürdenlinie hin und her zu springen. Die Sprungschritte müssen nicht weit zur Seite reichen. Die Hürden können einen zusätzlichen Anreiz bieten, bei den Sprungschritten an vertikaler Höhe zu gewinnen und auch dazu ermuntern, einen seitlichen Aspekt bei der Übung zu berücksichtigen.

HÜPFER AUS DEM SPRUNGGELENK

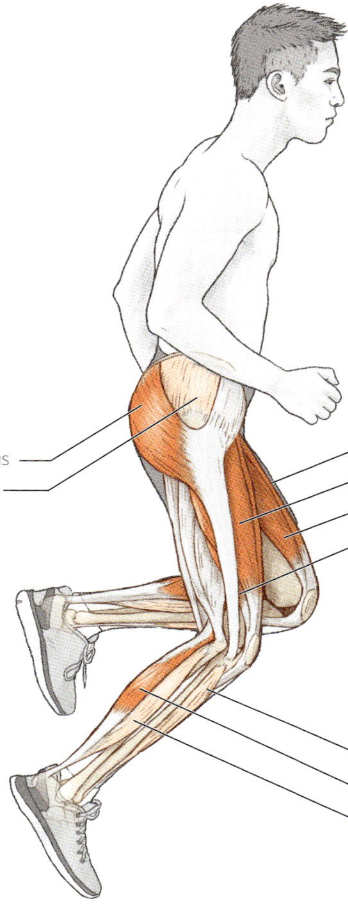

Ausführung

1. Stehen Sie mit hüftbreiten Füßen. Beginnen Sie den ersten Hüpfer auf einem Bein, indem Sie das Knie der Gegenseite nach vorne bringen. Der Knieschub ist mäßig hoch, denn die Absicht ist nicht, so weit wie möglich zu hüpfen, sondern bei jedem Hüpfer eine schnelle und elastische Landung durchzuführen.
2. Bereiten Sie sich auf die Landung mit demselben Hüpfbein durch Dorsalflexion des Fußes vor, um auf diese Weise in den Wadenmuskeln für eine zusätzliche Vorspannung zu sorgen.

3. Landen Sie nach jedem einbeinigen Hüpfer mit minimaler Kniebeugung beim Bodenkontakt, streben Sie an, auf dem Mittelfuß und in aufrechter Haltung aufzukommen.
4. Führen Sie in dieser Form fortlaufende Hüpfer auf demselben Bein über eine Distanz von 10–20 Metern durch. Die Arme bewegen sich entgegengesetzt zu den Beinen, um die Arbeit der unteren Extremitäten auszugleichen. Die Beine wechseln.

Beteiligte Muskeln

Primär: M. gluteus maximus, M. quadriceps (M. rectus femoris, M. vastus lateralis, M. vastus intermedius, M. vastus medialis), M. gastrocnemius.
Sekundär: M. gluteus medius, M. soleus, M. tibialis anterior.

Anmerkungen

Kurze Hüpfer mit begrenzter Kniebeugung bei Bodenkontakt erhöhen die Beteiligung der Füße und Unterschenkel an der Hüpfbewegung. Aktive Bodenkontakte sind zwingend, sie verstärken die Notwendigkeit der Festigkeit in allen Gelenken des Unterkörpers und erzeugen eine Elastizität der Bindegewebe. Die Hüpfer aus dem Sprunggelenk (Ankle Hops) gehen über eine kurze Distanz, die Aktion der Arme spiegelt den Rhythmus und den Bewegungsumfang des Unterkörpers wider.

KRAFTVOLLE HÜPFER

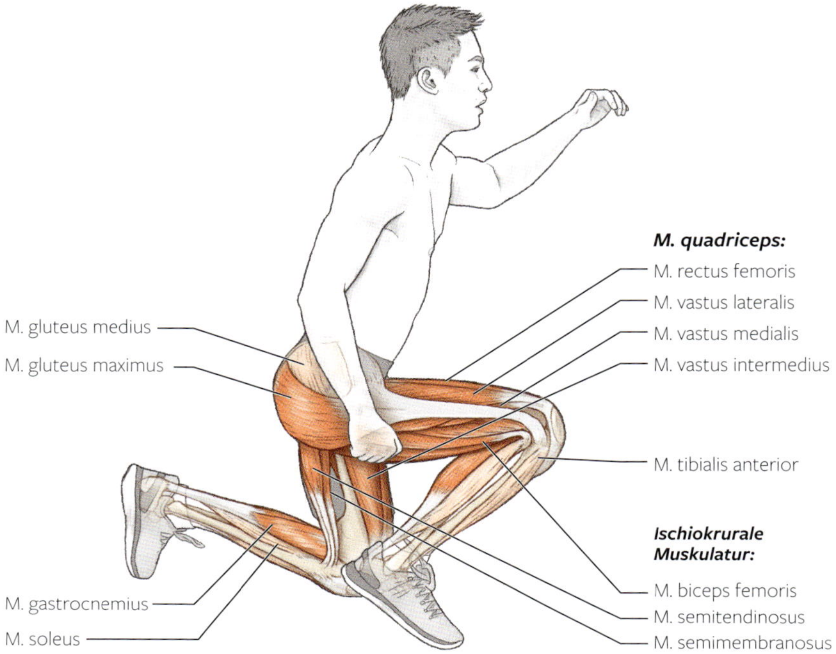

Ausführung

1. Stehen Sie mit hüftbreit geöffneten Füßen. Beginnen Sie den ersten Hüpfer auf einem Bein mit einem kraftvollen Schub des gegenüberliegenden Knies nach vorne. Das Knie wird bis auf Hüfthöhe gebracht, um bei jedem Hüpfer eine maximale Höhe und Distanz zu erreichen.
2. Nach dem Abstoß vom Boden bewegt sich das Knie des Hüpfbeins wie beim Radfahren vorwärts, um den nächsten Sprung vorzubereiten.
3. Bereiten Sie sich auf die Landung mit dem Hüpfbein durch Dorsalflexion des Fußes vor, während dieser schnell nach unten kommt, um in den Muskeln von Unterschenkel und Fuß für eine Vorspannung zu sorgen.

4. Bei der Landung fokussieren Sie sich im Interesse der Stabilität und Festigkeit darauf, mit dem Mittelfuß aufzukommen.
5. Führen Sie in dieser Weise fortlaufend kraftvolle Hüpfer auf demselben Bein über eine Distanz von 10-20 Metern aus. Die Arme bewegen sich entgegengesetzt zu den Beinen, um die Arbeit der unteren Extremitäten auszugleichen. Die Beine wechseln.

Beteiligte Muskeln

Primär: M. gluteus maximus, M. quadriceps (M. rectus femoris, M. vastus lateralis, M. vastus intermedius, M. vastus medialis), M. gastrocnemius, Ischiokrurale Muskulatur (M. biceps femoris, M. semitendinosus, M. semimembranosus).
Sekundär: M. gluteus medius, M. soleus, M. tibialis anterior.

Anmerkungen

Sie können auch Hüpfer über eine größere Distanz mit in die Übung aufnehmen, um Stärke und Kraft in der gesamten Beinmuskulatur zu entwickeln. Die Betonung der vertikalen Kraftentfaltung führt zu Verbesserungen sowohl bei der Distanz als auch bei der Höhe der einbeinigen Hüpfer. Kraftvolle Hüpfer (Power Hops) bedingen eine stärkere Rekrutierung von M. quadriceps, ischiokruraler Muskulatur und den Gesäßmuskeln, insbesondere, wenn Sie im Lauf des Trainings an Geschwindigkeit und Distanz gewinnen.

VARIATION

Geschwindigkeits-Hüpfer (Speed Hops)

Durch eine Verlagerung des Schwerpunkts von der Distanz einzelner Hüpfer auf die Geschwindigkeit der Bewegung, können Sie durch Speed Hops eine höhere Geschwindigkeit und größere Kraft im einzelnen Bein entwickeln. Die Höhe dieser Hüpfer ist viel geringer als bei den Power Hops, jeder Hüpfer hat eine flachere Bewegungsbahn. Steigern Sie die Frequenz der Hüpfer und fokussieren Sie sich bei jedem folgenden Hüpfer auf eine Beschleunigung.

RÜCKWÄRTS-HÜPFER

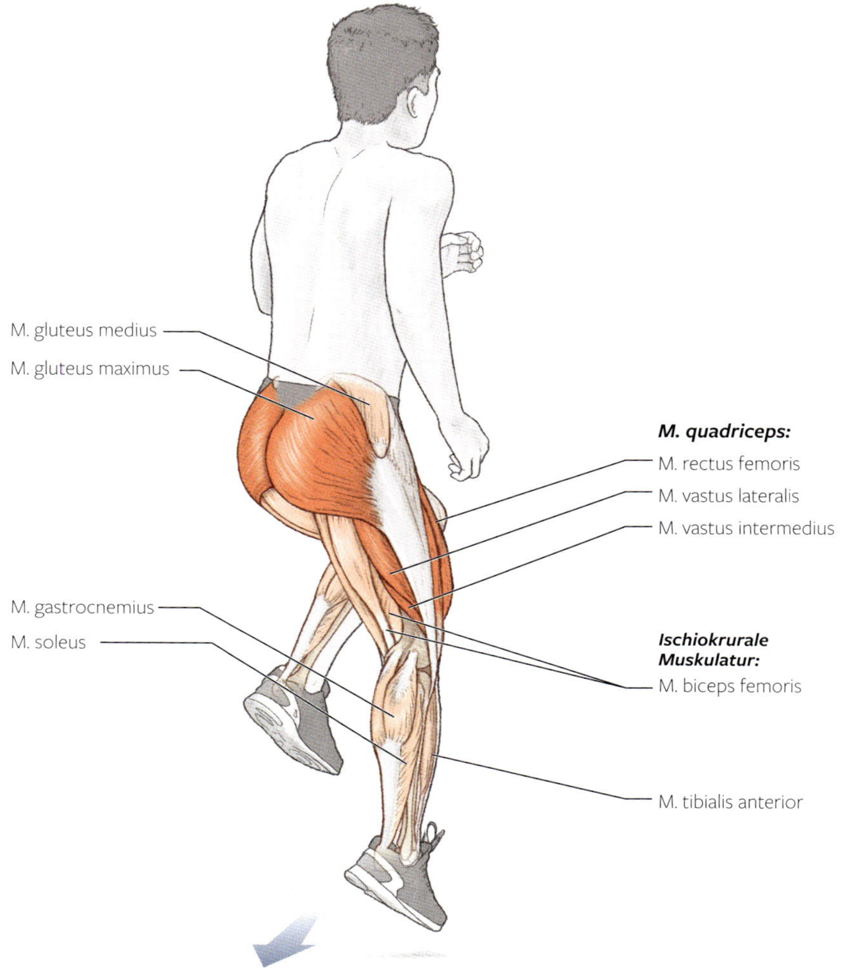

Ausführung

1. Stehen Sie mit hüftbreit geöffneten Füßen und mit dem Rücken zur Laufrichtung.
2. Beginnen Sie den ersten Hüpfer auf einem Bein, indem Sie sich mit dem Hüpfbein vom Boden abstoßen, um den Körper nach hinten zu bringen. Das Spielbein schwingt gegenläufig zum Hüpfbein vor und zurück.
3. Nach dem ersten Absprung bewegt sich das Hüpfbein für den zweiten Hüpfer nach hinten und setzt auf dem Fußballen auf.
4. Die Bodenkontakte sollen schnell und leicht erfolgen, um zu verhindern, dass der Schwung verloren geht.
5. Führen Sie in dieser Weise kontinuierliche Rückwärts-Hüpfer mit demselben Bein über eine Distanz von 10–20 Metern aus. Die Arme bewegen sich entgegengesetzt zu den Beinen, um die Arbeit der unteren Extremitäten auszugleichen. Die Beine wechseln.

Beteiligte Muskeln

Primär: M. quadriceps (M. rectus femoris, M. vastus lateralis, M. vastus intermedius, M. vastus medialis), M. gastrocnemius, M. gluteus maximus

Sekundär: M. gluteus medius, M. soleus, M. tibialis anterior, Ischiokrurale Muskulatur (M. biceps femoris, M. semitendinosus, M. semimembranosus).

Anmerkungen

Das Rückwärtshüpfen (Reverse Hop) auf einem Bein kann die Kraft im M. quadriceps aufbauen, unterstützt aber auch die Fähigkeiten, Bewegungen in viele Richtungen auszuführen. Viele Sportarten verlangen ein gewisses Maß an Rückwärtsschritten, insbesondere in der Verteidigung. Rückwärtshüpfen auf einem Bein kann die Muskeln kräftigen, die bei allen Arten von Rückwärtsbewegungen beteiligt sind. Übungsreihen mit Rückwärtshüpfern können über Distanzen von 10–20 Metern ausgeführt werden, je nach Ihrer Kraft, Ihren Fähigkeiten und Ihrer Erfahrung.

SEITLICHE HÜPFER MIT ABDUKTION

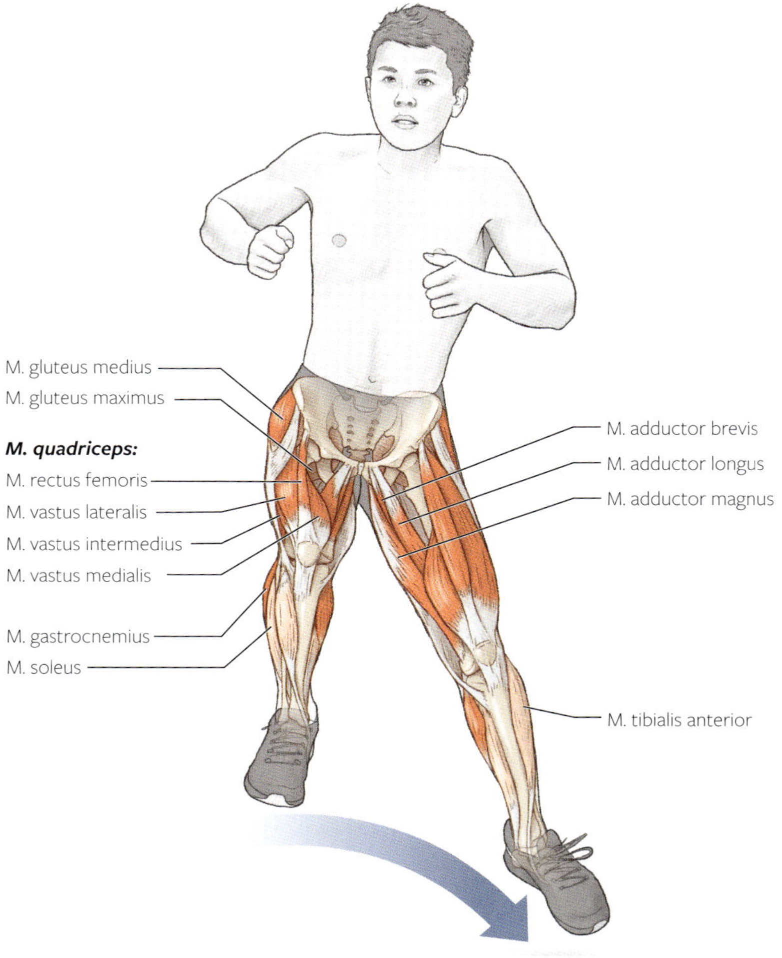

Ausführung

1. Stehen Sie mit hüftbreit geöffneten Füßen und seitlich zur Laufrichtung.
2. Beginnen Sie den ersten seitlichen Hüpfer, indem Sie das äußere Bein nach außen bewegen (Abduktion), um den Körper zur Seite zu bewegen. Das Spielbein abduziert zur anderen Körperseite, um die Arbeit des Hüpfbeins auszugleichen.
3. Nach dem ersten seitlichen Absprung bewegt sich das Hüpfbein über die Körpermitte, um nach dem zweiten Hüpfer zu landen, der Bodenkontakt erfolgt mit dem Mittelfuß.
4. Die Bodenkontakte sollen schnell und leicht erfolgen, um zu verhindern, dass der Schwung verlorengeht, wobei jegliche Übertreibung hinsichtlich Sprungdistanz und Abstoß vom Boden vermieden werden soll.
5. Führen Sie in dieser Weise fortlaufende seitliche Hüpfer auf demselben Bein über eine Distanz von 5–10 Metern aus. Die Beine wechseln.

Beteiligte Muskeln

Primär: M. quadriceps (M. rectus femoris, M. vastus lateralis, M. vastus intermedius, M. vastus medialis), M. gastrocnemius, M. gluteus medius, Mm. adductores (longus, magnus, brevis).

Sekundär: M. gluteus maximus, M. soleus, M. tibialis anterior.

Anmerkungen

Seitliches Hüpfen mit Abduktion (Lateral Abducting Hop) kann die unteren Extremitäten für Stoppbewegungen und Richtungswechsel kräftigen, wie sie in verschiedenen Sportarten verlangt werden. Seitliche Hüpfer kräftigen nicht nur die Muskeln von Sprunggelenken, Knien und Hüften in Bezug auf Leistung und Verletzungvorbeugung, sondern diese Übungen entwickeln auch die feinmotorischen Fertigkeiten für spezifische Bewegungsmuster, die im Sport erforderlich sind. Bei seitlichen Hüpfübungen müssen Sie nur kurze Distanzen überwinden (nicht mehr als 5–10 Meter).

VARIATION

Seitliche Hüpfer mit Adduktion (Lateral Adducting Hop)

Führen Sie die gleichen seitlichen Hüpfer mit Abduktions- und Adduktionsbewegungen aus, um eine gleichmäßige Beanspruchung der Muskeln auf beiden Seiten von Hüft-, Knie- und Sprunggelenken zu erreichen. Die Adduktionsbewegung erfolgt mit dem Bein in der Laufrichtung. Der schräge Schub im Körper sollte schnell erfolgen, damit das Bein wieder in eine sichere Landeposition für die nachfolgenden Hüpfer zurückkommen kann.

ZWEI HÜPFER UND EIN SPRUNGSCHRITT

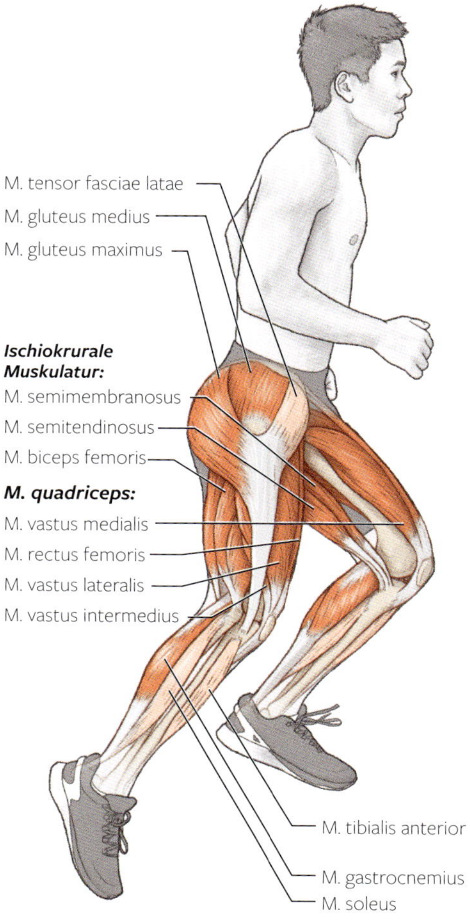

a

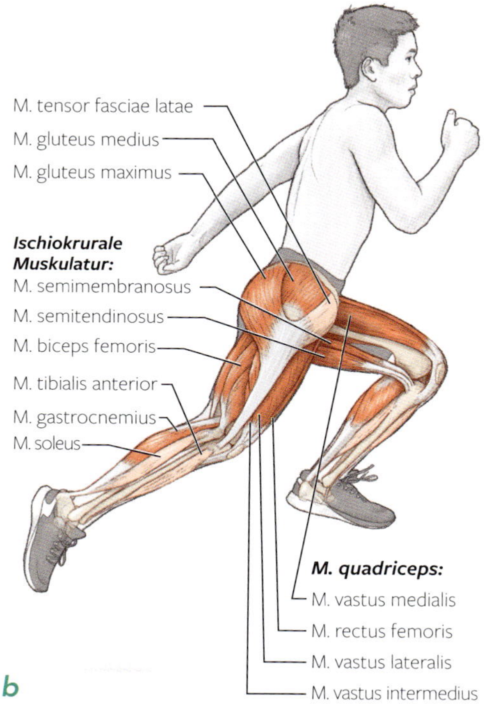

b

Ausführung

1. Stehen Sie mit hüftbreit geöffneten Füßen. Beginnen Sie den ersten einbeinigen Hüpfer, indem Sie das Knie der Gegenseite nach vorne schieben. Der Knieschub hat eine geringe Höhe, weil beabsichtigt ist, Hüpfer mäßiger Weite zu erzeugen und sie mit Sprungschritten zu kombinieren.
2. Nach zwei aufeinanderfolgenden Hüpfern, gehen Sie auf einen Sprungschritt mit dem anderen Bein über. Zur Vorbereitung des Bodenkontakts sowohl beim Aufkommen nach dem Hüpfen als auch nach dem Sprungschritt, wird der Fuß in Dorsalflexion gebracht. Beginnen Sie zwei weitere Hüpfer mit dem Bein, auf dem Sie gelandet sind.

3. Kommen Sie nach jedem einbeinigen Hüpfer und jedem Sprungschritt mit minimaler Kniebeugung auf dem Boden auf, streben Sie an, mit dem Mittelfuß und in aufrechter Haltung zu landen.
4. Führen Sie den fortlaufenden Zyklus aus zwei Hüpfern und Sprungschritt über eine Distanz von 15-30 Metern aus. Die Arme bewegen sich gegenläufig zu den Beinen, um die Arbeit der unteren Extremitäten auszugleichen. Die Beine wechseln.

Beteiligte Muskeln

Primär: M. gluteus maximus, M. gluteus medius, M. gastrocnemius, M. quadriceps (M. rectus femoris, M. vastus lateralis, M. vastus intermedius, M. vastus medialis), Ischiokrurale Muskulatur (M. biceps femoris, M. semitendinosus, M. semimembranosus).

Sekundär: M. soleus, M. tensor fasciae latae, M. tibialis anterior.

Anmerkungen

Eine absolute Kombinations-Grundübung ist die Ausführung von zwei Hüpfern und einem Sprungschritt im Wechsel. Der einzelne Sprungschritt bildet den Übergang zwischen zwei Hüpfern auf jedem Bein. Zwei Hüpfer auf dem rechten Bein gehen in einen einzelnen Sprungschritt mit dem linken Bein über, auf dem zwei weitere Hüpfer folgen. Der Wechsel wird während der gesamten Übung beibehalten, sodass jedes Bein dieselbe Menge an Bodenkontakten bekommt. Wenn Sie diese Übung in Ihrem Trainingsprogramm umsetzen wollen, bestimmen Sie die von Ihnen gewünschte Gesamtanzahl von Zyklen jedes Bewegungsmusters. Hüpfer und Sprungschritte über eine spezifische Distanz können bei jeder Übungsreihe unterschiedliche Ergebnisse erbringen. Während der gesamten Trainingsrunde arbeitet ein Bein deutlich stärker als das andere.

VARIATION

Drei Hüpfer und drei Sprungschritte (Three Hops and Three Bounds)

Durch mehr Hüpfer und Sprungschritte wird eine Kombinationsübung komplexer. Eine ungerade Anzahl an Sprungschritten sorgt dafür, dass Sie jeweils auf dem anderen Bein hüpfen. Die Einbeziehung von mehr Sprungschritten ermöglicht auch höhere horizontale Geschwindigkeiten innerhalb der Übung. Der Übergang von Sprungschritten auf Hüpfer ist mit der Herausforderung verbunden, ein höheres Tempo aufrechtzuerhalten und sorgt, in den meisten Fällen, für eine höhere Kraftentwicklung im Hüpfbein. Wenn Sie es lernen, mit hohen horizontalen Geschwindigkeiten sowohl bei den Sprungschritten als auch bei den Hüpfern zurechtzukommen, können Sie auch schneller beschleunigen und abbremsen.

HÜPFER IN VERSCHIEDENE RICHTUNGEN

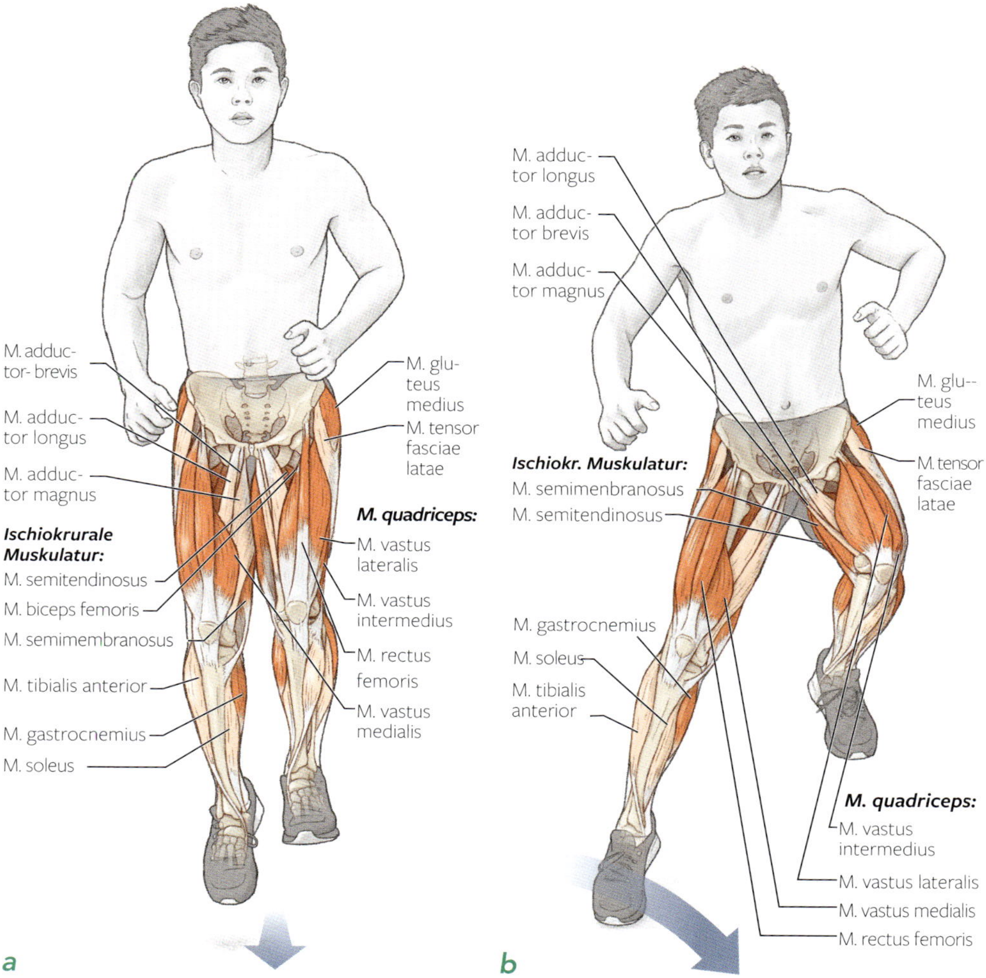

Ausführung

1. Stehen Sie mit hüftbreit geöffneten Füßen. Beginnen Sie den ersten einbeinigen Hüpfer, indem Sie das Knie der Gegenseite nach vorne schieben. Der Knieschub hat eine geringe Höhe, weil beabsichtigt ist, Hüpfer kurzer bis mäßiger Länge nach vorne zu erzeugen und sie mit Sprungschritten zur Seite zu kombinieren.
2. Bringen Sie den Fuß in Dorsalflexion, um ihn bei allen Landungen nach einem Hüpfer auf den Bodenkontakt vorzubereiten und sicherzustellen, dass diese Bodenkontakte rasch und kraftvoll erfolgen.
3. Nach zwei aufeinanderfolgenden Vorwärtshüpfern gehen Sie in einen seitlichen Hüpfer mit Abduktion (Bein nach außen) über, um die Richtung zu wechseln.

4. Fahren Sie mit zwei weiteren Hüpfern nach vorne fort und wechseln Sie dann mit einem seitlichen Hüpfer mit Adduktion die Richtung.
5. Kommen Sie nach jedem einbeinigen Hüpfer und jedem Sprungschritt mit minimaler Kniebeugung auf dem Boden auf, streben Sie an, mit dem Mittelfuß und in aufrechter Haltung zu landen.
6. Führen Sie den fortlaufenden Zyklus aus zwei Hüpfern und einem seitlichen Hüpfer über eine Distanz von 10–15 Metern fort. Nach jedem Set das Hüpfbein wechseln. Die Arme bewegen sich gegenläufig zu den Beinen, um die Arbeit der unteren Extremitäten auszugleichen.

Beteiligte Muskeln

Primär: M. gluteus maximus, M. gluteus medius, M. gastrocnemius, M. quadriceps (M. rectus femoris, M. vastus lateralis, M. vastus intermedius, M. vastus medialis), Ischiokrurale Muskulatur (M. biceps femoris, M. semitendinosus, M. semimembranosus).
Sekundär: M. soleus, M. tensor fasciae latae, M. tibialis anterior, Mm. adductores (brevis, magnus, longus).

Anmerkungen

Eine komplexere Reihe von Hüpfübungen, die Sie als Multisportler in Ihr Training aufnehmen können, sind Hüpfbewegungen in verschiedene Richtungen (Multidirectional Hops). Sie können diese Übungen auf der Stelle, über eine Distanz oder anhand einer Reihe von Markierungen auf dem Boden einer Turnhalle oder eines Sportplatzes ausführen. Ziel ist es, eine Kombination aus raschen und präzisen Sprüngen nach vorne und zur Seite in die Routineabläufe einzubinden. Zeichnen oder kleben Sie Linien auf den Boden oder den Sportplatz, um Linien zu haben, über die Sie hin und her springen können, um die Geschwindigkeit und Geschicklichkeit eines einzelnen Beins zu trainieren. Achten Sie darauf, verschiedene Bewegungen (vorwärts und zur Seite) und beide Beine gleichmäßig zu berücksichtigen, um eine Überbeanspruchung zu vermeiden.

VARIATION

Kombination aus Vorwärts- und Rückwärts-Hops mit Sprungschritten (Forward and Backward Hopping and Bounding Combinations)

Zu den Übungen, die sich auf das Abbremsen und den Richtungswechsel konzentrieren, gehören Hüpfbewegungen mit Sprüngen vor und zurück. Ein üblicher Ansatz ist, zwei oder drei Hüpfer vorwärts auszuführen, gefolgt von einem Hüpfer rückwärts. Anschließend wechseln Sie mit einem Sprungschritt auf das andere Bein und wiederholen das Hüpfmuster. Bei diesem Muster kann der Zyklus fünf oder sechs Mal abwechseln. Die Vorwärtshüpfer sollen nicht zu weit sein, damit der Richtungswechsel auf rückwärts machbar ist. Entsteht bei einem einbeinigen Hüpfer ein zu kräftiger Vorwärtsschwung, ist es praktisch unmöglich, die Hüpfrichtung umzukehren, egal wie kräftig Sie sind. Sie können diese Übungen so abwandeln, dass Sie Hüpfer und Sprungschritte zur Seite einbinden, um alle Bewegungsrichtungen abzudecken.

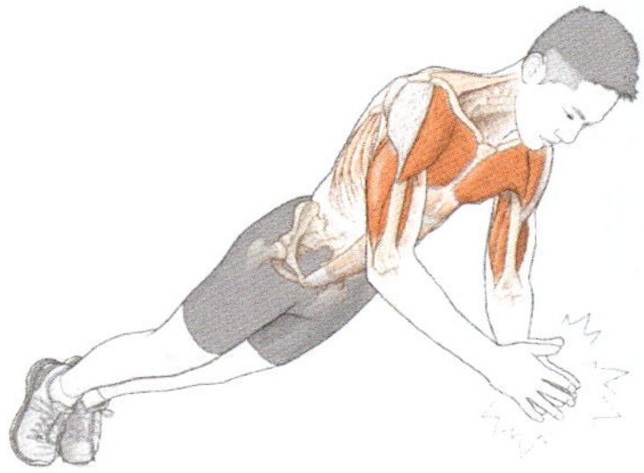

6

ÜBUNGEN FÜR DEN OBERKÖRPER

Plyometrische Übungen für den Oberkörper sind für die Entwicklung der allgemeinen Stärke, Kraft und Geschwindigkeit bei allen sportlichen Bewegungen mit Armbeteiligung nützlich. Dynamische Bewegungen, zu denen Stoßen und Ziehen mit den Armen gehören, profitieren von der Aktivierung des Dehnungs-Verkürzungs-Zyklus' und von den elastischen Eigenschaften der Muskulatur und des Bindegewebes des Oberkörpers. Durch explosive und elastische Trainingsaktivitäten des Oberkörpers werden nicht nur die anaerob alaktischen Fähigkeiten verbessert, sondern auch die Ökonomie längerer aerober Aktivitäten, die von den oberen Extremitäten ausgeführt werden. Die umfassenden Vorteile eines effektiven plyometrischen Trainingsprogramms für den Oberkörper gehen weit über den Bereich der explosiven Qualitäten hinaus.

Plyometrische Übungen für den Oberkörper müssen allmählich gesteigert werden, um die Gesundheit und Leistungsfähigkeit der oberen Extremitäten zu erhalten. Aufgrund der komplexen Anatomie der Schulter müssen Sie die Belastung des Oberkörpers durch dynamische Bewegungen sorgfältig planen und sich darauf konzentrieren, jede Übung mit optimaler Biomechanik auszuführen. Die Auswahl der Übungen muss für die jeweilige Sportart geeignet sein, aber auch Ihre Gesundheit und Sicherheit gewährleisten. Nehmen Sie sich wie bei allen explosiven oder sehr schnellen Übungen die Zeit, sowohl die vorausgesetzten Fertigkeiten als auch die physiologischen Anforderungen der Plyometrie an den Oberkörper zu erfüllen, bevor Sie schwere Trainingsbelastungen auf sich nehmen.

Abbildung 6.1 zeigt im Detail die beteiligten Muskeln des Oberkörpers an athletischen Bewegungen. An explosiven plyometrischen Stoßbewegungen sind der M. pectoralis major, die vorderen Anteile der Mm. deltoidei und der M. triceps brachii stark beteiligt. Kraftvolle Zugbewegungen in einem plyometrischen Trainingsprogramm werden vom M. biceps brachii, M. trapezius und M. latissimus dorsi umfassend unterstützt. Zahlreiche andere Muskeln des Oberkörpers wirken unterstützend, indem Sie eine strukturelle Stabilität und Präzision der Bewegung für athletische Fertigkeiten liefern. Zusammen mit hilfreichen Illustrationen, werden die Muskelbewegungen für jede der vorgegebenen plyometrischen Übungen für den Oberkörper genau erklärt.

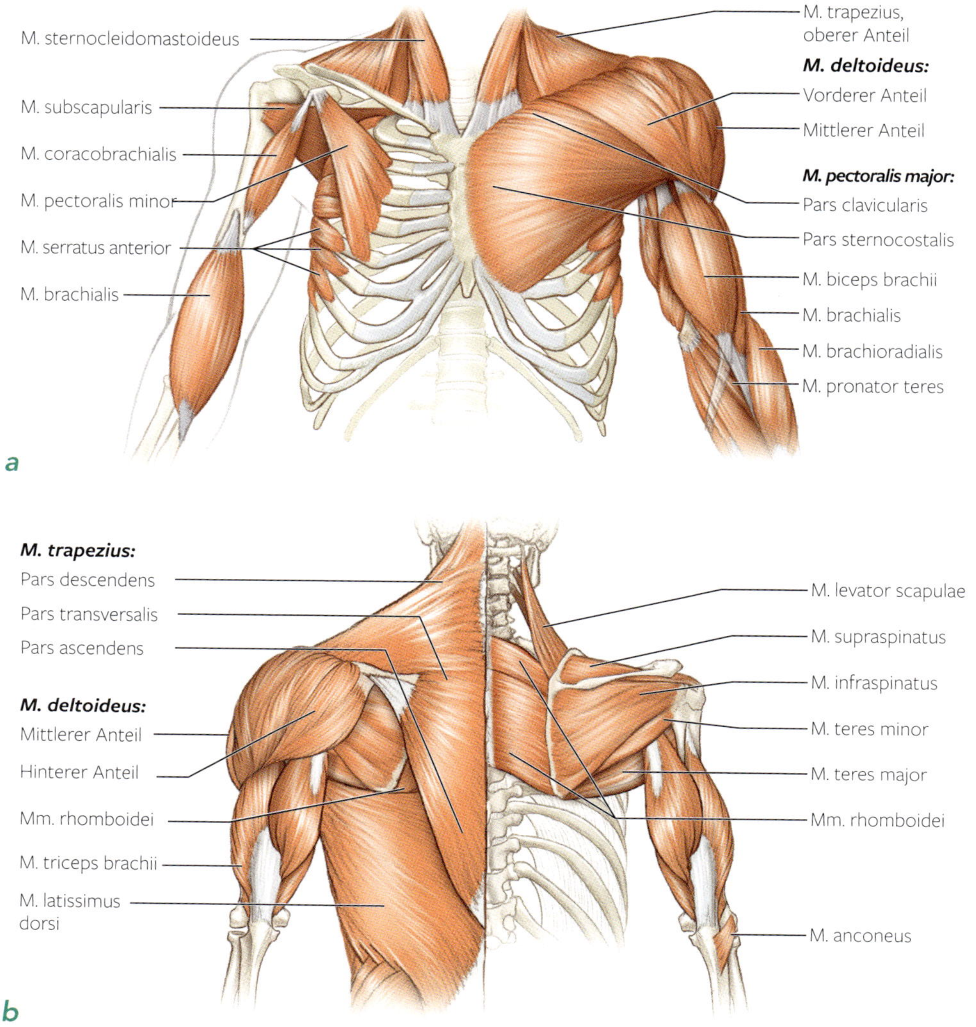

ABB. 6.1 Oberer Rumpf: (a) anterior; (b) posterior.

Die plyometrischen Übungen in diesem Kapitel verlangen mehrheitlich eine signifikante Beteiligung des Unterkörpers und der zentralen Körperpartie. Kapitel 7 behandelt plyometrische Übungen, die auf die Core-Muskulatur abzielen. Die Kräfte insgesamt jedoch, die bei vielen dieser Bewegungen von unten her erzeugt werden, drücken sich letztlich in den oberen Extremitäten aus. Das richtige Timing und die effiziente Kraftübertragung durch den Körper sind unerlässlich und erfordern während der Trainingsrunden eine engmaschige Kontrolle aller Interaktionen von Muskeln und Gelenken.

Die positiven Auswirkungen eines plyometrischen Trainingsprogramms auf den Oberkörper decken ein Spektrum von Sportarten und spezifischen Bewegungsmustern ab. Die sportlichen Schlüsselqualitäten, die durch ein plyometrisches Training des Oberkörpers verbessert werden, sind Werfen, Schlagen eines Balls oder eines Gegners, Vorankommen im Wasser sowie Grappling und Tackling.

Sportarten, bei denen ein Ball oder ein anderes Gerät geworfen wird, verlangen die kraftvolle und effiziente Kräftesammlung, die vom Unterkörper über die zentrale Körperpartie entwickelt wird und von den oberen Extremitäten genutzt wird. Plyometrische Übungen mit Medizinbällen oder anderen gewichtsbelasteten Gegenständen verbessern die Leistung in allen Wurfsportarten, ob nun die Sportart das Werfen eines relativ leichten Gegenstands (Baseball, Softball, American Football) oder eines schwereren Gegenstandes beinhaltet (Kugelstoßen, Speerwerfen, Diskuswerfen). Das Werfen eines Medizinballs bietet eine spezifische Bewegungssequenz, die allen Bewegungen in diesen Sportarten sehr ähnlich ist, aber auch eine zusätzliche Belastung ohne Risiko, um Stärke und Kraft angemessen zu entwickeln.

Während es bei einigen Sportarten dazugehört, einen Ball zu werfen, wird bei anderen ein Ball entweder mit der Hand (Volleyball) oder einem Ausrüstungsgegenstand (Tennis-, Golf- oder Baseballschläger) geschlagen. Ähnlich wie beim Werfen liefern letztlich die Arme und Hände den Impuls, für die Leistung ist aber auch eine erhebliche Beteiligung des Unterkörpers wichtig. Die Koordination des Antriebs durch den Unterkörper und der starken Kraftübertragung durch die zentrale Körperpartie und den Rumpf trägt dazu bei, dass die Hände diese Kraft explosiv nutzen können. Die Durchführung plyometrischer Bewegungen mit einem Medizinball oder einem ähnlichen Gerät verstärkt die Sequenz von Muskelkontraktionen unter stärkerer Belastung, um die Leistung sportspezifischer Bewegungen zu verbessern.

In Kontakt- oder Kampfsportarten ist die Fähigkeit, mit den Händen einen kraftvollen Hieb oder Schlag auszuführen, äußerst wichtig. Explosive Bewegungen mit dynamischen Stößen verbessern die Schlagfähigkeiten, insbesondere, wenn sie unter kraftvoller Beteiligung des Unterkörpers erfolgen. Schlagwürfe mit dem Medizinball oder reaktive Liegestützen werden üblicherweise zur Verbesserung der Schlagkraft des Oberkörpers verwendet.

Schwimmer sind bei ihrer Vorwärtsbewegung im Wasser überwiegend auf ihre Arme angewiesen. Eine große Kraftentwicklung im Wasser verlangt bedeutende Kraft und Stärke und die Ausdauer, die langen Workouts an aufeinanderfolgenden Trainingstagen durchzuhalten. Während spezifische Ausdauerfähigkeiten der Muskeln für den Erfolg beim Schwimmen und ähnlichen Aktivitäten wichtig sind, ist die Kraft des Oberkörpers für eine anhaltend optimale Technik im Wasser entscheidend.

Kampfsportarten wie Wrestling, Judo und gemischte Kampfkünste verlangen eine signifikante Kraft und Stärke beim Grappling mit Gegnern während langer Trainingsrunden und intensiver Matchs. Rugby- und Footballspieler brauchen dieselbe Kraft in den Armen, um Gegner unter High Speed-Bedingungen konsequent zu attackieren. Explosive Aktivitäten, die Zugbewegungen beinhalten, verbessern die Leistung sowohl im Grappling als auch im Tackling, indem sie die Effizienz der Muskelrekrutierung und die Kraft ganz allgemein verbessern.

DYNAMISCHE PUSH-UP-ÜBUNGEN

Der Liegestütz ist eine traditionelle Übung mit dem Eigengewicht, um die gesamte Kraft und Stärke für Stoßbewegungen zu entwickeln. Trainiert werden dabei die Muskeln der Brust (M. pectoralis major), der Schultern (vorderer Anteil des M. deltoideus) und der Arme (M. triceps brachii). Zusätzliches rasches Beschleunigen und Abbremsen durch dynamische Bewegungen kann die Belastung dieser Muskeln signifikant erhöhen, sie aber auch auf die explosiven Anforderungen des Sports vorbereiten. Dynamische Liegestütz-Übungen können die konzentrischen Fähigkeiten für Stoßbewegungen, die exzentrische Kraft für Abwehrbewegungen und die plyometrischen Qualitäten für reaktive Fähigkeiten entwickeln. Da dynamische Liegestütz-Übungen die Schultergelenke stark belasten, sollten Sie die Übungen schrittweise steigern, um das Verletzungsrisiko möglichst gering zu halten.

PÄSSE UND WÜRFE MIT DEM MEDIZINBALL

Verwenden Sie Medizinbälle, um durch verschiedene Pässe und Würfe die Kraft, Stärke und Geschwindigkeit des Oberkörpers sowie die Elastizität zu entwickeln. Den Medizinball mit einem Partner hin- und herzuwerfen, ist eine produktive Aktivität, die Spaß macht. Steht kein Partner zur Verfügung, werfen Sie den Medizinball gegen eine Wand, um die athletischen Qualitäten des Oberkörpers zu entwickeln. Die Entscheidung, eher mit Partnerwürfen als mit Würfen gegen eine Wand zu arbeiten, hängt von der Verfügbarkeit und den räumlichen Gegebenheiten sowie von den Zielen der Trainingsrunde ab. In Fällen, in denen es wünschenswert ist, dass der Medizinball für individuelle Wurfwiederholungen rascher und vorhersehbarer zurückkommt, kann die Nutzung einer Wand besser geeignet sein. Wenn bei der Interaktion mit einem anderen Athleten die Flugbahnen des zurückkommenden Medizinballs weniger vorhersehbar sind – was die tatsächlichen sportlichen Szenarien simuliert – können Partnerwürfe wünschenswerter sein.

Ein wichtiger Schritt ist die Wahl des für die jeweiligen Aktivitäten geeigneten Medizinballs. Der Ball muss aus einem Material hergestellt sein, das sich gut greifen lässt und auch einen gewissen Grad an Dämpfwirkung oder Nachgiebigkeit besitzt. Ein zu harter Ball lässt sich nicht nur schwerer fangen, sondern ist bei vielen Wiederholungen auch sehr belastend für die Hände. Umgekehrt liefert ein zu weicher Ball nicht genügend Schwung für Abprallwürfe gegen eine Wand. Kleinere Medizinbälle können schwieriger zu fangen sein, größere Medizinbälle hingegen lassen sich schwerer werfen. Schließlich muss das Gewicht des Medizinballs für Sie und Ihre gewählte Übung passend sein. Nehmen Sie im Zweifelsfall im Interesse der Sicherheit und des Erhalts der Bewegungsqualität immer einen etwas leichteren Ball.

ÜBUNGEN MIT ANDERER AUSRÜSTUNG FÜR DEN OBERKÖRPER

Sie können viele andere Arten der Ausrüstung verwenden, um optimale Trainingsbedingungen für dynamische Bewegungen des Oberkörpers zu schaffen. Mit einer vielfältigen Trainingsausrüstung kann das Training nicht nur zusätzlich sportspezifisch angepasst werden, sondern diese sorgt auch für ein anregenderes Training bei Athleten, die durch exzessives Wiederholen sonst leicht gelangweilt werden. Kettlebells können für dynamische Schwungbewegungen genutzt werden, die Kraft und Stärke in den hinteren Muskeln des Oberkörpers entwickeln. Ein schwerer aufgehängter Boxsack kann in explosive Stoßbewegungen so integriert werden, dass die Sicherheit bei schwereren Gewichten maximiert wird.

REAKTIVER LIEGESTÜTZ AN DER WAND

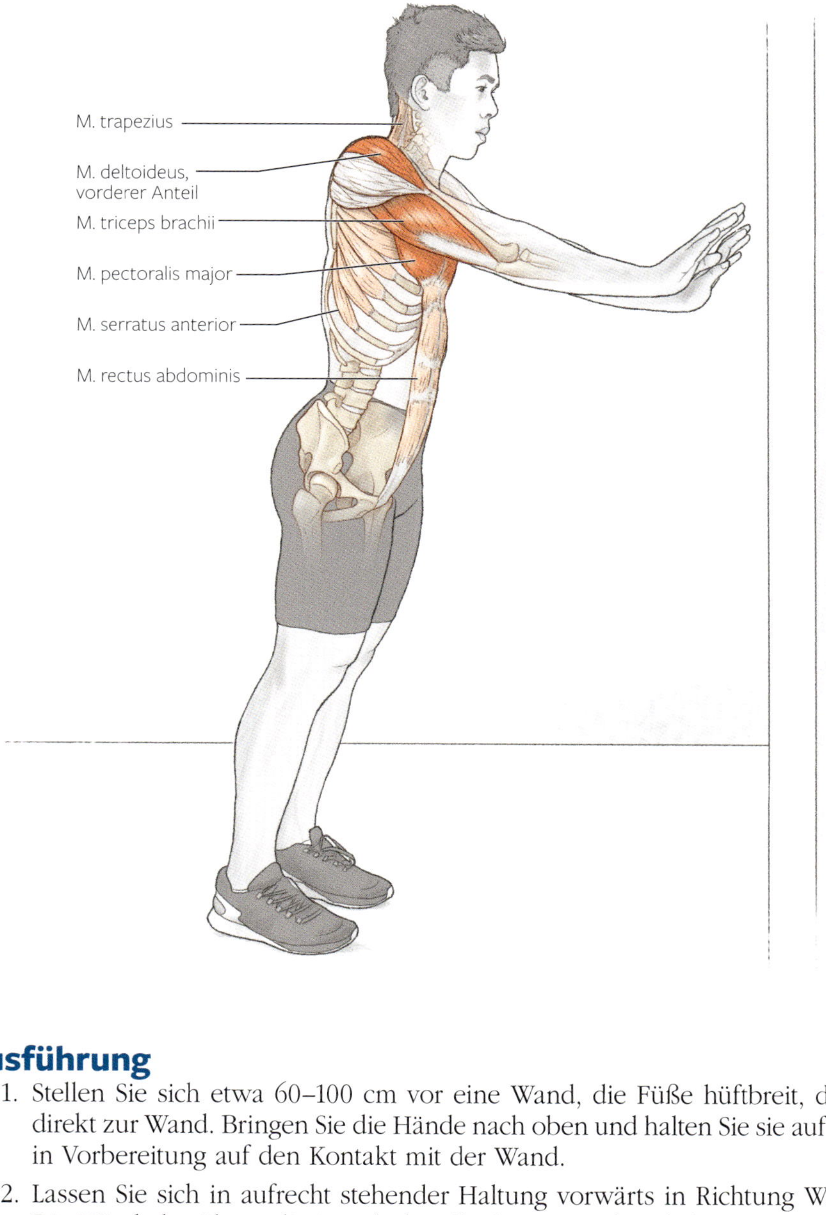

Ausführung

1. Stellen Sie sich etwa 60–100 cm vor eine Wand, die Füße hüftbreit, das Gesicht direkt zur Wand. Bringen Sie die Hände nach oben und halten Sie sie auf Brusthöhe in Vorbereitung auf den Kontakt mit der Wand.
2. Lassen Sie sich in aufrecht stehender Haltung vorwärts in Richtung Wand fallen. Die Hände berühren die Wand, die Ellenbogen sind seitlich am Körper. Bremsen Sie den Vorwärtsfall des Körpers ab, damit das Bewegungsausmaß klein bleibt.
3. Kehren Sie die Fallrichtung des Körpers mit einem kraftvollen Abstoß beider Hände um. Strecken Sie die Ellenbogen explosiv, um in einen vollständigen Stand zurückzukommen. Wiederholen.

Beteiligte Muskeln

Primär: M. pectoralis major, M. triceps brachii, vorderer Anteil des M. deltoideus.
Sekundär: M. serratus anterior, M. trapezius, M. rectus abdominis.

Anmerkungen

Reaktive Wandliegestützen (Reactive Wall Push-Ups) sind eine wirksame plyometrische Übung für den Oberkörper für Anfänger und etwas fortgeschrittenere Athleten, die ihre dynamische Kraft sicher entwickeln wollen. Diese Übung entwickelt Kraft, Stärke und elastische Fähigkeiten in Brust, Schultern und Trizeps mit weniger Belastung als ein konventioneller dynamischer Push-up am Boden. Die Gesamtbelastung beim Wandliegestütz kann durch den Winkel des Körpers zur Wand justiert werden. Eine aufrechtere Position im Verhältnis zur Wand ergibt geringere Gesamtkräfte als eine schrägere Position. Es ist ratsam, als Anfänger mit einer aufrechteren Position zu beginnen, und dann mit zunehmender Kraft und Stärke den Winkel zu verkleinern.

VARIATION

Reaktiver Liegestütz mit Box (Reactive Push-Up With Box)

Um den Körper in einen flacheren Winkel zum Boden zu bringen, führen Sie reaktive Push-ups auf eine etwas höhere Bank oder Box aus. Anstatt aus dem Stand auf die Box zu fallen, beginnen Sie in einer gestreckten Push-up-Position mit den Händen auf der Box. Beugen Sie die Ellenbogen und lassen Sie die Körperbeschleunigung nach unten auf die Box zu. Kehren Sie die Fallrichtung durch einen kraftvollen Push-up um. In einzelnen Wiederholungen jeweils mit Pause ausführen oder als fortlaufende Abprallübung.

EXPLOSIVER LIEGESTÜTZ

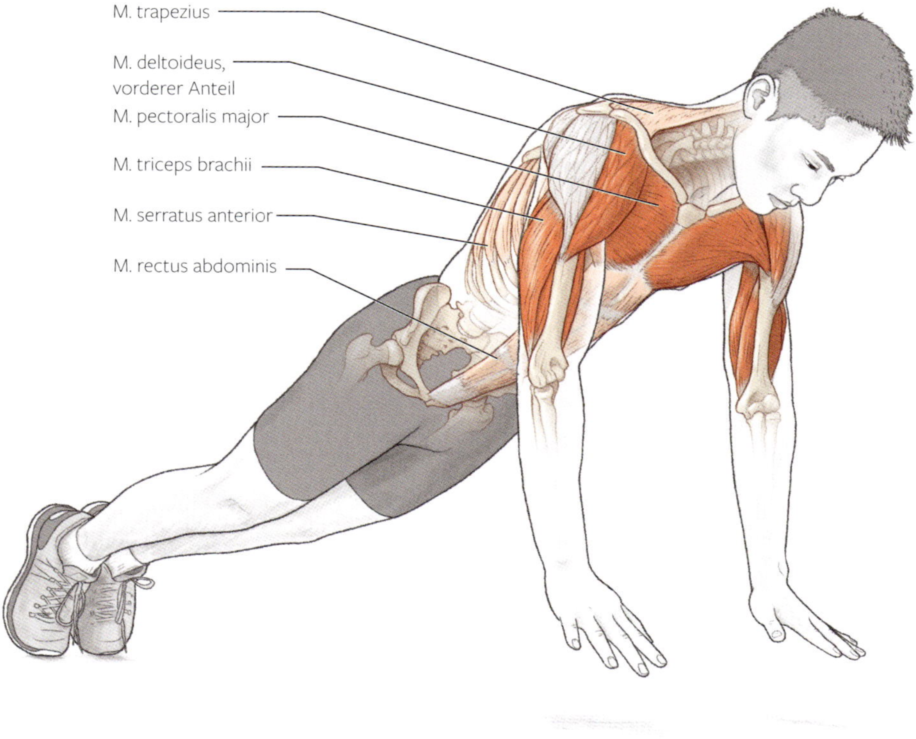

Ausführung

1. Beginnen Sie mit dem Körper flach am Boden in der tiefen Push-up-Position, die Arme etwas mehr als schulterbreit und die Füße geschlossen.
2. Stoßen Sie den Körper kraftvoll vom Boden in die Luft ab, nutzen Sie beim Abstoß den vollen Bewegungsumfang der Streckung.
3. Sobald der Körper den Scheitelpunkt der Bewegung erreicht hat und wieder Richtung Boden kommt, bereiten Sie die Hände auf den Bodenkontakt vor und bremsen den Körper kontrolliert zum Boden hin ab.

Beteiligte Muskeln

Primär: pectoralis major, M. triceps brachii, vorderer Anteil des M. deltoideus.
Sekundär: M. serratus anterior, M. trapezius, M. rectus abdominis.

Anmerkungen

Explosive Liegestütze (Explosive Push-ups) beinhalten eine Aufwärtsbeschleunigung des Körpers mit einer kraftvollen Abstoßbewegung der Arme. Beabsichtigt ist die Erzeugung einer ausreichenden Kraft, um die Ellenbogen rasch komplett zu strecken und die Hände bis zu einem gewissen Grad vom Boden zu lösen. Die vollständige Bewegung umfasst eine kraftvolle konzentrische Phase und eine starke exzentrische Landephase, um den Körper abzubremsen. Höchstens 6 Wiederholungen ausführen, um während der gesamten Übungsreihe die maximale Kraft aufrechtzuerhalten. Um eine effiziente Körpermechanik zu erhalten und das Verletzungsrisiko möglichst gering zu halten, ist es unbedingt erforderlich, sich auf eine gute technische Ausführung zu konzentrieren.

VARIATION

Explosiver Liegestütz auf erhöhte Boxen (Explosive Push-Up to Raised Boxes)

Der explosive Liegestütz auf erhöhte Boxen kann als Äquivalent für den Oberkörper zum Box Jump betrachtet werden. Der explosive Aufwärtsschub katapultiert den Körper auf erhöhte Podeste oder niedrige Boxen. Die Nutzung einer solchen Ausrüstung bietet für jede Wiederholung ein Leistungsziel und reduziert bei der Ausführung jeder explosiven Übung den Aufprall bei der Landung. Die Boxen sollen niedrig genug und ausreichend stabil sein, um eine sichere Landung zu gewährleisten. Optimaler Weise stehen die Boxen beidseits der Hände, um einen glatten Übergang aus der Startposition zu ermöglichen. Beginnen Sie mit dem Körper flach am Boden, die Hände liegen beidseits des Rumpfes. Drücken Sie explosiv gegen den Boden und kommen Sie mit den Händen auf jeweils einer Box auf. Bringen Sie die Hände vorsichtig zurück zum Boden und nehmen Sie zwischen den Wiederholungen wieder die Startposition ein, den Körper flach am Boden.

DROP-UND-CATCH-LIEGESTÜTZ

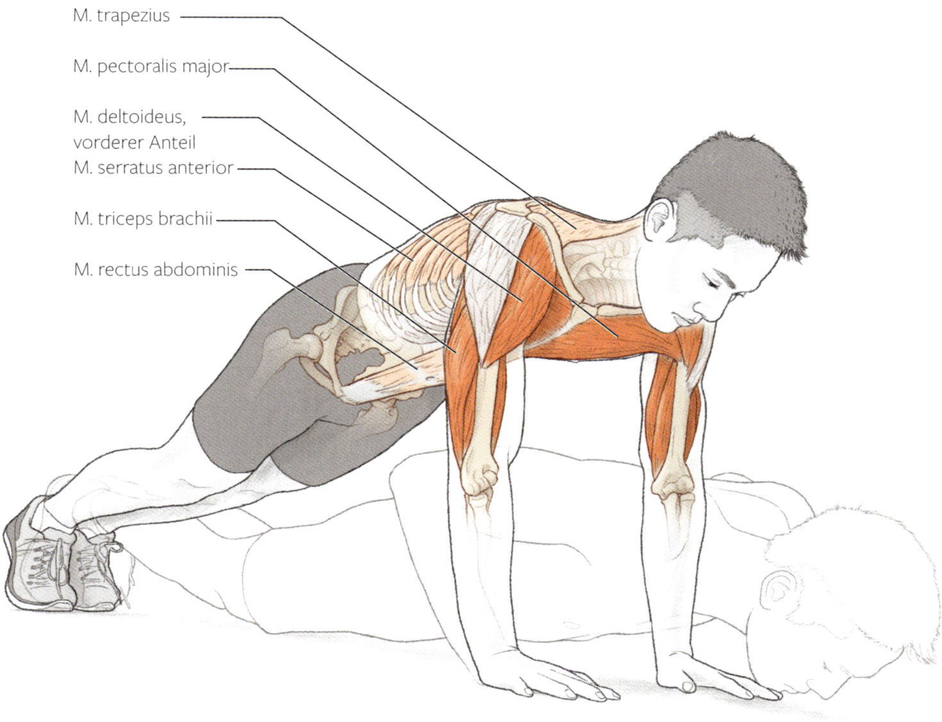

Ausführung

1. Beginnen Sie in einer gestreckten Push-up-Position, die Arme etwas mehr als schulterbreit, die Füße geschlossen, ähnlich wie in der Position Plank.
2. Um es dem Körper zu ermöglichen, Richtung Boden zu fallen, die Hände rasch nach außen schieben und die Ellenbogen während der Abwärtsbewegung beugen.
3. Wenige Zentimeter vor dem Boden den Körper abfangen, die Hände liegen fest am Boden neben dem Rumpf. Langsam eine Push-up-Bewegung ausführen, um den Körper wieder in die Startposition zu bringen und die Übung wiederholen.

Beteiligte Muskeln

Primär: M. pectoralis major, M. triceps brachii, vorderer Anteil des M. deltoideus.
Sekundär: M. serratus anterior, M. trapezius, M. rectus abdominis.

Anmerkungen

Der Drop-and-Catch-Liegestütz für den Oberkörper hat Ähnlichkeit mit dem Drop Jump von einer Box für den Unterkörper. Beabsichtigt ist, die Muskeln in den oberen Extremitäten, den Schultern und der Brust durch den Einsatz einer starken exzentrischen Kontraktion maximal zu rekrutieren und ihre Kapazitäten voll auszuschöpfen. Halten Sie die Anzahl der Wiederholungen klein (3–6), vor allem, wenn die Übung neu für Sie ist. Sie können den Körper auch in verschiedenen Bewegungsumfängen fallen lassen, je nach den spezifischen Anforderungen Ihrer Sportart. Ein Offensive Lineman im American Football wird beispielsweise die Widerstandskraft in einem spezifischen Bewegungsumfang vor dem Körper entwickeln wollen, damit seine Arme bei einem Kontakt mit dem gegnerischen Defensive Lineman nicht nach hinten nachgeben. Diesen Push-up können Sie für die Anforderungen einer spezifischen Spielerposition und die von einem Trainer definierten Ziele individuell anpassen.

VARIATION

Drop-and-Catch-Liegestütz von einer Box (Drop-and-Catch Push-Up From Box)

Wenn Sie einen Drop-and-Catch-Liegestütz aus einer höheren Position beginnen, werden größere exzentrische Kräfte erzeugt. Stellen Sie für die Startposition niedrige Boxen beidseits der Hände auf. Verschieben Sie die Hände rasch nach innen, damit der Körper Richtung Boden beschleunigen kann. Die Landung erfolgt kraftvoller als bei der Standardübung des Drop-and-Catch-Liegestütz Achten Sie besonders darauf, den Körper zum Boden hin sicher abzubremsen.

REAKTIVER LIEGESTÜTZ AM BODEN

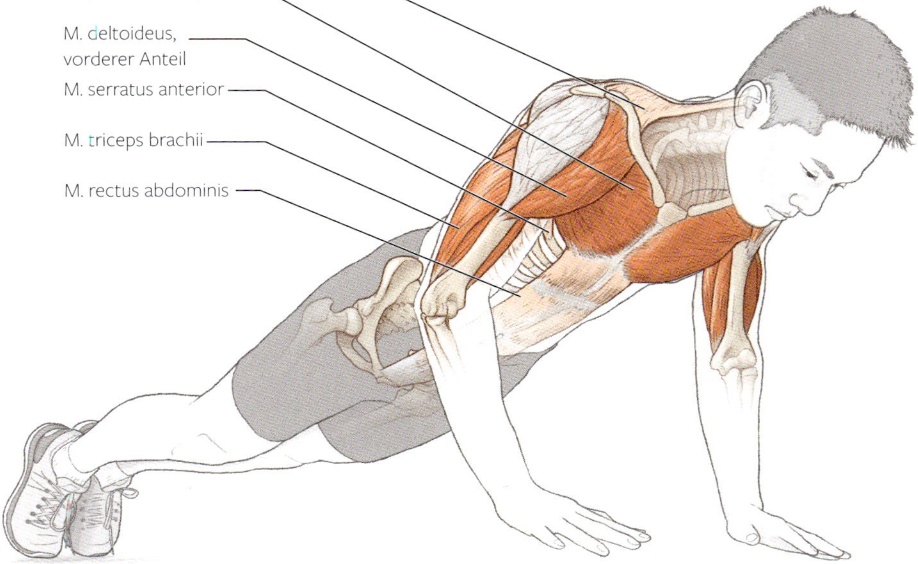

Ausführung

1. Beginnen Sie auf dem Boden, die Hände liegen etwa schulterbreit neben dem Körper.
2. Drücken Sie kraftvoll gegen den Boden, um den Körper nach oben zu bringen. Während sich der Körper hebt, achen Sie darauf, dass sich die Ellenbogen komplett strecken. Je nachdem, wie viel Kraft beim Drücken aufgewendet wird, können die Hände vom Boden abheben, dies ist aber nicht unbedingt nötig.
3. Kommen Sie zum Boden zurück, bereiten Sie die Hände auf den Bodenkontakt und eine gleichmäßige Abbremsphase vor. Sobald sich in Armen, Schultern und Brust eine Muskelspannung entwickelt, kehren Sie die Bewegungsrichtung rasch von abwärts zu aufwärts um und drücken den Körper wieder in die höchste Position zurück.
4. Die dynamischen Wiederholungen erfolgen mit einem Abprall vom Boden in gleichmäßigem Tempo und gleicher Höhe.

Beteiligte Muskeln

Primär: M. pectoralis major, M. triceps brachii, vorderer Anteil des M. deltoideus.
Sekundär: M. serratus anterior, M. trapezius, M. rectus abdominis.

Anmerkungen

Reaktive Liegestützen am Boden (Reactive Floor Push-Ups) können für den Oberkörper als Äquivalent zum repetitiven Squat Jump betrachtet werden. Ziel ist es, den Rumpf bei einer Reihe von Wiederholungen kraftvoll nach oben zu bringen und dabei die elastischen Eigenschaften der Schultern, der Trizeps- und der Brustmuskeln zu nutzen. Sie können in eine Position knapp über dem Boden fallen oder die Bewegungsrichtung in einer höheren Position umkehren, je nach erwünschtem Bewegungsumfang. Da die reaktiven Liegestützen am Boden eine sehr kraftvolle Übung sind, begrenzen Sie die Anzahl der Wiederholungen pro Set auf 6. Kontrollieren Sie die Körperhaltung und die am Boden verbrachte Zeit, um eine etwaige Ermüdung zu erkennen und das optimale Trainingsvolumen zu bestimmen.

VARIATION

Reaktiver Liegestütz mit enger Handstellung (Reactive Push-Up With Narrow Hand Position)

Eine Verlagerung der Hände weiter nach innen beim reaktiven Liegestütz am Boden erfordert eine größere Beteiligung des M. triceps. Beginnen Sie damit, die Hände etwas weniger als schulterbreit aufzusetzen. Vermeiden Sie eine zu enge Handstellung, denn sie könnte die Ellenbogen übermäßig belasten und die gesamte Stabilität bei der Landung beeinträchtigen. Beim Übergang auf eine engere Handhaltung führen Sie weniger Wiederholungen aus, bis Sie mehr Selbstvertrauen und Kraft entwickelt haben.

LIEGESTÜTZ MIT KLATSCHEN

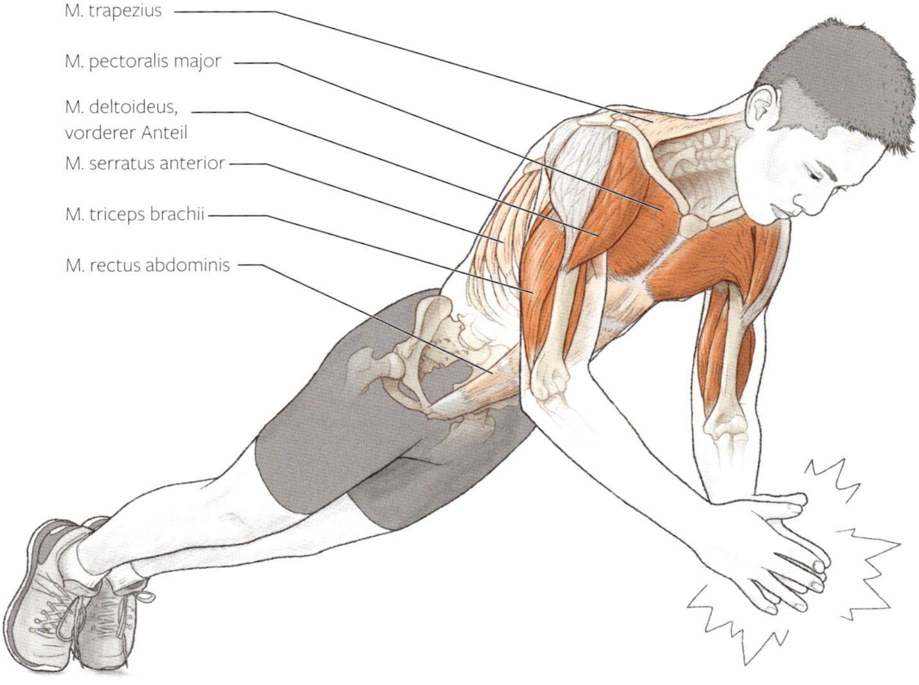

Ausführung

1. Beginnen Sie in einer gestreckten Push-up-Position, die Arme sind etwas mehr als schulterbreit, die Füße sind geschlossen.
2. Senken Sie den Körper rasch und kontrolliert ab. Kehren Sie die Bewegungsrichtung mit einem kraftvollen Abstoß um, die Füße bleiben dabei am Boden.
3. Während der Rumpf in der Luft ist, klatschen Sie rasch in die Hände und führen den Körper anschließend in die Standardposition des Push-ups zurück. Legen Sie vor jeder Wiederholung eine Pause ein oder führen Sie alle Wiederholungen fortlaufend in einer Abprallbewegung aus.

Beteiligte Muskeln

Primär: M. pectoralis major, M. triceps brachii, vorderer Anteil des M. deltoideus.
Sekundär: M. serratus anterior, M. trapezius, M. rectus abdominis.

Anmerkungen

Liegestützen mit Klatschen (Clapping Push-Up) sind eine fortgeschrittene plyometrische Übung für den Oberkörper, die Schultern, Arme und Brust stark belastet. Eine kraftvolle Abstoßbewegung sollte zu einem angemessenen Abheben vom Boden führen, sodass Sie vor der Brust in die Hände klatschen können. Die dynamische Art dieser intensiven Übung entwickelt die allgemeine Stärke und elastische Kraft in den oberen Extremitäten und der Brust. Führen Sie weniger Wiederholungen aus – pro Set 4–6 – um sicherzustellen, dass die Qualität der Bewegung und der maximale Einsatz erhalten bleiben.

VARIATION

Liegestütz mit Klatschen im Knien (Clapping Push-Up From Knees)

Wenn Liegestützen mit Klatschen auf den Füßen zu schwierig sind, wandeln Sie die Übung ab, indem Sie sich auf den Knien abstützen. Diese Abwandlung belastet Arme und Brust deutlich weniger. Sie können auch explosive Push-ups mit Klatschen anfangs auf den Knien ausführen und dann auf die vollständige Übung steigern.

PUSH PASS MIT EINEM ARM

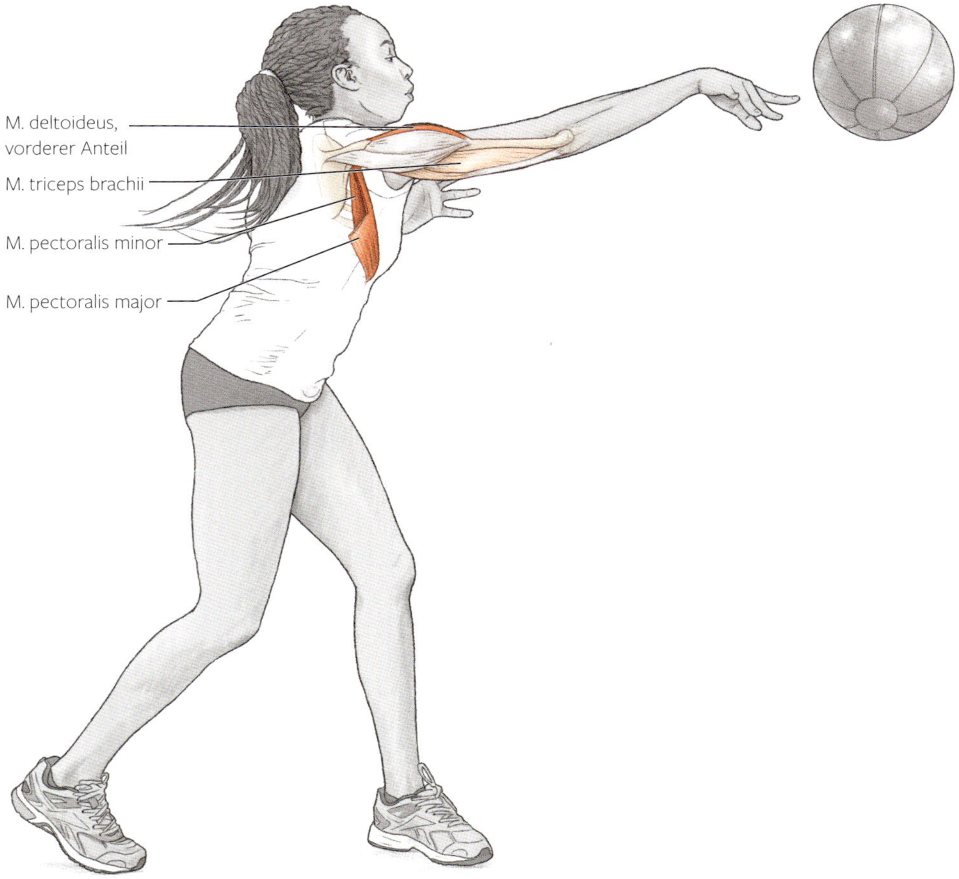

Ausführung

1. Aus dem aufrechten Stand, die Füße stehen hüftbreit, ziehen Sie den Medizinball an Ihre Schulter. Wählen Sie zwischen sich und der Wand oder einem Partner einen Abstand, der einen kraftvollen Stoß erlaubt, sodass der Ball das gewünschte Ziel erreicht.
2. Stoßen Sie den Ball kraftvoll nach vorne, dabei streckt sich der Ellenbogen beim Loslassen des Balls vollständig.
3. Wenn Sie den Ball gegen eine Wand werfen, stellen Sie sich nah genug vor die Wand, um sicherzustellen, dass der Ball zu Ihrer Schulter zurückkommt. Partnerwürfe sollten zur Schulter des Partners zielen.
4. Wiederholen Sie den Wurf mit demselben Arm oder wechseln Sie während der Übungsreihe die Arme.

Beteiligte Muskeln

Primär: M. pectoralis major, M. pectoralis minor, vorderer Anteil des M. deltoideus.
Sekundär: M. triceps brachii.

Anmerkungen

Der Push Pass mit einem Arm (Single-Arm Push Pass) ist eine konzentrische Stoßübung, die die einseitige Grundkraft und Grundstärke in den oberen Extremitäten entwickelt. Diese Bewegung ist für Sportarten wie Boxen und Basketball wervoll, wo eine schnelle Schlag- oder Stoßbewegung ohne zeitraubende Gegenbewegung erwünscht ist. Führen Sie eine schnelle getaktete Bewegung aus, bei der beim Wurf eine möglichst hohe Geschwindigkeit erreicht wird. Entscheidend wichtig ist es, einen Ball mit passendem Gewicht zu wählen, um die Geschwindigkeit beizubehalten. Anfangs ist ein etwas leichterer Ball empfehlenswert. Nutzen Sie für diese kraftvollen getakteten Ballpässe ein größeres Trainingsvolumen mit 10–12 Wiederholungen pro Arm.

VARIATION

Push Pass mit einem Arm mit Körperdrehung (Rotating Single-Arm Push Pass)

Für zusätzliche Kraft beim Push Pass mit einem Arm drehen Sie die Schulter und gehen vor jedem einzelnen Wurf in eine Gegenbewegung. Sie können auch den Unterkörper dafür nutzen, eine Kraft von unten her zu entwickeln. Die Kraft führt durch die Körpermitte und in die Schulter. Der Schwung des ankommenden Medizinballs, entweder von einem Partner geworfen oder von einer Wand abprallend, setzt die Muskeln und Sehnen von Brust und Schulter unter Vorspannung, um eine größere lokale Kraft zu entwickeln, die Drehung des Rumpfes einzuleiten und eine stärkere Beteiligung vom Unterkörper bei den nachfolgenden Würfen hervorzurufen. Diese Würfe sind besonders für Athleten nützlich, die aktiv ausholen, bevor Sie den Ball schlagen wie im Tennis und anderen Schlägersportarten.

PUSH PASS IM STEHEN AUF EINEM BEIN

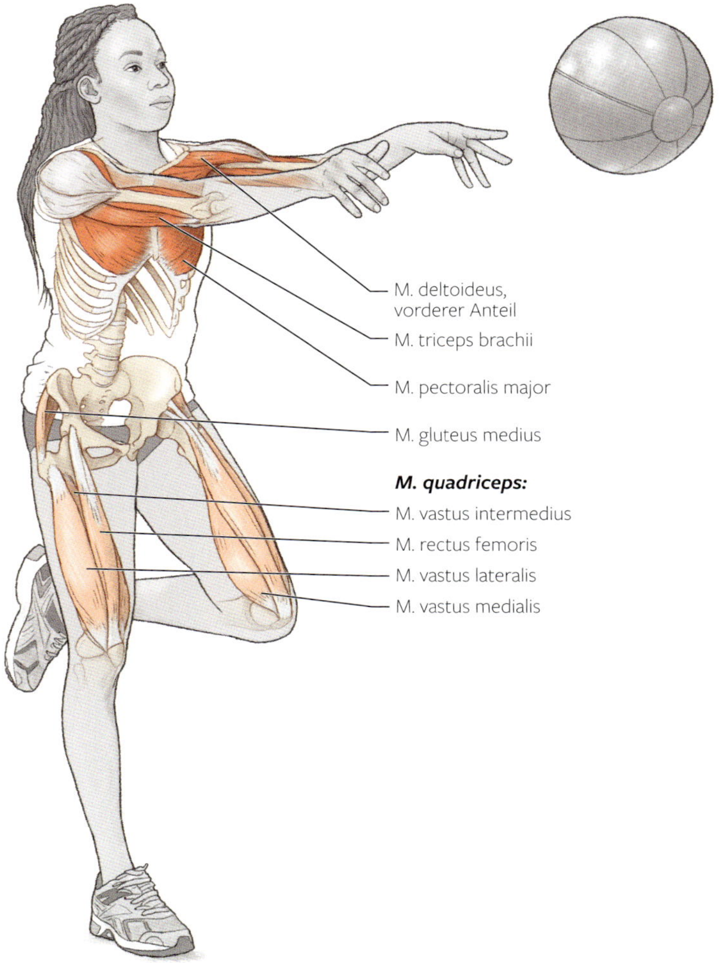

Ausführung

1. Stehen Sie auf einem Bein gegenüber von einem Partner oder einer Wand. Beginnen Sie mit dem Medizinball auf Brusthöhe, die Ellenbogen sind seitlich des Brustkorbs.
2. Stoßen Sie den Medizinball kraftvoll vom Körper weg, halten Sie dabei auf einem Bein das Gleichgewicht. Wenn Sie die Übung mit einem Partner ausführen, behalten Sie einen gleichmäßigen Rhythmus mit Würfen mäßiger bis hoher Geschwindigkeit bei, die auf Höhe der Brust zurückkommen. Bei Würfen gegen eine Wand

stellen Sie sich nah genug vor die Wand, um sicherzustellen, dass der Ball kraftvoll von der Wand auf Brusthöhe zurückkommt.

3. Wenn Sie den Medizinball zurückbekommen, bremsen Sie ihn mit den Händen ab, wenn er sich dem Körper nähert. Halten Sie auf dem Standbein das Gleichgewicht. Führen Sie die vorgeschriebene Anzahl Wiederholungen auf einem Bein aus, wechseln Sie dann auf das andere Bein.

Beteiligte Muskeln

Primär: M. pectoralis major, vorderer Anteil des M. deltoideus, M. triceps brachii.
Sekundär: M. gluteus medius, M. quadriceps (M. rectus femoris, M. vastus lateralis, M. vastus intermedius, M. vastus medialis).

Anmerkungen

Ein Push Pass im Stehen auf einem Bein (Single-Leg Standing Push Pass) trainiert den Oberkörper, verlangt aber gleichzeitig, dass Sie im Unterkörper die Stabilität und Propriozeption beibehalten. Je fester der Wurf, desto größer die Anforderungen an den Unterkörper, um eine stabile Basis zu liefern. Wenn Sie sich den Medizinball mit einem Partner zuwerfen, zielen Sie mit den Würfen abwechselnd seitlich von der Körpermittellinie, um das Standbein noch stärker zu fordern. Da diese Würfe weniger kraftvoll sind als Würfe mit beidbeinigem Stand, können Sie mehr Wiederholungen ausführen (10–15 Würfe), um im Standbein eine spezifische muskuläre Ausdauer zu entwickeln.

VARIATION

Explosiver Push Pass auf einem Bein (Explosive Single-Leg Push Pass)

Sie können einen explosiven Push Pass auf einem Bein ausführen, indem Sie im Unterkörper eine signifikante Kraft erzeugen, die in einem kraftvollen Wurf des Medizinballs mit beiden Händen gipfelt. Beginnen Sie in einer tiefen Hocke auf einem Bein, halten Sie den Ball dabei vor dem Körper auf Brusthöhe. Beginnen Sie die Bewegung mit einer kraftvollen Streckung von Hüfte, Knie und Rücken in die vollständige Streckung, bevor Sie den Ball mit beiden Händen werfen. Der explosive Single-Leg Push Pass kann mit einer Landung auf beiden Beinen beendet werden.

EXPLOSIVER WURF AUS DER HOCKE

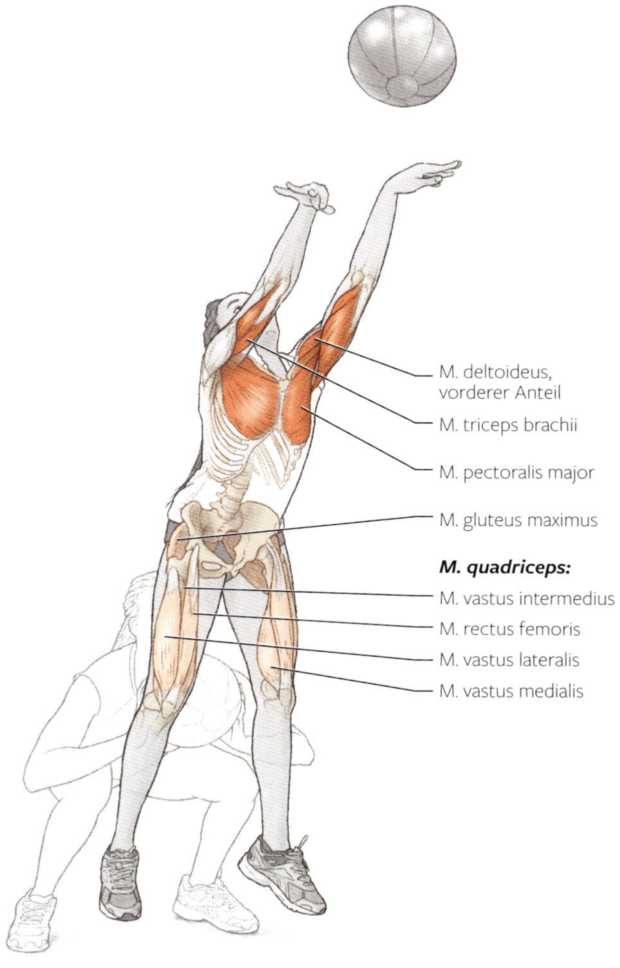

Ausführung

1. Beginnen Sie die Übung in aufrechter Haltung, die Füße sind schulterbreit geöffnet. Halten Sie den Medizinball vor dem Körper an der Brust.
2. Führen Sie eine Gegenbewegung aus, indem Sie mit einer Kniebeugung von 90 Grad in eine halbe Squat-Position gehen, um zusätzliche Kraft aus dem Unterkörper zu erzeugen. Behalten Sie im Rumpf eine relativ aufrechte Haltung bei.
3. Strecken Sie sich aus Knien und Hüften in die Vertikale, beschleunigen Sie den Körper ähnlich wie bei einem Squat Jump nach oben. Es ist nicht ungewöhnlich, dass die Füße sich vom Boden heben, wenn der Wurf kraftvoll genug ist.
4. Am Scheitelpunkt des Squat drücken Sie den Medizinball kraftvoll so hoch wie Sie können über den Kopf. Lassen Sie den Ball fallen, die Übung wiederholen.

Beteiligte Muskeln

Primär: M. pectoralis major, vorderer Anteil des M. deltoideus, M. triceps brachii.
Sekundär: M. gluteus maximus, M. quadriceps (M. rectus femoris, M. vastus lateralis, M. vastus intermedius, M. vastus medialis).

Anmerkungen

Ein explosiver Wurf aus der Hocke (Explosive Squat Throw) trainiert die vertikale Krafterzeugung im Ober- und Unterkörper. Die Bewegung beginnt mit einem kraftvollen Beitrag des Unterkörpers, der in einen explosiven vertikalen Wurf aus dem Oberkörper übergeht. Diese Übung ist für die Entwicklung der allgemeinen vertikalen explosiven Fähigkeiten und der spezifischen Bewegungen im Sport nützlich. Basketballer, die mit einem Ball den Korb nach oben ansteuern, werden von dieser Übung profitieren. Volleyballer, die an ihren Fertigkeiten im Blocken arbeiten, können ebenfalls mehr Kraft und insgesamt eine höhere Streckung über das Netz entwickeln.

VARIATION

Sprünge aus der Hocke mit anschließendem Wurf aus der Hocke (Squat Jump Into Squat Throw)

Führen Sie vor einem explosiven Wurf aus der Hocke ein oder zwei explosive Squat Jumps aus. Die Kombination aus Springen und Werfen verstärkt die Gemeinsamkeiten bei der Ausführung jeder Übung. Die Sprünge bereiten Sie auf einen kraftvollen Squat Throw vor. Die anfänglichen Squat Jumps können maximal oder submaximal sein, je nach der Gesamtzahl von Wiederholungen in einem Set. Beabsichtigt ist, ein Szenario zu schaffen, in dem die Leistung im Squat Throw bei jeder Wiederholung gesteigert wird.

VERTIKALER WURF VON UNTEN AUS DER HOCKE

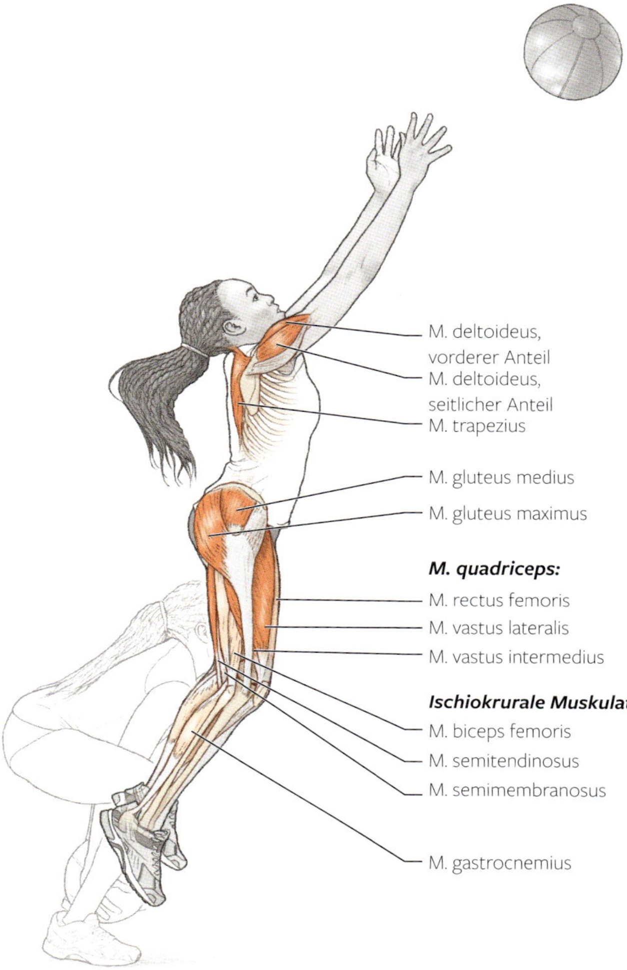

Ausführung

1. Stehen Sie aufrecht. Halten Sie den Medizinball vor dem Körper auf Taillenhöhe.
2. Gehen Sie in einen tiefen Squat, halten Sie den Rumpf dabei aufrecht, die Arme sind nach unten gestreckt, der Ball ist vor dem Körper, um aus dem Unterkörper zusätzliche Kraft zu erzeugen.
3. Strecken Sie sich von den Knien und den Hüften aus in die Vertikale, indem Sie den Körper ähnlich wie bei einem Squat Jump nach oben beschleunigen. Wird während des Wurfs genügend Kraft erzeugt, heben die Füße üblicherweise vom Boden ab. Behalten Sie beim Sprung eine gestreckte Armposition bei.

4. Am Scheitelpunkt des Squat ziehen Sie den Medizinball am Körper entlang kraftvoll nach oben bis auf eine maximale Höhe beim Wurf. Die Wurfbahn kann vertikal oder leicht nach vorne verlaufen, insbesondere, wenn Sie den Ball zu einem Partner passen.
5. Sorgen Sie dafür, dass der Ball Sie beim Herunterfallen nicht trifft.

Beteiligte Muskeln

Primär: M. trapezius, seitlicher Anteil des M. deltoideus, vorderer Anteil des M. deltoideus, M. gluteus maximus, M. gluteus medius, M. semitendinosus, M. vastus lateralis, M. vastus medialis, M. vastus intermedius.

Sekundär: M. gastrocnemius, M. biceps femoris, M. semimembranosus, M. rectus femoris.

Anmerkungen

Der vertikale Wurf von unten aus der Hocke (Underhand Vertical Squat Throw) kann bei maximaler Intensität eine explosive Übung sein, bei submaximaler Intensität eine allgemeine Kraftaktivität. Der Wurf mit maximalem Anheben entwickelt die Stoßkraft des Oberkörpers für Sportarten wie Rudern und Wrestling. Der Beitrag des Unterkörpers kann für die Gesamtkraft und vertikale Sprungfähigkeit beim Start hilfreich sein. Wie bei vielen Wurfarten produziert die Kombination der Kraft im Unterkörper am Beginn der Bewegung und der Geschwindigkeit des Oberkörpers gegen Ende des Wurfs eine sehr schnelle Leistung, die den Ball über eine maximale Distanz schleudert. Setzen Sie den Ball entlang der Körpervorderseite in einer vertikalen Bahn in Bewegung. Führen Sie bei maximalem Einsatz in jedem Set 6–8 Wiederholungen aus. Führen Sie bei submaximalen Würfen in jedem Set 8–15 Wiederholungen aus. Wenn Sie kein olympisches Gewichtheben ausführen können, sind Würfe mit maximalem Anheben in die Höhe ein brauchbarer Ersatz zur Entwicklung der vertikalen Kraft.

VARIATION

Vertikaler Wurf von unten aus der Hocke mit Sprüngen (Underhand Vertical Squat Throw With Jumps)

Um eine intensivere Bewegung zu erreichen, führen Sie vor dem vertikalen Wurf von unten aus der Hocke mehrere Squat Jumps aus. In einigen Fällen bereiten ein oder zwei submaximale Sprünge vor einem maximalen Wurf die Muskeln auf eine außergewöhnliche Wurfleistung vor. Halten Sie den Medizinball bei den vorbereitenden Sprüngen direkt über dem Kopf und lassen Sie ihn dann unter Taillenhöhe kommen, um den Wurf auszuführen. Führen Sie pro Set zur Entwicklung der vertikalen Kraft 4 oder 5 Würfe aus.

SCHAUFELWURF AUS DEM VERSETZTEN STAND

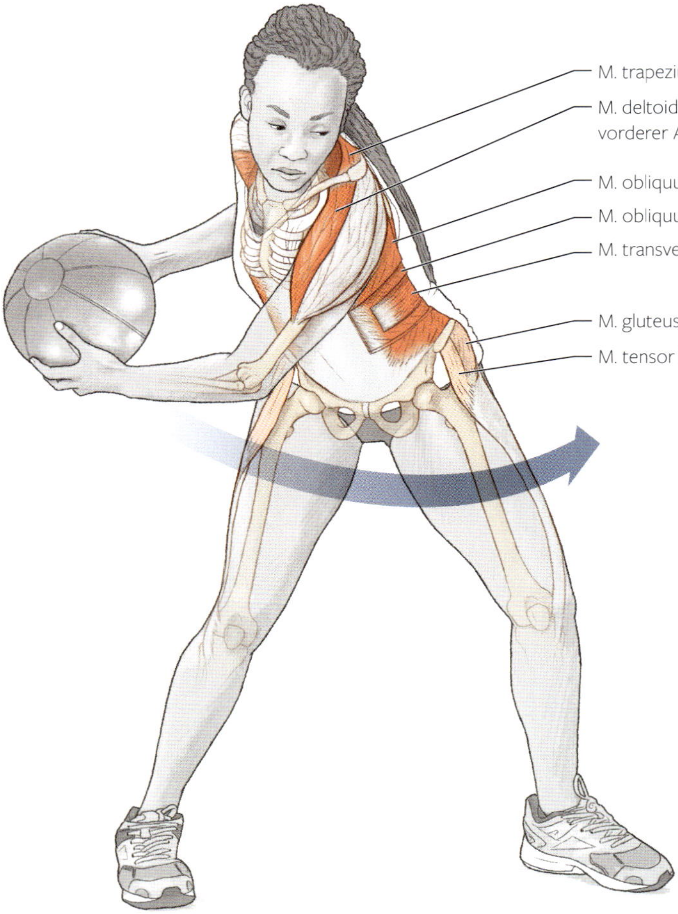

Ausführung

1. Starten Sie in einem kleinen Split Stance, die Füße stehen etwa schulterbreit mit einem Abstand von 30–40 cm zwischen der Ferse des einen und den Zehen des anderen Fußes. Behalten Sie eine aufrechte Haltung bei und halten Sie den Medizinball mit gestreckten Armen auf einer Körperseite.
2. Ziehen Sie den Medizinball hinter die hintere Hüfte zurück und werfen Sie ihn anschließend kraftvoll mit einem energischen Schaufelwurf von unten einem Partner zu oder gegen eine Wand. Der Partner wirft den Ball auf Bauchhöhe zurück. Wenn Sie den Ball gegen eine Wand werfen, stellen Sie sich nah genug vor die Wand, sodass der Ball kraftvoll auf Taillenhöhe zurückkommt.
3. Wiederholen Sie den Wurf rhythmisch auf einer Seite und wechseln Sie dann für das nächste Set auf die andere Seite.

Beteiligte Muskeln

Primär: M. trapezius, vorderer Anteil des M. deltoideus, M. transversus abdominis, M. obliquus internus, M. obliquus externus, M. multifidus.

Sekundär: M. gluteus medius, M. erector spinae (M. iliocostalis, M. longissimus, M. spinalis), M. tensor fasciae latae.

Anmerkungen

Dieser Schaufelwurf von unten aus dem versetzten Stand (Split-Stance Scoop Throw) ist eine gute Übung zur Verbesserung der Drehkraft. Kraft und Stabilität im Unterkörper werden mit der dynamischen Kraft und Mobilität in der zentralen Körperpartie und dem Oberkörper kombiniert. Sie können diese Übung rhythmisch fortlaufend wiederholen, um die allgemeine Kraft und Fitness zu verbessern oder mit explosiveren Würfen, um die Drehkraft zu entwickeln. Schaffen Sie mit dem Split Stance eine sichere Basis.

VARIATION

Fall in den versetzten Stand mit anschließendem Schaufelwurf (Drop Split Into Scoop Throw)

Stehen Sie vor dem Schaufelwurf bei einer dynamischeren Version dieser Übung aufrecht und lassen Sie sich dann in eine Split-Position (versetzter Stand) fallen, wobei der vordere Oberschenkel parallel zum Boden ist. Der Fall in einen Split Stance belastet den Unterkörper und nutzt elastische Kräfte vor einem kraftvollen Schaufelwurf (Scoop Throw). Achten Sie darauf, im Split-Stance nicht so tief zu kommen, dass das Knie des hinteren Beins den Boden berührt. Diese Art von dynamischen Bewegungen, die in einen Wurf übergehen, sind für Sportarten nütztlich, die eine reaktive Fußarbeit verlangen, um eine bessere Position für das Fangen eines Balls zu erreichen wie im Volleyball, Tennis, Squash und Badminton.

SEITLICHER PUSH PASS MIT EINEM ARM

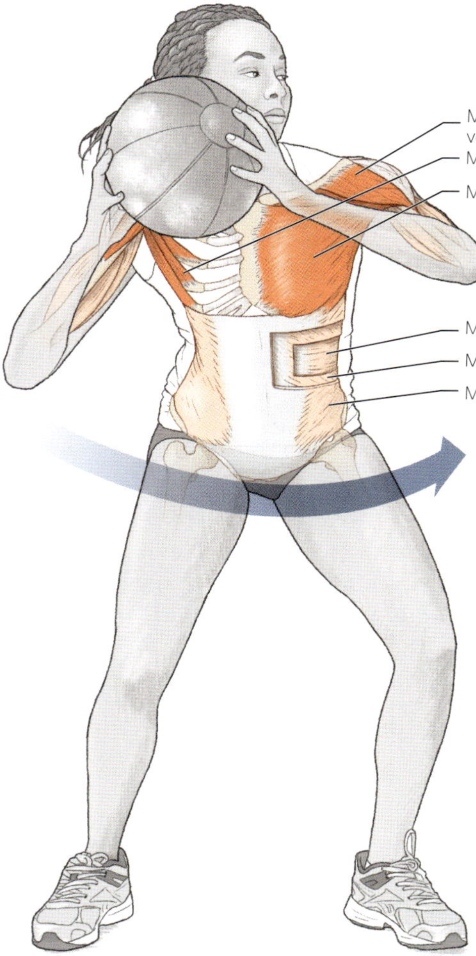

Ausführung

1. Stehen Sie seitlich zur Wurfrichtung mit schulterbreit geöffneten Füßen, die Knie sind leicht gebeugt, der Rumpf ist aufrecht. Halten Sie den Medizinball auf einer Körperseite auf Schulterhöhe.
2. Drehen Sie die Schulter mit dem Medizinball kraftvoll nach hinten, um die Muskeln des Oberkörpers und der zentralen Körperpartie vorzudehnen.
3. Beginnen Sie den Wurf aus dem Unterkörper, indem die Füße kraftvoll gegen den Boden drücken. Wenn sich die Bewegung durch den Körper nach oben überträgt, drehen Sie die Schulter des Wurfarms kraftvoll nach vorne und strecken den Ellenbogen kraftvoll, um den Medizinball am Körper vorbei energisch zu schleudern.

Der Partner wirft den Ball auf Schulterhöhe zurück. Beim Werfen gegen eine Wand, stellen Sie sich nah genug davor, sodass der Ball kraftvoll auf Schulterhöhe zurückkommt.

4. Wiederholen Sie die Übung mehrfach, wobei Sie mit dem Fangen auf Schulterhöhe beginnen und somit vor dem Wurf eine Drehung nach hinten ausführen. Kommen Sie bei den Partnerwürfen oder Pässen gegen eine Wand zu einem rhythmischen Übungsmuster. Nach jedem Set die Seite wechseln.

Beteiligte Muskeln

Primär: M. pectoralis major, M. pectoralis minor, vorderer Anteil des M. deltoideus.
Sekundär: M. transversus abdominis, M. obliquus internus, M. obliquus externus, M. multifidus, M. triceps brachii.

Anmerkungen

Die seitliche Position bei diesem Push Pass mit einem Arm (Lateral Single-Arm Push Pass) ermöglicht eine starke Drehbewegung im ganzen Körper. Die Bewegung hat zwar Ähnlichkeit mit einer Boxbewegung, ist jedoch kein Punch oder Jab. Sie ähnelt einem Cross-Schlag. Die Drehung von Rumpf und Schultern dehnt die Core-Muskulatur und ermöglicht eine größere Kraftentfaltung. Um die besten Ergebnisse zu erzielen, gehen Sie den gesamten Bewegungsumfang durch, um am besten vom Beitrag aller anatomischen Strukturen von Kopf bis Fuß zu profitieren. Die Wiederholungen sollen flüssig und rasch erfolgen mit einer Snap-Bewegung am Ende des Wurfs. Das Muster der Muskelrekrutierung ähnelt dem bei einem Lineman im American Football, der versucht, den Ball hinter einem blockenden gegnerischen Spieler abzuwerfen, oder bei einem Basketballer, der seine Arme zu einem Pick nutzt.

VARIATION

Seitlicher Push Pass aus dem Ausfallschritt (Lateral Push Pass From a Lunge)

Ein seitlicher Push Pass aus einem Ausfallschritt stellt an die zentrale Körperpartie und den Oberkörper größere Anforderungen. Passen Sie den Ball über den Oberschenkel des inneren oder äußeren Beins; führen Sie in beiden Positionen Übungsreihen aus. Beim Ausfallschritt liegen zwischen der Ferse des einen Fußes und den Zehen des anderen Fußes etwa 30–50 cm, die Füße stehen schulterbreit. Die Würfe und Pässe sollen kraftvoll, aber schnell erfolgen. Behalten Sie während der gesamten Übung die vertikale Stabilität bei.

SEITLICHER WURF VON UNTEN IM KNIEN

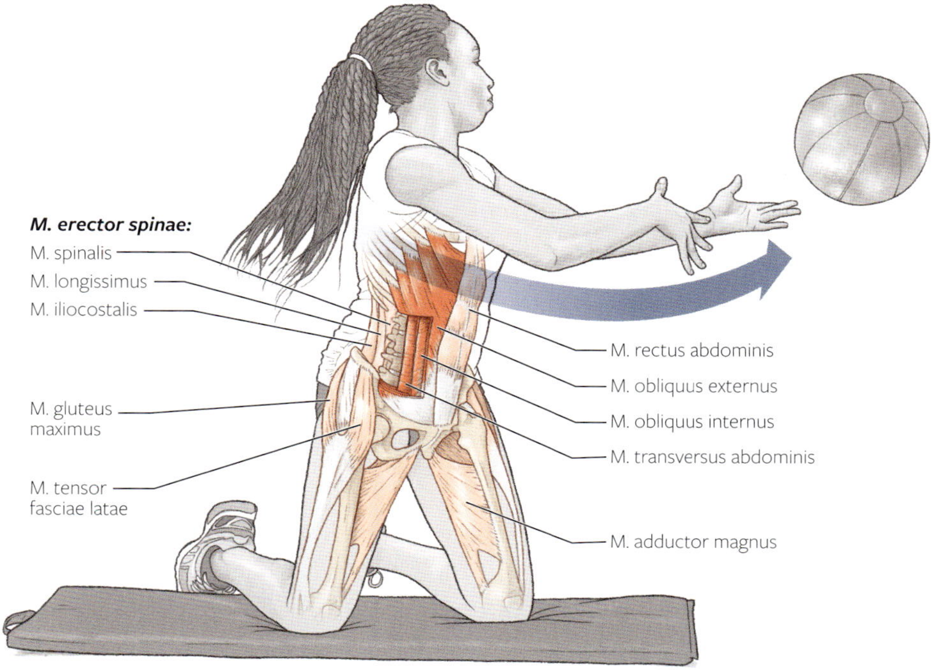

Ausführung

1. Gehen Sie in eine kniende Position im rechten Winkel zur Wurfrichtung. Halten Sie den Medizinball auf Taillenhöhe vor dem Körper. Sie können den Ball zu einem Partner oder gegen eine Wand werfen. Knien Sie sich auf eine weiche Unterlage, eine Gymnastikmatte oder einen kleinen Knieschutz.
2. Ziehen Sie den Ball weg von der Wurfrichtung, indem Sie die Schultern gegenüber den Hüften drehen, um die Core-Muskulatur vorzudehnen.
3. Werfen Sie den Medizinball nah am Bauch kraftvoll am Körper vorbei. Folgen Sie dem Ball nach dem Abwurf mit den Armen und Schultern.
4. Wenn Sie den Ball von einem Partner oder einer Wand zugeworfen bekommen, fangen Sie ihn vor dem Körper und drehen Sie sich wieder entgegen der Wurfrichtung in Vorbereitung auf den nächsten Wurf.
5. Führen Sie eine Übungsreihe auf der einen Seite aus, wechseln Sie für das nächste Set auf die andere Seite.

Beteiligte Muskeln

Primär: M. transversus abdominis, M. obliquus internus, M. obliquus externus, M. multifidus.

Sekundär: M. rectus abdominis, M. erector spinae (M. iliocostalis, M. longissimus, M. spinalis), M. tensor fasciae latae, M. adductor magnus, M. gluteus maximus.

Anmerkungen

Ein seitlicher Pass von unten im Knien (Kneeling Lateral Underhand Pass) verlangt eine größere Drehung und Mobilität in der zentralen Körperpartie als ein seitlicher Pass im Stehen, um einen angemessenen Bewegungsumfang sowohl bei der Gegenbewegung als auch in der Wurfphase zu erreichen. Das Vorbeiführen des Medizinballs am Körper soll kraftvoll erfolgen. Nutzen Sie dabei die krafterzeugenden Fähigkeiten von Oberkörper und zentraler Körperpartie. Führen Sie schnelle Pässe nah an einer Wand oder einem Partner aus oder kraftvollere Pässe, die bei jedem Wurf einen größeren Abstand verlangen.

VARIATION

Pass nach hinten mit Körperdrehung im Knien (Kneeling Rotational Pass Behind)

Ein noch größerer Bewegungsumfang ist erforderlich, um die Schultern soweit zu drehen, dass im Knien ein Pass nach hinten mit Drehung ausgeführt werden kann. Ein Partner steht leicht seitlich hinter Ihnen, um den Ball zu fangen. Der Rückpass vom Partner liefert zusätzlichen Schwung für die Gegenbewegung zur anderen Körperseite, wodurch für die einzelnen Pässe mehr Kraft entsteht. Die Pässe mit Drehung müssen keine maximale Intensität haben, da es vor allem darum geht, einen größeren Bewegungsumfang durch repetitive, kräftige und rhythmische Würfe zu erreichen.

ÜBERKOPFPASS MIT MEDIZINBALL IM KNIEN

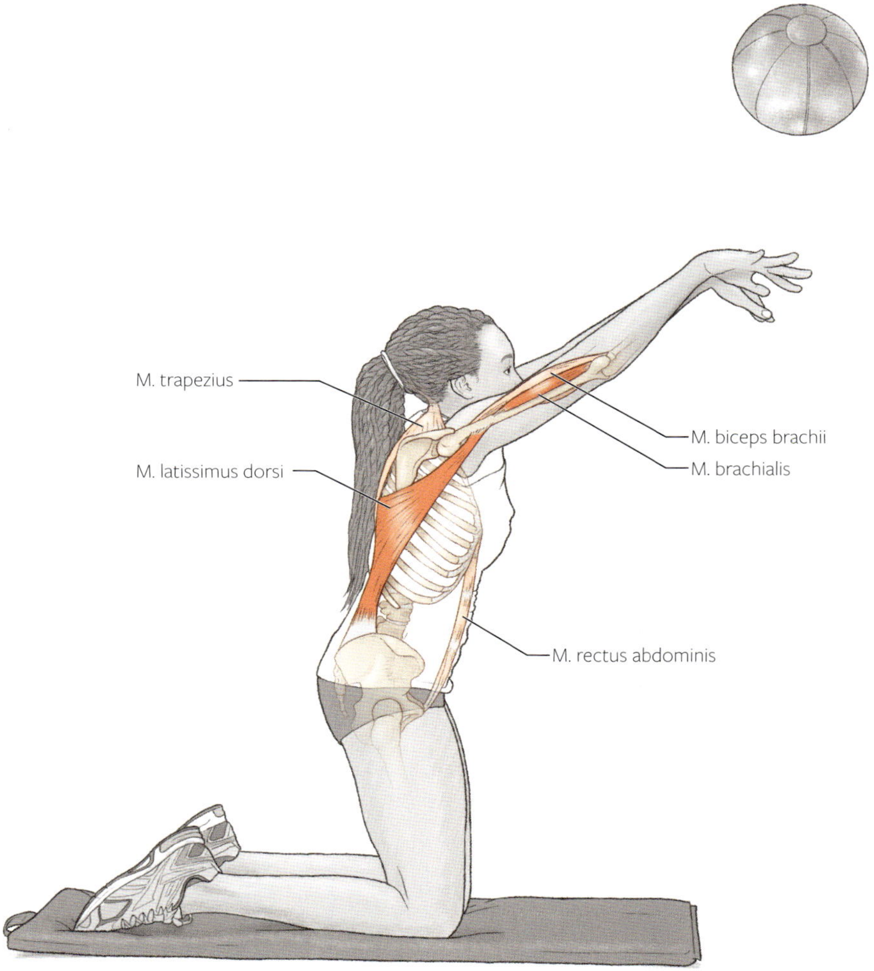

Ausführung

1. Beginnen Sie die Übung im Knien auf einer weichen Unterlage.
2. Ziehen Sie den Medizinball hinter den Kopf und werfen Sie ihn kraftvoll zu einem Partner oder gegen eine Wand.
3. Verwenden Sie einen leichteren Medizinball und wählen Sie einen kürzeren Abstand zu Ihrem Partner oder der Wand, um aus der knienden Position leichter werfen zu können, weil die Arme und Schultern beim Werfen aus dieser Position stärker belastet werden.

4. Fangen Sie den Ball von einem Partner oder abprallend von der Wand dort, wo Sie ihn losgelassen haben. Sobald Sie den Ball über dem Kopf gefangen haben, lassen Sie ihn wieder hinter den Kopf kommen, um die primären Muskeln in Vorbereitung auf den nächsten Wurf vorzudehnen.
5. Behalten Sie während der gesamten Übung eine feste Haltung mit stabilem Halt in der knienden Position bei.

Beteiligte Muskeln

Primär: M. latissimus dorsi, M. brachialis.
Sekundär: M. rectus abdominis, M. trapezius, M. biceps brachii.

Anmerkungen

Ein Überkopfwurf mit einem Medizinball im Knien (Kneeling Medicine-Ball Overhead Pass) belastet den Oberkörper und die zentrale Körperpartie stärker als ein solcher Wurf im Stehen. In der knienden Position sind kürzere Pässe mit geringeren Wurfgeschwindigkeiten zu erwarten als im Stehen, wo mehr Muskeln und Gelenke an der Kraftsummierung für den Wurf beteiligt sind.

VARIATION

Überkopfpass mit Medizinball im Knien mit Vorwärtsfall (Falling Kneeling Medicine-Ball Overhead Pass)

Ein Vorwärtsfallen als Teil der Wurfbewegung im Knien gibt dem Wurf eines Medizinballs weitere Kraft und Geschwindigkeit. Trainieren Sie dies unter submaximalen Bedingungen, um sicherzustellen, dass Sie den Wurf vollständig ausführen und Ihren Fall Richtung Boden sicher und unter Einsatz Ihrer Arme verlangsamen können.

SEITLICHER ÜBERKOPFPASS MIT KÖRPERDREHUNG

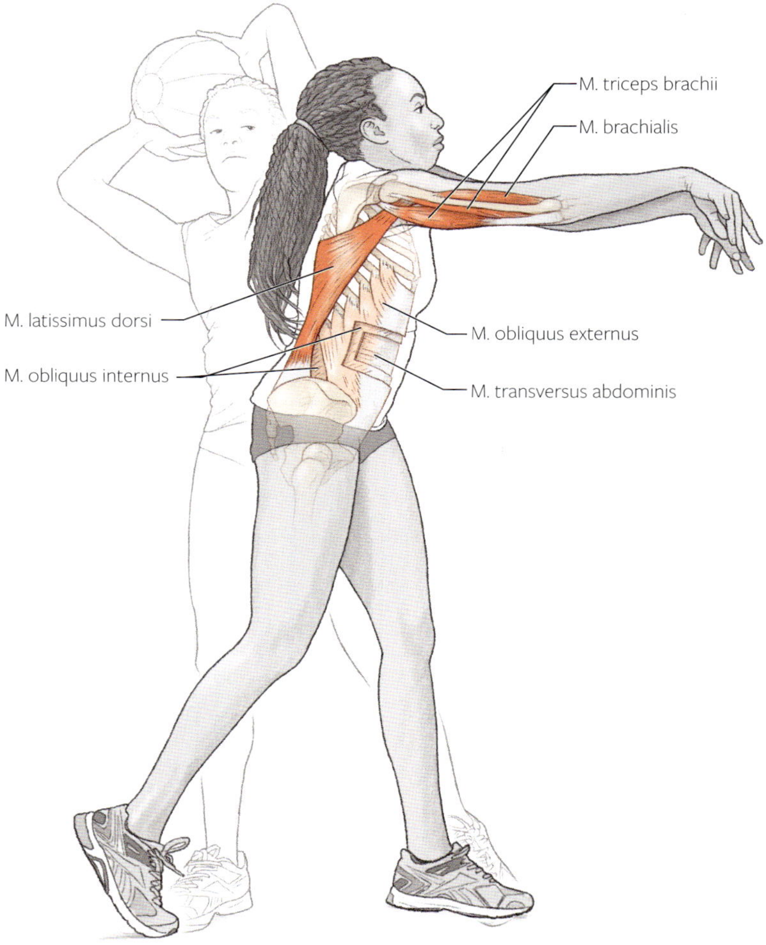

Ausführung

1. Stehen Sie seitlich zur Wurfrichtung, die Füße schulterbreit geöffnet. Halten Sie den Medizinball direkt über dem Kopf.
2. Ziehen Sie den Medizinball hinter den Kopf, beugen Sie hierzu die Ellenbogen und dehnen Sie die Trizepsmuskulatur.
3. Leiten Sie den Wurf ein, indem Sie den Rumpf zu einer Seite drehen und den Ball über den Kopf und nach vorne ziehen.
4. Beim Abwurf kann sich der Rumpf nach vorne beugen, um dem Wurf zusätzliche Kraft zu verleihen.
5. Arbeiten Sie bei einem Set auf der einen Seite und wechseln Sie für das nächste Set auf die andere Seite.

Beteiligte Muskeln

Primär: M. latissimus dorsi, M. brachialis, M. triceps brachii.

Sekundär: M. transversus abdominis, M. obliquus internus, M. obliquus externus, M. multifidus.

Anmerkungen

Der seitliche Überkopfwurf mit Körperdrehung (Lateral Rotating Overhead Pass) kombiniert die Drehkraft der Core-Muskulatur mit der Kraft des Oberkörpers in Schultern und Armen. Die Drehbewegung und der Abwurf sind ähnlich wie bei einem Pitcher im Baseball, der eine Vorspannung für einen sehr schnellen Wurf aufbaut. In beiden Fällen tragen die Drehkraft und die Nutzung der gespeicherten elastischen Energie zum Erfolg des Wurfes bei.

VARIATION

Seitlicher Überkopfpass mit Körperdrehung im Knien (Lateral Rotating Overhead Pass From Kneeling Position)

Die Ausführung des gleichen Überkopfwurfs aus einer knienden Position betont den Beitrag der Core-Muskulatur und der Oberkörpermuskulatur an einem starken Wurf. Vor dem Abwurf können Sie sich in der Taille beugen, um den Wurf noch kraftvoller zu machen. Achten Sie beim Medizinball auf das geeignete Gewicht, da Würfe aus knienden und sitzenden Positionen die Schultern zusätzlich belasten. Wählen Sie zudem einen weichen Boden oder eine weiche Unterlage, um eine Reizung der Knie zu vermeiden. In einigen Fällen werden Sie vielleicht eine Trainingsmatte brauchen, um den Knien eine bequeme Unterlage zu bieten.

SEITLICHER ÜBERKOPF-BASEBALLPASS

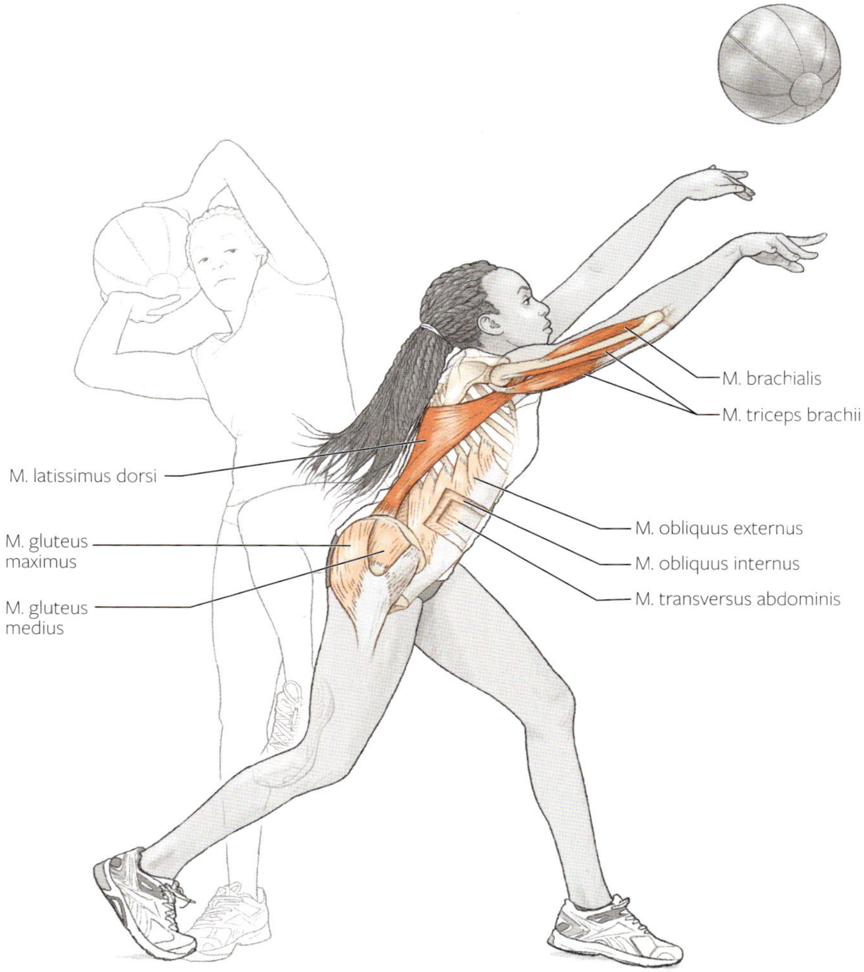

Ausführung

1. Stehen Sie seitlich zur Wurfrichtung, die Füße sind schulterbreit geöffnet. Halten Sie den Medizinball nah am Körper auf Brusthöhe.
2. Ziehen Sie den Medizinball in eine Position neben die Schulter, die von der Wurfrichtung weiter entfernt ist. Heben Sie gleichzeitig das Knie, das näher am Wurfziel (einem Partner oder einer Wand) ist, um einen dynamischen Ausfallschritt vorzubereiten. Drehen Sie den Ball weiter hinter den Kopf.
3. Wenn sich der Ball der Position hinter dem Kopf nähert, fallen Sie in die beabsichtigte Wurfrichtung und beginnen Sie, den Ball nach vorne über den Kopf zu ziehen.

4. Werfen Sie den Ball ab, indem Sie mit dem Bein, das in den Ausfallschritt geht, vortreten und den Ball mit beiden Händen kräftig nach vorne ziehen.
5. Beenden Sie den Wurf, indem Sie dem Ball mit den Armen folgen und in einem Ausfallschritt landen. Üblicherweise wird dieser Wurf mit beiden Seiten gleichermaßen trainiert, um eine insgesamt ausgeglichene Kraft und Mobilität zu entwickeln. Sie können die Wiederholungen mit wechselnden Seiten ausführen oder pro Übungsreihe nur mit einer Seite arbeiten.

Beteiligte Muskeln

Primär: M. latissimus dorsi, M. brachialis, M. triceps brachii.
Sekundär: M. transversus abdominis, M. obliquus internus, M. obliquus externus, M. multifidus, M. gluteus maximus, M. gluteus medius.

Anmerkungen

Sie können einen dynamischeren seitlichen Überkopfwurf ausführen, indem Sie die Körpermechanik des Wurfs eines Pitchers im Baseball nachahmen. Wenn Sie den Ball in einer halbkreisförmigen Bewegung über den Kopf ziehen und beim Abwurf in einen Ausfallschritt gehen, ziehen Sie einen größeren Vorteil aus den elastischen Eigenschaften des Oberkörpers und dem Schwung des Körpers. Das richtige Timing der biomechanischen Komponenten beim seitlichen Überkopf-Baseballpass (Lateral Overhead Baseball Pass) macht diese Übung sehr viel komplexer und ist daher für fortgeschrittene Athleten bestimmt. Sie können Würfe auf einer Seite pro Set ausführen oder innerhalb eines Sets immer im Wechsel der Seiten.

VARIATION

Überkopf-Baseballpass aus dem Ausfallschritt (Overhead Baseball Pass From Lunge)

Als Vorübung können Sie einen Überkopf-Baseballpass aus einem Ausfallschritt ausführen, bei dem ein Fuß vor dem Körper steht und das Knie des anderen Beins am Boden für eine Stütze sorgt. Dieser ortsfeste Ausfallschritt ist nur die Schlussposition des vollständigen seitlichen Überkopf-Baseballpasses, erlaubt es Ihnen jedoch, sich beim Wurf auf den Oberkörper zu konzentrieren. Beim Wurf aus dem Ausfallschritt wird weniger Kraft erzeugt, den Hauptanteil am Wurf haben die oberen Extremitäten.

WURF NACH UNTEN MIT VOLLER WUCHT

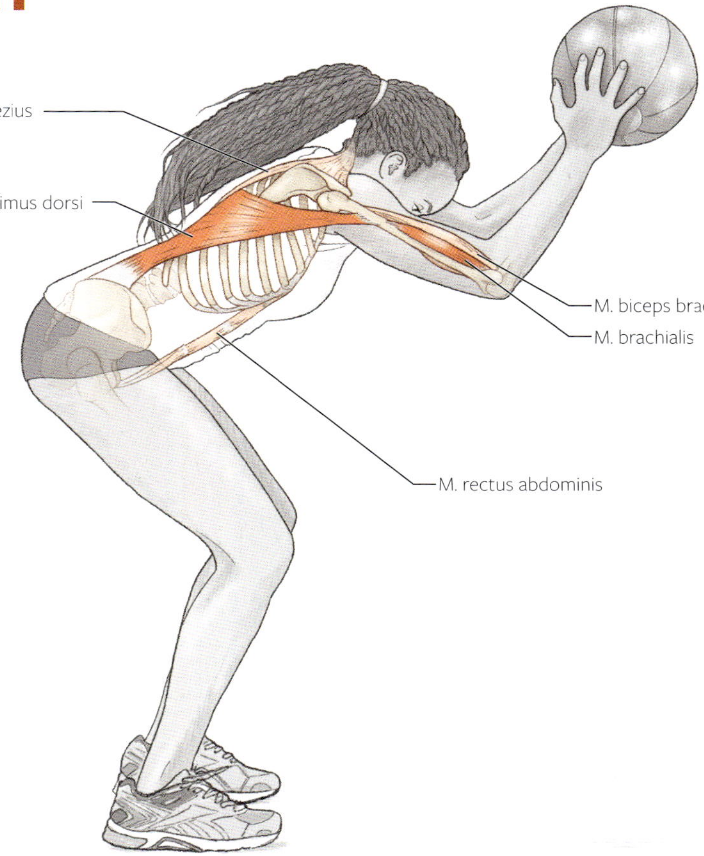

Ausführung

1. Stehen Sie mit hüftbreiten Füßen. Halten Sie den Medizinball mit vollkommen gestreckten Armen direkt über dem Kopf.
2. Beginnen Sie die Bewegung, indem Sie sich in der Taille nach vorne beugen und den Rumpf kraftvoll fallen lassen, um in Armen und Schultern Spannung zu entwickeln.
3. Schlagen Sie den Ball mit gestreckten Armen auf den Boden. Wählen Sie als Ziel eine Stelle am Boden mindestens 30 cm vor den Füßen, um sicherzustellen, dass der Ball nicht in Ihr Gesicht zurückprallt.
4. Wiederholen Sie die Abwärtswürfe methodisch, ohne von Wiederholung zu Wiederholung zu hasten.

Beteiligte Muskeln

Primär: M. latissimus dorsi, M. brachialis.
Sekundär: M. rectus abdominis, M. iliopsoas, M. trapezius, M. biceps brachii.

Anmerkungen

Der Wurf nach unten mit voller Wucht (Downward Slam Throw) ist eine dynamische Übung für die vordere Muskulatur, die bei kräftigen Schwimmzügen und anderen sportlichen Aktivitäten gebraucht wird, zu denen Werfen oder Grappling gehört. Die Bewegung beginnt mit der Core-Muskulatur und wird von den Armen ausgeführt. Da die Wurfbewegung für die Schultern sehr belastend sein kann, wählen Sie einen Medizinball passenden Gewichts, um sich nicht zu überfordern. Zusätzlich sind für die ersten Trainingsrunden kürzere Wiederholungsreihen ratsam, um sicherzustellen, dass die Technik optimiert wurde, bevor auf ein höheres Trainingsvolumen übergegangen wird.

VARIATION

Wurf nach unten mit voller Wucht und Körperdrehung (Rotational Downward Slam Throw)

Sie können von dieser Übung auch eine Version mit Körperdrehung ausführen, sodass Sie den Medizinball auf beiden Seiten des Körpers heftig auf den Boden schlagen. Die Übung ist ähnlich aufgebaut wie die Standardversion des Downward Slam Throw, jedoch beginnen Sie, sich zu einer Körperseite zu drehen, sobald Sie die Abwärtsbewegung initiieren. Diese Variation legt den Schwerpunkt stärker auf die schrägen Muskeln der zentralen Körperpartie.

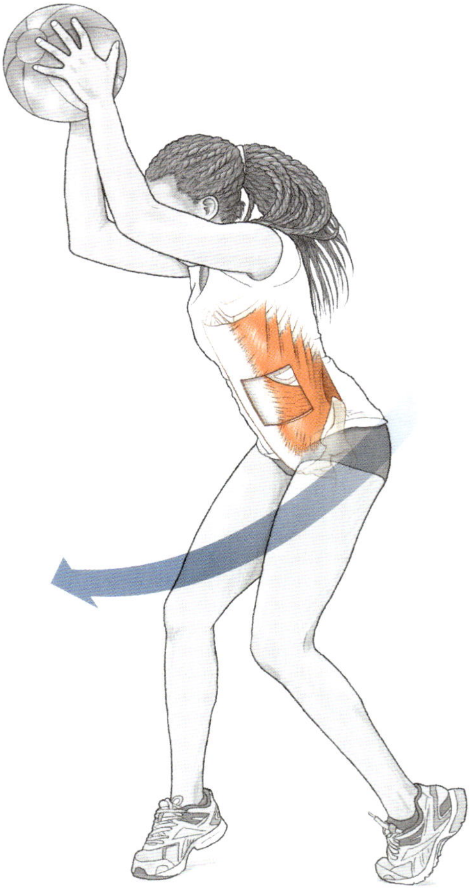

SCHWINGEN MIT DER KUGELHANTEL

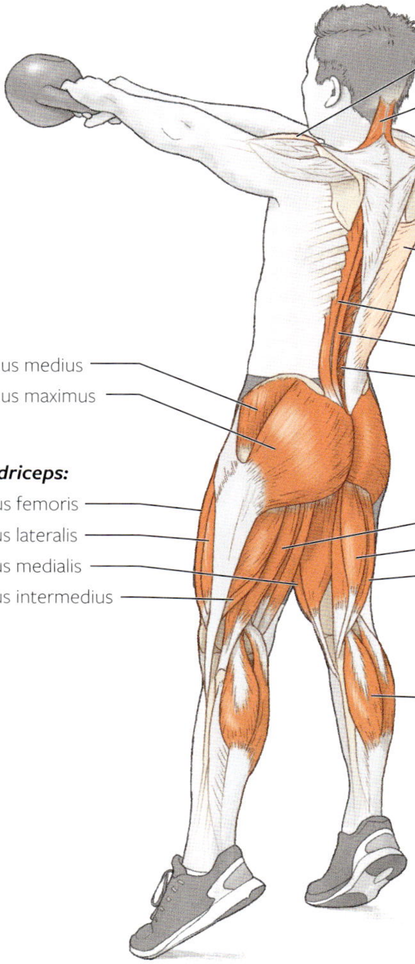

Ausführung

1. Stehen Sie aufrecht. Halten Sie mit beiden Händen eine Kettlebell auf Taillenhöhe vor dem Körper. Die Füße stehen in einem breiten Stand, mehr als schulterbreit, die Zehen zeigen leicht nach außen.
2. In der Squat-Phase halten Sie den Rücken gerade, Kopf und Blick sind nach vorne gerichtet. Beim Hinuntergehen drücken Sie die Hüften nach hinten, dabei bewegt sich die Kettlebell nach unten in Bodennähe.
3. Um die Schwungphase einzuleiten, führen Sie die Kettlebell mit gestreckten Armen zwischen die Beine, bis die Unterarme die Leistengegend berühren. Strecken Sie die

Hüften nach vorne und oben, während Sie den Rücken in eine aufrechte Position gerade ausrichten und die Kettlebell in einem Bogen nach vorne und oben führen.

4. Strecken Sie die Arme bis kurz über Brusthöhe nach oben, indem Sie den Schwung fortsetzen, der vom Unterkörper und Rücken erzeugt wurde, jedoch ohne sich alleine mit den Armen um mehr Höhe zu bemühen.
5. Am Scheitelpunkt des Bewegungsbogens der Kettlebell lassen Sie das Gewicht auf dem ursprünglichen Bewegungsbogen wieder nach unten kommen. Gehen Sie in die Hocke, um sich der Geschwindigkeit und dem Gewicht der Kettlebell anzupassen, wobei Sie das Gewicht wieder auf die Startposition zwischen den Beinen abbremsen.
6. Die vorgeschriebenen Wiederholungen durchführen.

Beteiligte Muskeln

Primär: M. gluteus maximus, M. gluteus medius, ischiokrurale Muskulatur (M. semitendinosus, M. biceps femoris, M. semimembranosus), M. quadriceps (M. rectus femoris, M. vastus lateralis, M. vastus medialis, M. vastus intermedius), M. gastrocnemius.
Sekundär: Vorderer Anteil des M. deltoideus, M. multifidus, M. longissimus thoracis, M. iliocostalis, M. latissimus dorsi, oberer Anteil des M. trapezius.

Anmerkungen

Das Schwingen mit der Kugelhantel (Kettlebell Swing) ist eine gute Übung, um eine kraftvolle Zugbewegung ins Trainingsprogramm aufzunehmen, die das Durchdrücken der Hüften und die dreifache Streckung in Sprunggelenken, Knien und Hüften umfasst. Der Übergang der Kraftentfaltung aus dem Unterkörper in den Oberkörper durch den Kettlebell Swing verstärkt den Beitrag beider Körperregionen an der Entwicklung der Kraft im gesamten Körper. Das dynamische Bewegungsmuster, das durch das Schwingen der Kettlebell entwickelt wird, liefert Vorteile für die explosiven Lauf- und Sprungaktivitäten, die in den meisten Sportarten verlangt werden.

VARIATION

Schwingen mit der Kugelhantel mit einem Arm (Single-Arm Kettlebell Swing)

Kettlebell-Schwünge mit nur einem Arm belasten nur einen einzelnen Arm und der Körper nimmt leichte Anpassungen vor, um die asymmetrische Belastung auszugleichen. Die Körpermechanik eines einarmigen Schwungs ist ähnlich wie beim Schwung mit beiden Armen, abgesehen von einer leichten Drehung des Rumpfes am unteren Ende der Bewegung. Wählen Sie eine Kettlebell angemessenen Gewichts, um die Wahrscheinlichkeit einer schlechten biomechanischen Ausführung möglich klein zu halten.

STOSSEN EINES SCHWEREN BOXSACKS

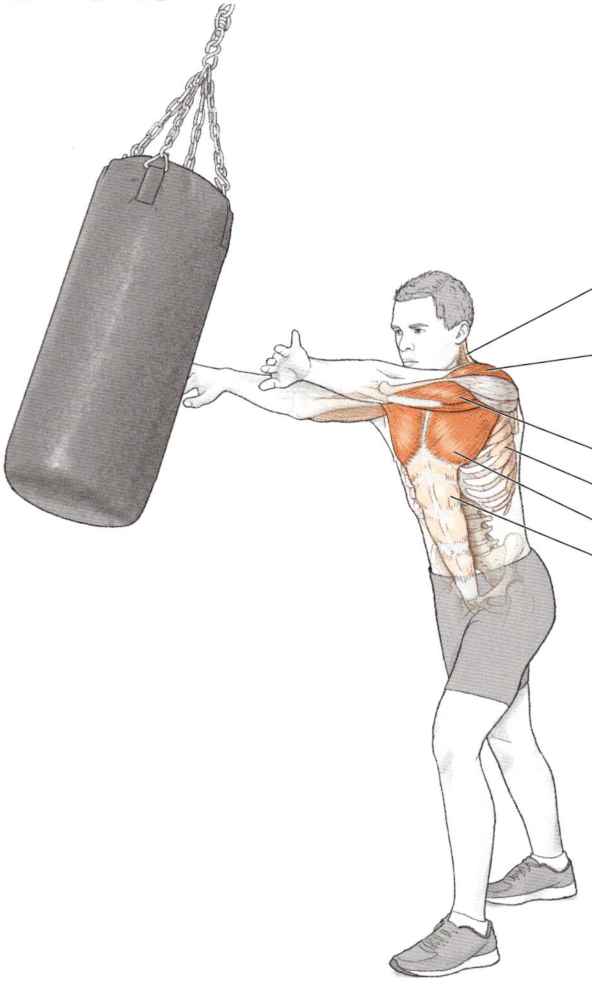

Ausführung

1. Stehen Sie vor einem aufgehängten schweren Boxsack im Split Stance, um während der Übung eine größere Stabilität zu haben. Die Füße stehen schulterbreit, die Ferse des einen Fußes ist 10–20 cm von den Zehen des anderen Fußes entfernt.
2. Legen Sie beide Hände an den schweren Boxsack, die Ellenbogen befinden sich dabei beidseits des Rumpfes. Stoßen Sie den Boxsack mit maximalem Einsatz und vollständig gestrecken Ellenbogen kraftvoll nach vorne.
3. Lassen Sie den Boxsack vor und zurück schwingen. Bereiten Sie sich darauf vor, den Sack mit beiden Händen zu greifen. Bremsen Sie den Sack ab, wenn er sich der Brust nähert, halten Sie den Sack mit gleichmäßigem Druck beider Hände.
4. Kehren Sie die Richtung des heranschwingenden Sacks mit einem kräftigen Stoß kraftvoll um. Führen Sie die vorgeschriebene Anzahl an Wiederholungen aus.

Beteiligte Muskeln

Primär: M. pectoralis major, M. triceps brachii, vorderer Anteil des M. deltoideus.
Sekundär: M. serratus anterior, M. trapezius, M. rectus abdominis.

Anmerkungen

Das Stoßen eines schweren Boxsacks (Heavy Bag Push) für das explosive Training des Oberkörpers ist eine wirksame Möglichkeit, sich auf die Anforderungen von Kontakt- und Kampfsportarten vorzubereiten. Das Vorhersehen des herannahenden Sacks und Vorbereiten der Hände und des Oberkörpers auf den kraftvollen Kontakt umfasst Koordination, exzentrische Kraft und Stärke. Die Nutzung der Dehnantwort beim Annehmen und dem Stoßen des Sacks konditioniert den Oberkörper in einer Weise, die relativ kontrolliert ist und Gesundheit und Sicherheit maximiert.

VARIATION

Stoßen eines schweren Boxsacks mit einem Arm (Single-Arm Heavy Bag Push)

Ein Heavy Bag Push mit einem Arm trainiert die Drehkraft, die für Wurf- und Boxbewegungen erforderlich ist. Die Übung kombiniert die Kraft des Unterkörpers mit der Kraft des Oberkörpers, um die explosiven Fähigkeiten mit einem Arm zu entwickeln. Fortlaufende Stöße gegen den schweren Boxsack trainieren sowohl die elastische Kraft als auch die Kraftqualitäten insgesamt. Ein Set von Single-Arm Heavy Bag Pushes sollte zum explosiven Training pro Arm höchstens 6 Wiederholungen umfassen. Stehen Sie neben dem schweren Boxsack, die Beine im Split Stance.

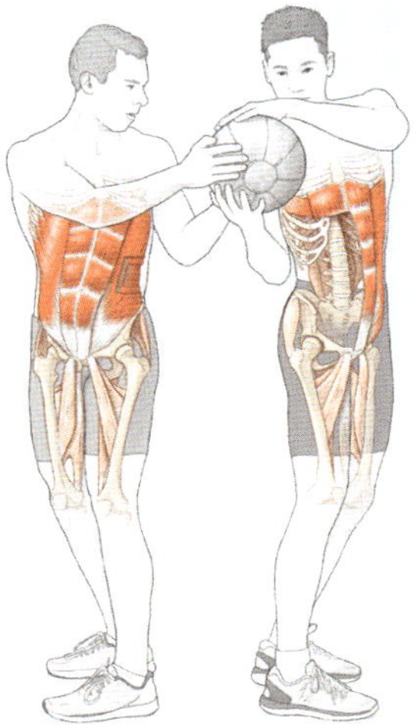

7

CORE-TRAINING

Ein Trainingsprogramm, das sich nicht mit der spezifischen Beteiligung der Core- und Rückenmuskulatur befasst, wäre unvollständig. Auch wenn es das Ziel jedes Trainingsprogramms ist, mit individuellen Bewegungen auf spezifische Muskeln abzuzielen, kann behauptet werden, dass alle plyometrischen Bewegungen nicht nur auf die Krafterzeugung und die Übertragungsfähigkeiten der zentralen Körperpartie stark angewiesen sind, sondern auch auf die Fähigkeit, während der Ausführung einer Übung eine stabile Haltung beizubehalten. Daher spielen die Bauchmuskeln (Abbildung 7.1) und die Rückenmuskulatur häufig eine Doppelrolle: die eine umfasst dynamische Bewegungen, die andere verlangt starke und stabile statische Kontraktionen. Aufgrund der wesentlichen Rolle, die diese Muskeln bei athletischen Leistungen spielen, müssen Sie dafür Sorge tragen, spezifische Übungen auszuwählen, die die Core- und Rückenmuskulatur in einer Weise rekrutieren, die spezifische Bewegungen im Sport nachahmt.

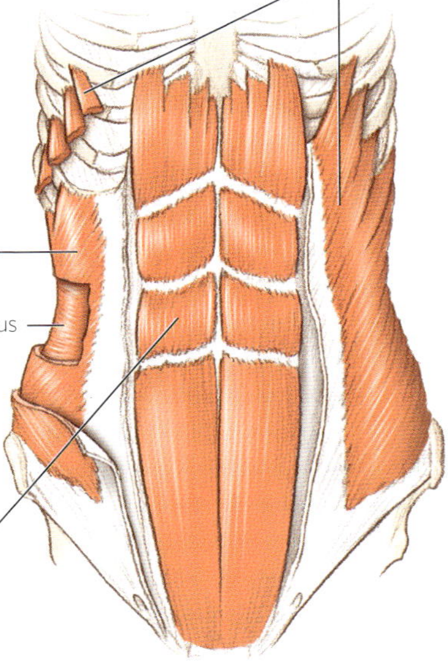

ABB. 7.1 Bauchmuskeln.

Die Muskeln der zentralen Körperpartie werden häufig in innere und äußere Core-Muskulatur unterteilt. Diese Klassifizierungen präzisieren die Lokalisation und Funktion dieser Muskeln. Die inneren Core-Muskeln haben primär die Aufgabe, dem Bauchbereich für eine optimale Haltung und den Erhalt der körperlichen Unversehrtheit während explosiver Bewegungen Stabilität zu geben. Die äußeren Core-Muskeln (Abbildung 7.2) sind an der Erbringung und Unterstützung dynamischer Bewegungen beteiligt wie dem Sprinten, Springen und Werfen. Streckung, Beugung und Drehung des Rumpfes beziehen die äußeren Core-Muskeln auf verschiedenen Ebenen mit ein, sowohl bei der Entfaltung äußerer Kraft als auch beim Bewegungswiderstand. Aufgrund der Komplexität der Bewegungen im Sport ist die Beteiligung sowohl der inneren wie der äußeren Core-Muskulatur zu jedem Zeitpunkt wichtig und muss vorbereitet werden.

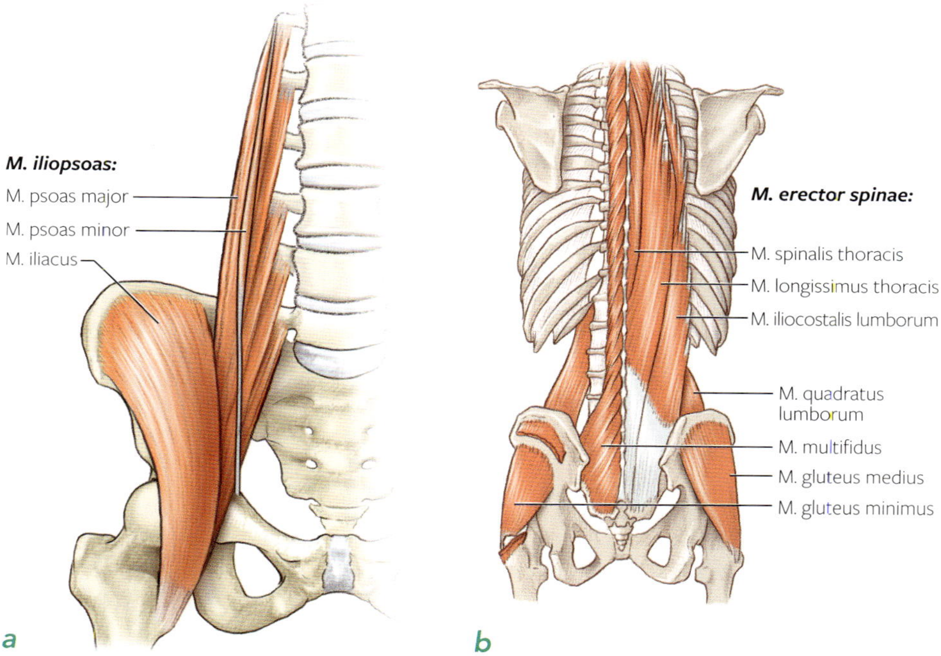

ABB. 7.2 Äußere Core-Muskulatur: (a) anterior; (b) posterior.

Die innere Core-Muskulatur setzt sich zusammen aus dem M. transversus abdominis, M. multifidus, dem Zwerchfell und der Beckenbodenmuskulatur. Diese Muskeln wirken synergistisch, um die Wirbelsäule zu stützen, insbesondere bei dynamischen und explosiven plyometrischen Bewegungen wie Sprüngen und Würfen. Die äußere Core-Muskulatur setzt sich zusammen aus dem M. rectus abdominis, der M. erector spinae-Gruppe (M. iliocostalis, M. longissimus und M. spinalis) sowie dem M. obliquus internus und externus. Während die innere Core-Muskulatur Stabilität und Stütze für die Wirbelsäule bietet, unterstützt die äußere Core-Muskulatur die Erzeugung von Kraft und Stärke bei athletischen Bewegungen. Diese Muskeln wirken alle koordiniert zusammen, sei es bei einer Rumpfbeugung (M. rectus abdominis und M. iliopsoas), einer Rückenstreckung (M. erector spinae, gemeinsam mit den Hüftstreckern wie den Gesäßmuskeln und der ischiokruralen Muskulatur) oder einer Rumpfdrehung und Seitbeugung (M. obliquus internus und externus). Diese Muskeln müssen alle ausgewogen und koordiniert trainiert werden, um nicht nur die athletische Leistung zu verbessern, sondern auch die Verletzungswahrscheinlichkeit zu minimieren.

Bedenken Sie, dass praktisch jede Übung in diesem Buch eine signifikante Beteiligung der Bauch- und Rückenmuskulatur beinhaltet, sei es bei der Stabilisierung der Wirbelsäule oder der Erzeugung einer explosiven Bewegung. Spezifische Übungen für die weitere Entwicklung der Kraft in der Core-Muskulatur müssen wirksam in den gesamten Trainingsplan integriert werden, um die Gefahr von Verletzungen durch Überbeanspruchung zu minimieren.

SIT-UP UND BRUSTPASS MIT MEDIZINBALL

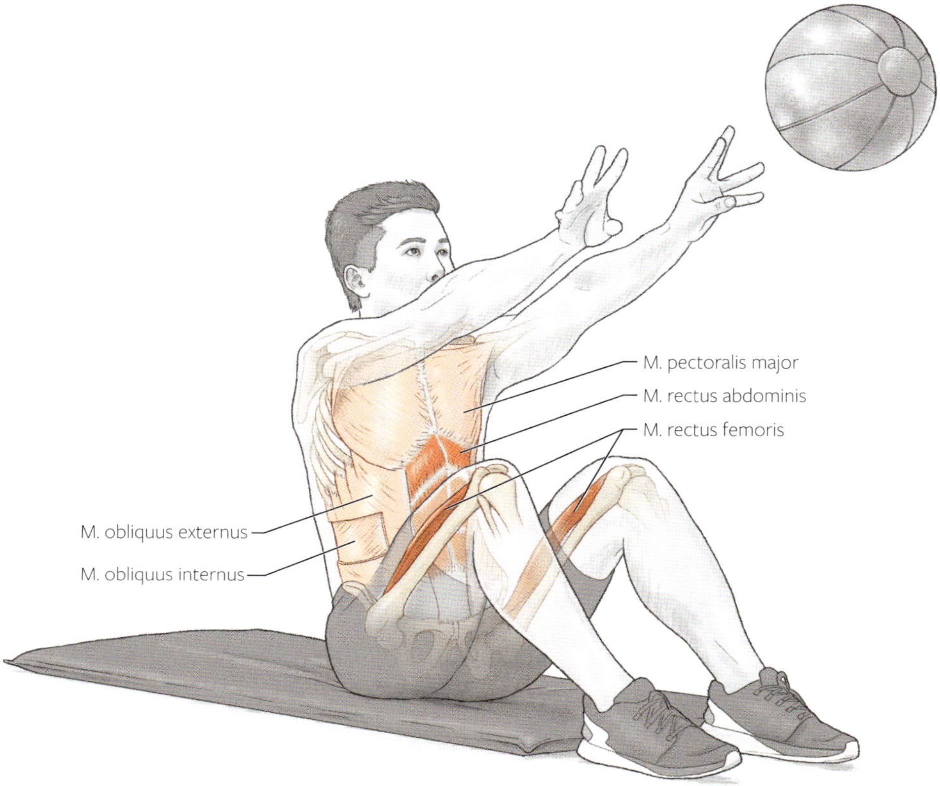

Ausführung

1. Sitzen Sie auf dem Boden und halten Sie einen Medizinball auf Brusthöhe vor dem Körper. Die Knie sind um etwa 90 Grad gebeugt.
2. Senken Sie den Rumpf in einer weichen, gleichmäßigen und kontrollierten Weise zum Boden, halten Sie dabei den Medizinball nah an der Brust.
3. Führen Sie einen energisch Sit-up durch, halten Sie dabei den Ball vor dem Körper und beschleunigen Sie den Rumpf nach oben und vorne.
4. Oben im Sit-up angekommen, werfen Sie den Medizinball kraftvoll zu einem Partner oder gegen eine Wand. Ein Partner wirft den Ball für die nächste Wiederholung auf Ihre Brusthöhe zurück. Beim Abprall des Balles von einer Wand sollte die Übung nah genug vor der Wand ausgeführt werden, dass der Ball auf Ihre Brusthöhe zurückprallt.
5. Fangen Sie den zurückkommenden Medizinball vor dem Körper und bringen Sie ihn wieder an Ihre Brust. Nutzen Sie den Schwung des herankommenden Balls, um den Rumpf wieder auf den Boden zurück zu senken. Wiederholen Sie den energischen Sit-up und den Wurf.

Beteiligte Muskeln

Primär: M. rectus abdominis, M. iliopsoas, M. rectus femoris.
Sekundär: M. obliquus internus, M. obliquus externus, M. pectoralis major.

Anmerkungen

Der Sit-up und Brustpass mit Medizinball (Medicine-Ball Sit-Up Chest Pass) kräftigt die beteiligte äußere Core-Muskulatur bei einer dynamischen Rumpf- und Hüftbeugung und verlangt am Ende der Bewegung einen energischen Wurf aus dem Oberkörper. Diese repetitive Passbewegung mit dem Medizinball kann mit einem Partner oder gegen eine Wand ausgeführt werden. Der Abwurf nach vollendetem Sit-up soll kraftvoll und energisch erfolgen und nützt den Schwung des Sit-ups mit einem explosiven Ballpass vor der Brust. Wenn Sie die Bauchmuskeln trainieren wollen, führen Sie 6–8 sehr schnelle Wiederholungen aus. Um die Ausdauer zu trainieren, führen Sie 10–20 Wiederholungen aus. Wählen Sie für die ersten Trainingsrunden einen Medizinball mit einem Gewicht von 3–4 kg, um die allgemeine Kraft und Trainingskapazität aufzubauen. Nimmt die Kraft mit der Zeit zu, können Sie auf einen schwereren Ball umsteigen.

VARIATION

Sit-Up und Brustpass mit Medizinball über Kopf (Overhead Medicine-Ball Sit-Up Chest Pass)

Kombinieren Sie die Sit-up-Bewegung mit einem Überkopfpass, um die äußere Core-Muskulatur einschließlich M. rectus abdominis und M. psoas zusätzlich zu dehnen. Fangen Sie den Medizinball über dem Kopf, lassen Sie sich vom Schwung des Balls zum Boden zurückbringen. Bei der ersten Hälfte des Sit-ups bleibt der Ball über dem Kopf gestreckt. Die Passbewegung tritt zu Beginn der Aufwärtsbewegung des Sit-ups ein, wobei der Rumpf dem Wurf folgt. Führen Sie repetitive Würfe aus, um Kraft oder Ausdauer zu entwickeln. Verwenden Sie für die ersten Trainingsrunden einen relativ leichten Medizinball, um sich schrittweise an die zusätzliche Dehnung und Belastung zu gewöhnen, die durch den Overhead Sit-Up Pass entstehen.

CORE-PASS MIT MEDIZINBALL IN RÜCKENLAGE

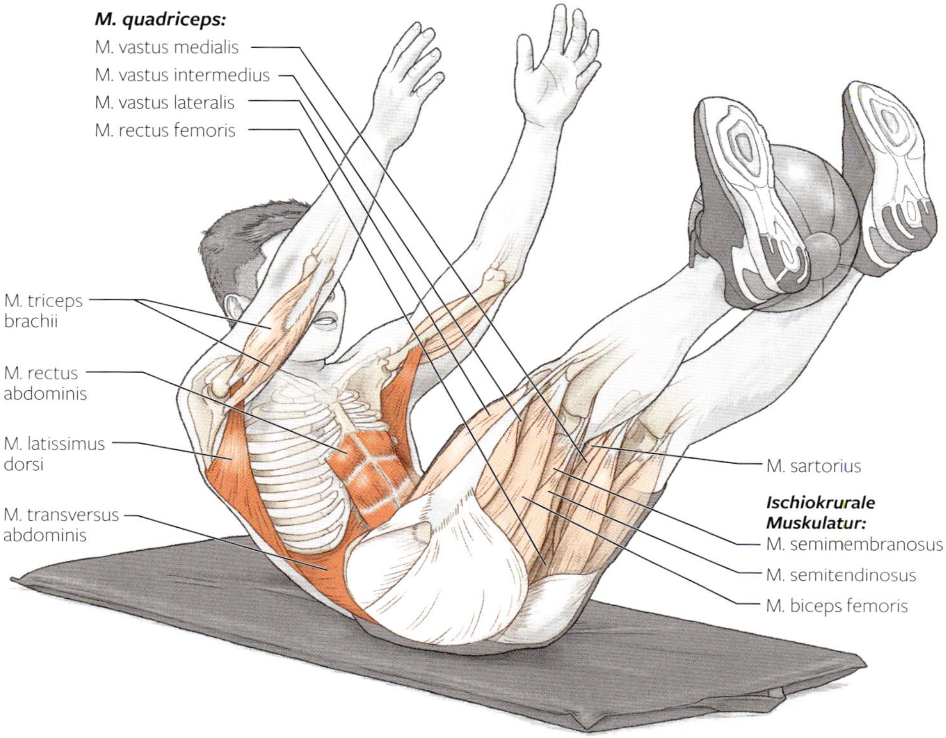

Ausführung

1. Liegen Sie auf dem Rücken, die Beine sind gestreckt und liegen parallel, die Arme sind über den Kopf gestreckt und halten einen Medizinball.
2. Setzen Sie sich mit über dem Kopf gestreckten Armen auf und geben Sie den Medizinball von den Händen zwischen die Füße ab.
3. Gehen Sie in eine vollständig gestreckte Rückenlage zurück, den Medizinball halten Sie sicher zwischen den Füßen.
4. Heben Sie die Beine mit dem Ball, während Sie sich aufsetzen. Geben Sie den Ball von den Füßen an die Hände ab und gehen Sie langsam in die Startposition in Rückenlage zurück.
5. Führen Sie vorgeschriebene Anzahl von Wiederholungen in rhythmischer und kontrollierter Weise aus.

Beteiligte Muskeln

Primär: M. rectus abdominis, M. transversus abdominis, M. iliopsoas, M. latissimus dorsi.

Sekundär: M. sartorius, M. quadriceps (M. rectus femoris, M. vastus lateralis, M. vastus medialis, M. vastus intermedius), M. triceps brachii, ischiokrurale Muskulatur (M. biceps femoris, M. semitendinosus, M. semimembranosus).

Anmerkungen

Der Medizinballpass aus der Rückenlage (Supine Medicine-Ball Core Pass) ist eine hervorragende Kraftübung für die Entwicklung der Core-Muskulatur, verlangt aber auch ein erhebliches Ausmaß an Koordination. Für die Weitergabe des gewichtsbelasteten Balls von den Händen an die Füße und zurück ist eine erhebliche Körperkontrolle und Körperstabilität erforderlich, sie verlangt aber auch Flexibilität im Rücken und in der ischiokruralen Muskulatur. Diese Übung gilt zwar nicht als dynamische Core-Übung, trägt jedoch zur Entwicklung der Core-Kraft und -Beweglichkeit bei.

VARIATION

Core-Pass mit Medizinball in Rückenlage mit Körperdrehung (Supine Medicine-Ball Twisting Core Pass)

Wandeln Sie diese Übung ab, indem Sie zusätzlich eine einfache Drehung zur einen oder anderen Körperseite ausführen, wenn der Ball von den Füßen an die Hände übergeben wird. Anstatt den Ball über den Kopf zu bringen, strecken Sie die Arme zu einer Seite aus, um den M. obliquus internus und den M. obliquus externus in der Körpermitte zu dehnen. Ziehen Sie anschließend den Ball zur Mittellinie des Körpers zurück, um den Ball wieder an die Füße abzugeben.

MEDIZINBALLÜBERGABE AN EINEN PARTNER MIT BAUCHPRESSE

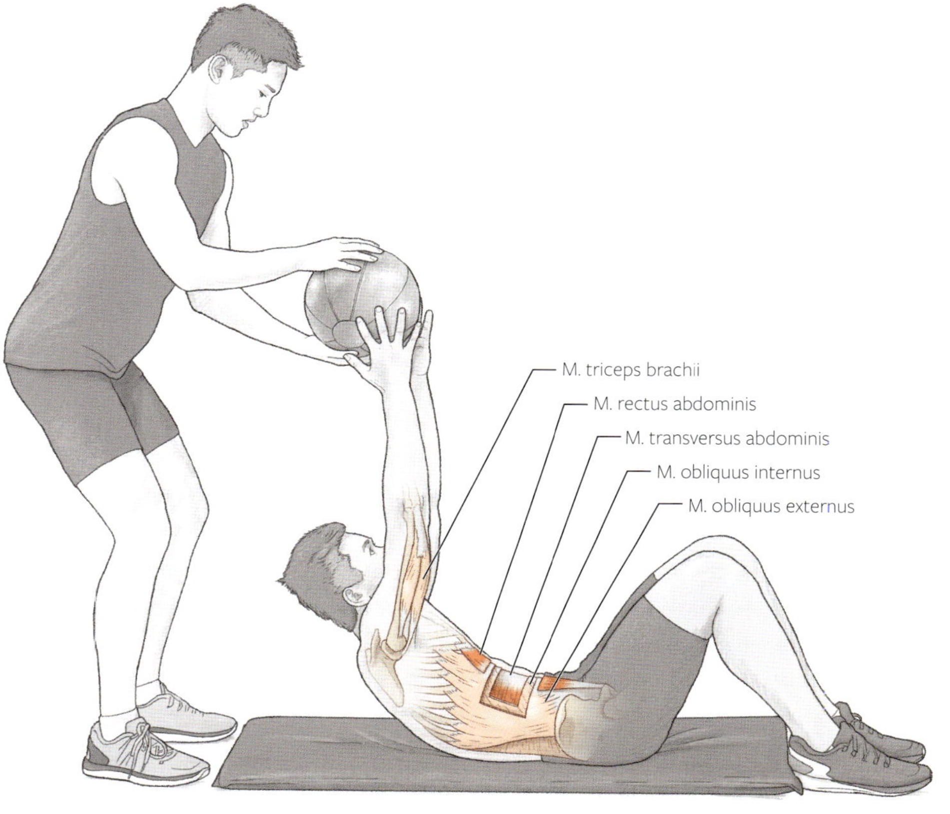

Ausführung

1. Liegen Sie mit um 90 Grad gebeugten Knien auf dem Rücken. Ein Partner steht mit den Füßen direkt hinter Ihrem Kopf und hält den Medizinball.
2. Der Partner hält den Medizinball so hoch, dass Sie sich nach oben strecken und Ihren Rumpf vom Boden abheben müssen, um den Ball ergreifen zu können.
3. Greifen Sie den Ball und senken Sie den Rumpf wieder auf den Boden, halten Sie dabei den Ball mit gestreckten Armen.
4. Bei der nächsten Wiederholung strecken Sie sich nach oben und legen den Ball wieder in die Hände Ihres Partners, dann senken Sie den Rumpf wieder auf den Boden.
5. Führen Sie die vorgeschriebene Anzahl an Wiederholungen in rhythmischer und kontrollierter Form aus, stets im Wechsel zwischen Annahme und Abgabe des Balls.
6.

Beteiligte Muskeln

Primär: M. rectus abdominis, M. transversus abdominis, M. iliopsoas.

Sekundär: M. obliquus internus, M. obliquus externus, M. triceps brachii.

Anmerkungen

Die Medizinballübergabe an einen Partner mit Bauchpresse (Medicine-Ball Partner Crunch Exchange) ist eine Übung mit repetitiver Rumpfbeugung und einem Wechsel zwischen der Annahme des Medizinballs und der Abgabe des Balls in die Hände des Partners bei jeder Wiederholung. Die Übung baut die allgemeine Stärke der Bauchmuskulatur auf und kann mit zahlreichen Wiederholungen ausgeführt werden, um in der vorderen Core-Muskulatur Kraftausdauer zu entwickeln. Sie können pro Set zwischen 10 und 50 Wiederholungen ausführen. Wählen Sie für die ersten Sitzungen einen 2–3 kg schweren Medizinball, um die allgemeine Kraft und Trainingskapazität aufzubauen. Wenn sich die Kraft mit der Zeit verbessert, können Sie auf einen schwereren Ball umsteigen.

VARIATION

Medizinballübergabe an einen Partner in wechselnden Positionen mit Bauchpresse (Medicine-Ball Partner Crunch With a Moving Target)

Anstatt den Ball immer an derselben Stelle zu übernehmen und abzugeben, kann der Partner den Ball bewegen. Dadurch sind Sie gezwungen, auf die Ballbewegung zu reagieren und es werden bei den seitlichen Bewegungen und einer variablen Drehung auch andere Core-Muskeln angesprochen. Es kann sein, dass Sie den Medizinball außer- und oberhalb Ihrer rechten Schulter greifen und dann außerhalb der linken Schulter zurückgeben müssen. Diese variablen Muster simulieren die tatsächlichen Rumpfbewegungen, die bei Sportarten wie dem Boxen verlangt werden.

SEITLICHE MEDIZINBALLÜBERGABE IM SITZEN

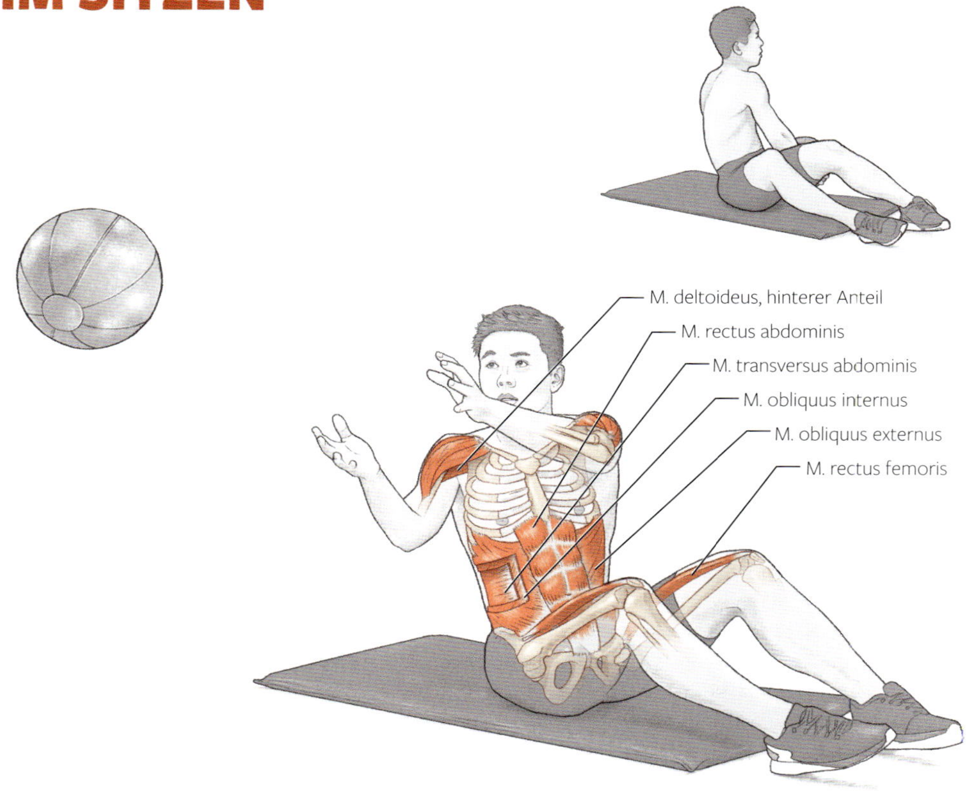

Ausführung

1. Sitzen Sie auf dem Boden. Halten Sie den Medizinball vor dem Bauch. Beugen Sie die Knie um etwa 90 Grad.
2. Ziehen Sie den Ball zur Gegenseite der beabsichtigten Passrichtung, um mit den Schultern eine drehende Gegenbewegung zu erzeugen.
3. Initiieren Sie den Pass durch eine Schulterdrehung in die Passrichtung und ziehen Sie den Ball kraftvoll am Körper vorbei zu einem Partner oder gegen eine Wand. Ein Partner wirft Ihnen den Ball für die nächste Wiederholung auf Taillenhöhe zu. Bei Würfen gegen eine Wand positionieren Sie sich nah genug an der Wand, damit der abprallende Ball auf Taillenhöhe zu Ihnen zurückkommt.
4. Beim Fangen des zurückkommenden Balls lassen Sie die Schultern durch das Gewicht des Medizinballs von der Passrichtung weg drehen und beginnen Sie die Pass-Sequenz erneut.

Beteiligte Muskeln

Primär: M. rectus abdominis, M. transversus abdominis, M. obliquus internus, M. obliquus externus.
Sekundär: M. iliopsoas, hinterer Anteil des M. deltoideus, M. rectus femoris.

Anmerkungen

Die seitliche Medizinballübergabe im Sitzen (Seated Medicine-Ball Lateral Pass) bringt die Core-Muskulatur durch eine Drehbewegung in Vorspannung. Ihr Körper muss ein gewisses Maß an Stabilisierung bieten, um die Sitzposition zu halten, zugleich aber auch die Bewegung in der Körpermitte für den seitlichen Pass zu erlauben. So zielt die Übung sowohl auf die innere, als auch auf die äußere Core-Muskulatur ab. Führen Sie kurze, rasche Pässe mit Körperdrehung aus, um die raschen Drehbewegungen zu simulieren, die beim Sprinten verlangt sind oder führen Sie weitere und ausladendere Pässe mit Körperdrehung aus, um Drehbewegungen zu simulieren, wie sie bei Wurfsportarten erforderlich sind.

VARIATION

Seitliche Übergabe im Sitzen mit angehobenen Füßen (Seated Lateral Pass With Feet Up)

Die Übung wird durch einfaches Anheben der Füße vom Boden bedeutend schwieriger. Durch die vom Boden abgehobenen Füße werden der M. iliopsoas und der M. rectus femoris direkter beteiligt, wodurch der M. rectus abdominis und die schrägen Bauchmuskeln stärker für die Drehbewegung verantwortlich werden.

MEDIZINBALLÜBERGABE IM SITZEN MIT PARTNER, DER IM HALBKREIS GEHT

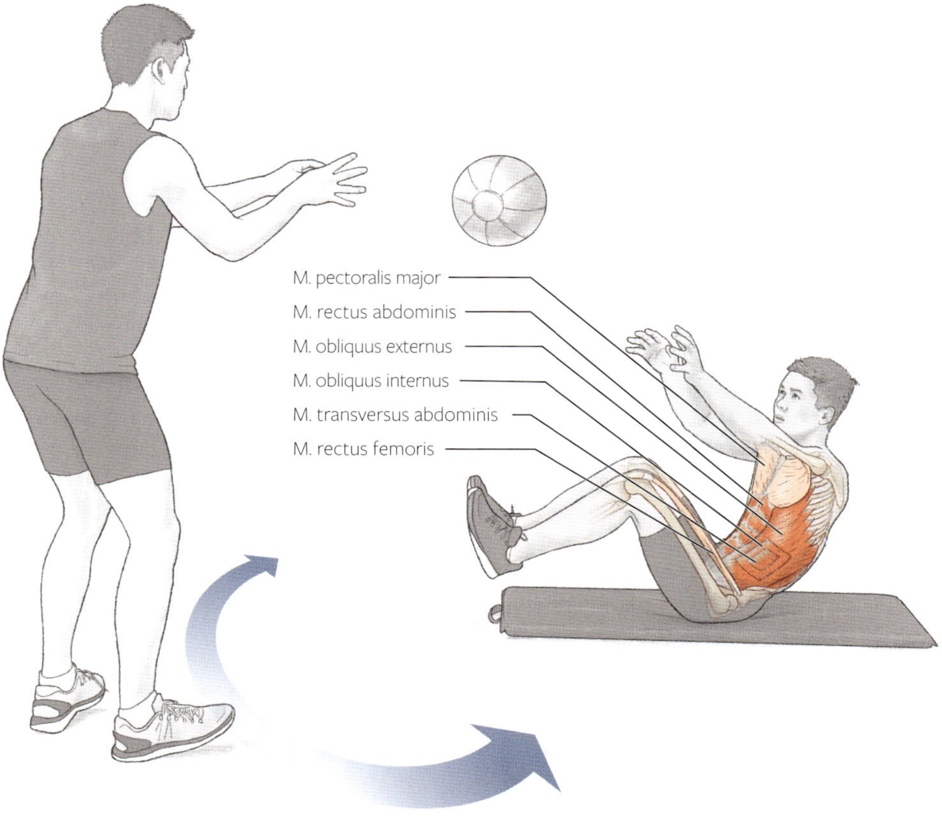

Ausführung

1. Sitzen Sie auf dem Boden. Halten Sie den Medizinball vor dem Bauch und halten Sie die Füße wenige Zentimeter über dem Boden.
2. Führen Sie einen schnellen Chest Pass (Brustpass) zu einem Partner aus, der 90–120 cm von Ihnen entfernt steht. Halten Sie die Füße während der gesamten Übung knapp über dem Boden.
3. Der Partner wandert in einem Halbkreis langsam hin und her. Fahren Sie mit den schnellen Pässen fort, drehen Sie sich bei jedem nachfolgenden Pass leicht, um sich der neuen Position des Partners anzupassen.
4. Führen Sie 12–30 Pässe aus, während Ihr Partner mehrmals im Halbkreis hin und her geht.

Beteiligte Muskeln

Primär: M. rectus abdominis, M. transversus abdominis, M. obliquus internus, M. obliquus externus.

Sekundär: M. iliopsoas, M. rectus femoris, M. pectoralis major.

Anmerkungen

Der Medizinballpass im Sitzen mit im Halbkreis wanderndem Partner (Seated Medicine- Ball Semicircle Partner Pass) baut die allgemeinen Kraftqualitäten in der vorderen Core-Muskulatur auf, die erforderlich sind, um die Füße vom Boden abgehoben zu halten und auch eine gute Haltung beim Passen und Fangen des Medizinballs beizubehalten. Je nach Anzahl der Wiederholungen pro Set kann durch diese Übung auch die allgemeine Kraftausdauer entwickelt werden. Sie können zwischen 10 und 30 Pässe pro Set ausführen und 3–5 Sets pro Trainingsrunde. Der Ball sollte in den ersten Trainingsrunden höchstens 3 kg wiegen. Im Lauf eines geplanten Trainingsprogramms kann auf schwerere Bälle gesteigert werden. Der vom Partner durchlaufene Halbkreis zwingt Sie außerdem, den Rumpf zu drehen und während der Übung spezifische Positionen zu halten.

VARIATION

Medizinballübergabe im Sitzen mit Partner und Ballprellen (Seated Rotational Partner Touches With Feet Up)

Bei dieser Übung sitzen Sie und Ihr Partner sich auf dem Boden von Angesicht zu Angesicht gegenüber. Sie halten während der Übung beide die Füße vom Boden abgehoben. Nehmen Sie als erstes den Medizinball. Drehen Sie den Rumpf erst zur einen, dann zur anderen Seite, lassen Sie den Ball bei jeder Drehung auf dem Boden aufkommen (Touch). Enden Sie mit einem Chest Pass zu Ihrem Partner. Ihr Partner führt dieselbe Anzahl von Drehungen mit Bodenberührung des Balls aus, bevor er den Medizinball zu Ihnen zurückpasst. Anschließend führt jeder von Ihnen 4, dann 6, dann 8 und dann 10 Touches aus, die Füße bleiben während der gesamten Zeit vom Boden abgehoben. Nachdem Sie bei 10 Wiederholungen angekommen sind, wird die Übung wieder um je zwei Wiederholungen abgebaut, bis Sie am Ende beide Ihre letzten zwei Wiederholungen ausführen. Bei einem kompletten Set ist das Muster für beide Partner also 2, 4, 6, 8, 10, 8, 6, 4, 2. Nach Abschluss des pyramidenförmigen Wiederholungsmusters können Sie Ihre Füße am Boden ausruhen lassen.

MEDIZINBALLÜBERGABE MIT PARTNER IM STEHEN UND MIT KÖRPERDREHUNG

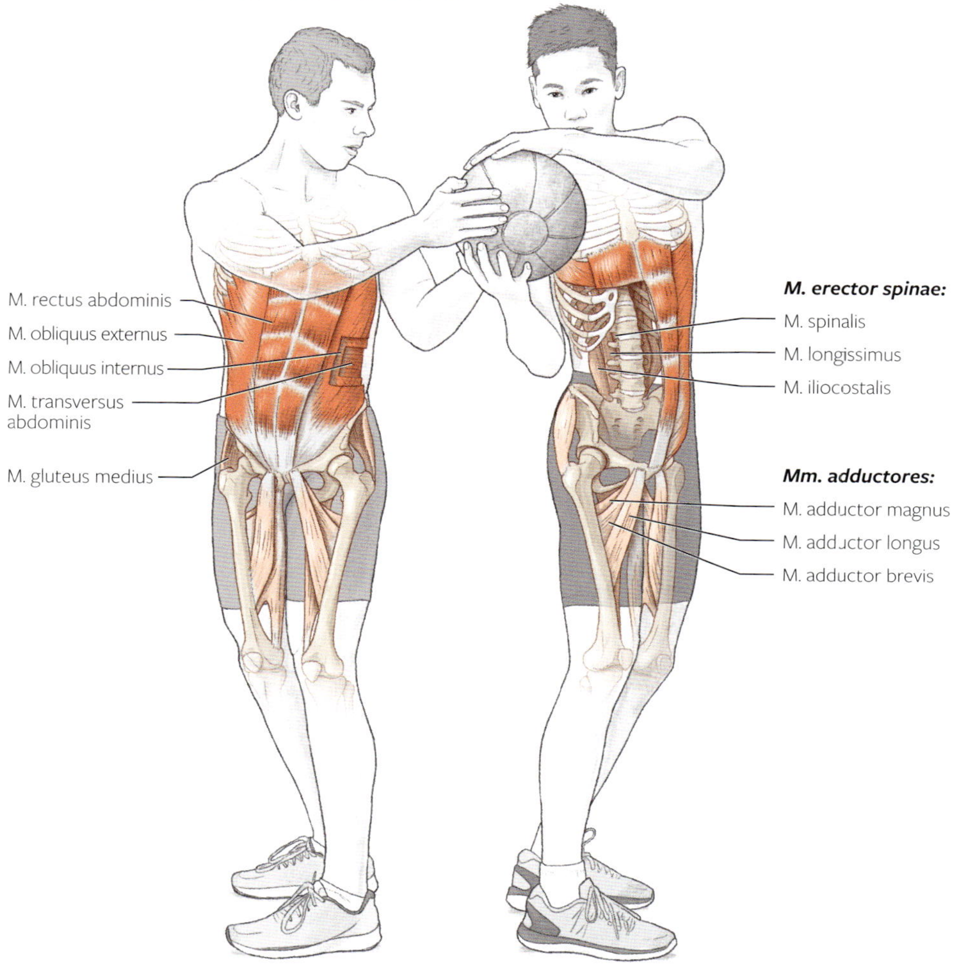

Ausführung

1. Stehen Sie Rücken an Rücken mit einem Partner im Abstand von ca. 30 cm, sodass eine adäquate Schulterrotation möglich ist. Halten Sie den Medizinball in Vorbereitung auf die Passbewegungen auf Taillenhöhe.
2. Drehen Sie die Schultern in eine Richtigung, um einen Pass zu Ihrem Partner zu beginnen. Ihr Partner dreht sich zur selben Seiten, um den Medizinball abzunehmen. Der Wechsel erfolgt von Hand zu Hand, nicht als Wurf.
3. Ihr Partner dreht nun den Rumpf um 180 Grad und übergibt Ihnen den Ball auf der anderen Seite, sodass ein vollständiger Ballumlauf abgeschlossen ist.

4. Fahren Sie mit den rotierenden Ballpässen für die vorgeschriebene Anzahl von Wiederholungen in dieser Richtung fort, während des gesamten Sets bleiben die Rotationsgeschwindigkeit und der Rhythmus gleich.
5. Führen Sie die Übung beim nächsten Set in die andere Richtung aus.

Beteiligte Muskeln

Primär: M. rectus abdominis, M. transversus abdominis, M. obliquus internus, M. obliquus externus.
Sekundär: M. gluteus medius, M. iliopsoas, M. erector spinae (M. iliocostalis, M. longissimus, M. spinalis), Mm. adductores (magnus, longus, brevis).

Anmerkungen

Die Ballpässe mit Körperdrehung mit einem Partner im Stehen (Standing Rotational Partner Passes) sind eine traditionelle Core-Übung, die rhythmisch ausgeführt werden kann, um die allgemeine Kraft und Rotationsmobilität der zentralen Körperpartie zu entwickeln. Diese Art Drehbewegung trägt zur Entwicklung einer guten Grundlage der Rotationskoordination im Hinblick auf Wendigkeit und Richtungsänderungen bei, da die meisten dieser Bewegungen durch eine Rumpfrotation initiiert werden. Die Pässe können in einem gleichmäßigen effizienten Tempo ausgeführt werden, ohne die Bewegung zu überstürzen. Pro Drehrichtung und Set 10–15 Wiederholungen ausführen.

VARIATION

Medizinballübergabe mit Partner im Knien und mit Körperdrehung (Kneeling Rotational Partner Pass)

Die gleiche Übung Rücken an Rücken kann auch im Knien ausgeführt werden. Dabei wird die Core-Muskulatur bei der Drehung stärker beansprucht, die Beteiligung der unteren Extremitäten hingegen minimiert. Bei beiden Variationen, im Stehen und im Knien, können die Partner sich weiter voneinander entfernen, um die Übung von einem kurzen Pass in einen Wurf mit Körperdrehung zur selben Seite abzuwandeln.

RUMPFDREHUNG MIT LANGHANTEL

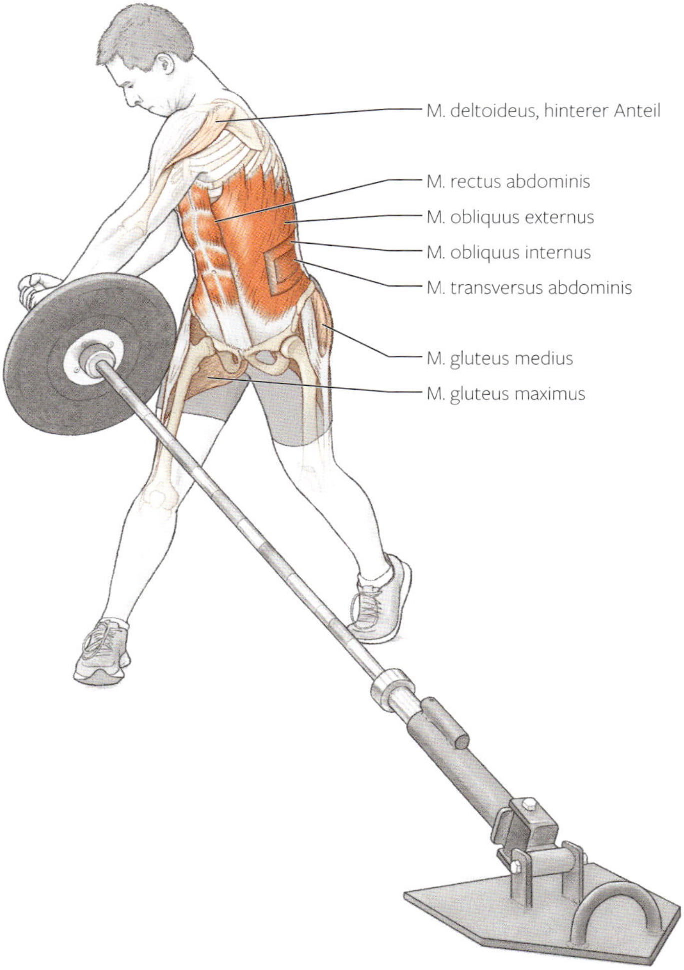

Ausführung

1. Versehen Sie eine Langhantel im oberen Anteil mit einem leichten bis mäßigen Gewicht. Postieren Sie das unbelastete untere Ende der Langhantel in einer Ecke des Kraftraums oder benützen Sie eine speziell für Barbell Landmine Rotations vorgesehene Langhantelaufnahme.
2. Stehen Sie mit den Füßen in einem weiteren Stand als schulterbreit, Hüften und Füße im rechten Winkel zu der Langhantel.
3. Rotieren Sie die Langhantel in einer Halbkreisbewegung vor und zurück, drehen Sie dabei die Schultern von einer zur anderen Seite.
4. Wenn die Langhantel die untere Position etwa auf Hüfthöhe erreicht, bewegen Sie das Ende mit dem Gewicht in die Gegenrichtung, wobei Sie zwischen den Wiederholungen der Drehung einen gleichmäßigen Rhythmus finden sollten.

Beteiligte Muskeln

Primär: M. rectus abdominis, M. transversus abdominis, M. obliquus internus, M. obliquus externus.

Sekundär: M. gluteus medius, M. gluteus maximus, M. erector spinae (M. iliocostalis, M. longissimus, M. spinalis), hinterer Anteil des M. deltoideus.

Anmerkungen

Die Rumpfdrehung mit Langhantel (Landmine Trunk Rotation) ist eine dynamische Ganzkörperübung, die sich auf die Drehbewegung konzentriert. Zwischen dem sich drehenden Schultergürtel und dem festen Hüftbereich kommt es zu einer verdrehenden Bewegung. Die Bewegung soll kontrolliert, aber auch relativ kraftvoll erfolgen, um die Elastizität der Core-Muskulatur zu nutzen. Die Verbesserung der Drehkraft (und -leistung), die durch diese Übung erreicht wird, ist hilfreich für Kontakt- und Kampfsportarten, bei denen die Gegner attackiert oder zu Boden geworfen werden müssen. Auch für Wurfsportarten, bei denen eine gute Drehkraft unerlässlich ist, kann die Übung helfen.

VARIATION

Rumpfdrehung mit Langhantel im Knien (Kneeling Landmine Trunk Rotation)

Um die Beteiligung der unteren Extremitäten während der Rotation der Langhantel zu begrenzen oder auszuschalten, knien Sie sich für die Ausführung der Landmine-Übung auf eine weiche Unterlage. Durch die tiefere Position verändert sich die Halbkreisbahn der Langhantel bis zu einem gewissen Grad und sorgt für etwas Abwechslung bei der Landmine-Standardübung.

BALLWURF AUS DER BAUCHLAGE MIT ANHEBEN VON RUMPF UND BEINEN

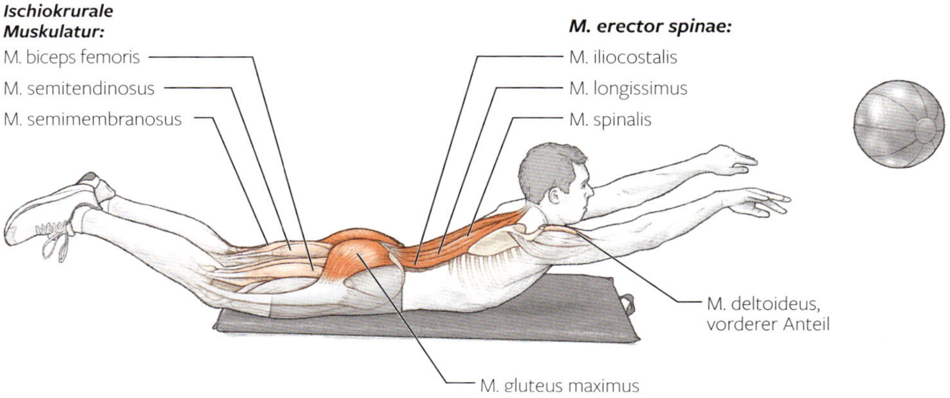

Ausführung

1. Liegen Sie in Bauchlage auf dem Boden mit dem Ball in den gestreckten Armen vor dem Kopf, die Beine sind gestreckt und leicht geöffnet.
2. Heben Sie Rumpf und Beine gleichzeitig vom Boden, dabei kommt es in den Hüften und im Rücken zu einer Hyperextension.
3. An dem Punkt der maximalen Hyperextension werfen Sie den Medizinball einem Partner zu, dabei versuchen Sie, den Ball so hoch und weit zu werfen, wie Sie können.
4. Nach dem Abwurf des Medizinballs senken Sie den Körper in die Ausgangsposition. Lassen Sie den Ball von Ihrem Partner vorsichtig zurückrollen und bereiten Sie den nächsten Wurf vor.

Beteiligte Muskeln

Primär: M. erector spinae (M. spinalis, M. longissimus, M. iliocostalis), M. gluteus maximus.

Sekundär: Ischiokrurale Muskulatur (M. biceps femoris, M. semitendinosus, M. semimembranosus), vorderer Anteil des M. deltoideus.

Anmerkungen

Ballpässe in Bauchlage mit Anheben von Rumpf und Beinen (Prone Push Passes) sind eine wertvolle Übung zur Entwicklung der Kraft in der hinteren Core-Muskulatur. Um die Kräfte auszugleichen, die durch die Hyperextension des Rückens entstehen, ist eine bedeutende Rekrutierung der Gesäßmuskeln und der ischiokruralen Muskulatur erforderlich, die zum Abheben der Beine vom Boden führt. Beim Medizinballstoßen ist das richtige Timing sehr wichtig, um sicherzustellen, dass es am höchsten Punkt der Rumpfstreckung erfolgt, was dem Wurf die maximale Höhe und Weite gibt. Führen Sie höchstens 8 Wiederholungen aus, insbesondere, wenn die Bewegung noch neu für Sie ist.

VARIATION

Ballwurf aus der Bauchlage mit Anheben des Rumpfes (Medicine-Ball Superman Raise)

Sollte der Prone Pass zu schwierig sein, können Sie es mit einer weniger dynamischen Bewegung versuchen und dennoch die hintere Muskelkette kräftigen. Führen Sie die Rückenstreckungen in Bauchlage aus und halten Sie dabei den Medizinball vor dem Kopf. Dies dient als einleitende Übung für die Kräftigung der zentralen Körperpartie und des Rückens. Führen Sie Sets mit jeweils 6-10 Wiederholungen aus, um sich auf die Anforderungen des dynamischeren Prone Push Pass vorzubereiten. Halten Sie die Position in Hyperextension nach Möglichkeit einige Sekunden, um die allgemeine Kraft und die Kraftausdauer zu trainieren.

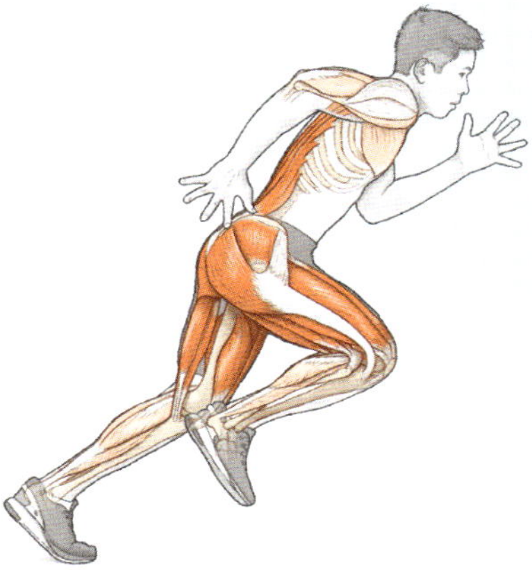

8

KOMBINATION PLYOMETRISCHER ÜBUNGEN

Trainer und Athleten bestimmen üblicherweise individuelle Übungen, um ihre Leistungsziele zu erreichen und die zielspezifische Anatomie anzusprechen, ebenfalls wichtig ist es jedoch, verschiedene Bewegungen miteinander zu kombinieren, um die Athleten besser auf die Anforderungen ihrer jeweiligen Sportart vorzubereiten. Selten definiert ein einzelner Sprung, Wurf oder eine andere explosive Bewegung eine athletische Leistung, ausgenommen sind einige wenige Leichtathletikdisziplinen und spezifischen Positionen im Teamsport wie die des Pitchers im Baseball. Ein typischer Athlet wird innerhalb von Sekunden laufen, die Richtung wechseln, springen und dann werfen. Kombinierte Bewegungen in einem sportlichen Szenario können ein so hohes Tempo haben und so komplex sein, dass sie mit bloßem Auge oft schwer zu verfolgen sind. Es ist zwar nicht nötig, diese sportspezifischen Bewegungen präzise nachzuahmen, aber eine Kombination plyometrischer Übungen kann sowohl die explosiven als auch die elastischen Elemente umfassen, die in verschiedenen Sportarten zu finden sind. Bei geschickter Kombination und mit etwas Kreativität führen diese Übungsroutinen nicht nur zu signifikanten Ergebnissen, sondern machen die Trainingsrunde auch unterhaltsamer.

Ein Schlüsselelement einiger dieser Übungskombinationen, die in diesem Kapitel vorgestellt werden, ist der Einsatz des Sprintens. Laufen – insbesondere in hoher Geschwindigkeit – kann als eine der reinsten Formen plyometrischer Übungen betrachtet werden. Die kurzen Bodenkontakte in Kombination mit der hohen Kraftentfaltung sowohl horizontal als auch vertikal, wie sie beim Sprinten üblich sind, können für die meisten, wenn nicht sogar für alle Athleten beträchtliche Vorteile haben. Während das Sprinten dazu dient, die Kraft und Elastizität des Unterkörpers zu verbessern, kann es in Kombination mit anderen Aktivitäten ein sehr wirksames Mittel zur Verbesserung der Gesamtleistung darstellen.

Plyometrische Kombinationen fallen unter mehrere Kategorien. Sprünge, Würfe und Sprints können ins Training eingebunden werden, um positive Anpassungen für verschiedene Sportarten hervorzubringen und dadurch die gesamte sportliche Leistung zu verbessern.

Mehrfachsprünge

Die Kombination verschiedener Sprünge, ob Weitsprünge, Box Jumps oder Hürdensprünge, ist ein wirksames Mittel zur Verbesserung der elastischen Kraft des Unterkörpers, insbesondere wenn Szenarien mit Sprüngen in verschiedene

Richtungen verwendet werden. Vielfältige Sprungkombinationen werden in Kapitel 4 mit Hürden und Boxen beschrieben und illustriert, umfassen aber auch beidbeinige und einbeinige Sprünge in Form von Hüpf- und Boundingzirkeln. Achten Sie bei der Einrichtung eines Trainingszirkels mit Mehrfachsprüngen darauf, dass die Anzahl der Sprünge nicht übertrieben ist und die Qualität jedes einzelnen Bodenkontakts der Füße in jedem Set erhalten bleibt. Planen Sie angemessene Erholungszeiten zwischen den Sets ein.

Sprung und Wurf

Vor einem explosiven Wurf mit einem Medizinball einen oder mehrere Sprünge auszuführen, kann sinnvoll sein, um Kraft und Elastizität im Unterkörper zu entwickeln, aber auch um den Unterkörper stärker an der Wurfleistung zu beteiligen. Die Sprünge können linear oder in mehrere Richtungen erfolgen und enden schließlich mit einem Wurf maximalen Einsatzes. In vielerlei Hinsicht entwickeln die Sprünge Geschwindigkeit, beschleunigen den Körper und gipfeln in einem maximalen Wurf. Der Wurf kann eine Stoß- oder Zugbewegung sein, je nach dem Schwerpunkt der Übung. Die Einbindung verschiedener Bewegungen sollte, wie bei allen Kombinationsübungen, zu verschiedenen, miteinander kompatiblen Leistungen führen, die glatt ineinander übergehen.

Wurf und Sprint

Ein explosiver Wurf mit einem Medizinball vor einem Sprint kann die Startkraft verbessern. Während es wichtig ist, einen Medizinball zu wählen, der schwer genug ist, um eine kraftvolle Wurfbewegung auszulösen, ist es auch entscheidend wichtig, sicherzustellen, dass der Medizinball nicht so schwer ist, dass er die Startleistung ausbremst und die Körpermechanik der Bewegung negativ beeinflusst. Ein Wurf kann in die Bewegungsrichtung erfolgen, beispielsweise ein Medizinballstoßen in die Richtung eines linearen Sprints. Der Medizinballwurf kann aber auch in die entgegengesetzte Richtung eines Sprints erfolgen, um an der Körpermechanik des Richtungswechsels zu arbeiten. In Kombination sind Würfe und Sprints Übungen, von denen eine jeweils auch Vorteile für die andere hat und sie können auch die Beschleunigungsfähigkeiten insgesamt verbessern.

Ein explosiver Wurf vor einem Sprint ist eine wirksame Möglichkeit, eine Vorspannung vor der Laufbewegung zu erzeugen. Die Startkraft kann durch die Nutzung von Wurf-Sprint-Kombinationen verbessert werden. In allen Fällen sollte der Fokus anfänglich auf einem technisch gut beherrschten und kraftvollen Wurf liegen, wobei auf jeden Wurf ein hochintensiver Sprint folgt. Die Kombination beider Übungen ist ein wirksames Mittel zur Verbesserung der Startkraft und der Beschleunigung insgesamt.

Mehrfachsprünge und Sprints

Alle Kombinationen von Medizinballwürfen und Sprints können über weitere Distanzen ausgeführt werden, dabei wird mehrfach geworfen und in Intervallen gesprintet. Führen Sie einen kraftvollen Wurf über einen Sportplatz aus und sprinten Sie los, um den Medizinball wieder aufzunehmen und erneut zu werfen, das Ganze in mehreren Sets. Dabei können kraftvolles Ballstoßen, Würfe von unten, umgekehrte Überkopfwürfe oder Würfe mit Körperdrehung ausgeführt werden. In einigen Fällen können auch mehrere Wurfarten miteinander kombiniert werden, verbunden durch einzelne Sprints. Die Sequenz kann mit einem Ballstoßen begonnen und dann von einem Sprint gefolgt werden. Der unmittelbar erfolgende nächste Wurf könnte dann ein Wurf mit Körperdrehung zu einer Seite sein, gefolgt von einem weiteren Sprint. In vielerlei Hinsicht kann man sagen, dass diese Kombinationsübungen die Situation simulieren, die auf einem Spielfeld tatsächlich vorzufinden ist mit explosiven Aktionen, gefolgt von sehr schnellen Sprints und anschließender Wiederholung.

Zur Entwicklung der plyometrischen Kraft sollten mehrere Sprünge und Sprints über 6–10 Sekunden mit vollständiger Erholung zwischen den Sets erfolgen. Durch ein längeres kombiniertes Training beginnen sich anschließend die Qualitäten der Kraftausdauer zu entwickeln, bei denen weniger der elastische als der muskuläre Aspekt betont wird.

Sprung und Sprint

Sprünge und Sprints werden als Teil einer Übungsroutine sehr häufig kombiniert und können die Bewegungserfordernisse vieler Sportarten simulieren. Gutes Sprinten in hohem Tempo ist tendenziell mit kürzeren Bodenkontakten verbunden als Mehrfachsprünge. Sprünge zu Beginn einer Kombinationsübung können jedoch die Kräfte und Bodenkontaktzeiten simulieren, die in der frühen Beschleunigungsphase beim Sprinten zu beobachten sind, in der mehr Kraft erforderlich ist. Das Einbinden mehrerer Sprünge als Übergang in die Beschleunigungsphase des Laufens sorgt daher für eine gute Routine, wenn Sie versuchen, die gesamte Kraftentfaltung bei den Bodenkontakten im Interesse verbesserter Sprintfähigkeiten zu trainieren. Sprünge können auch die Kräfte nachahmen, die vor einer linearen Sprintleistung bei Bewegungen in mehrere Richtungen zu finden sind.

Sprünge vor einem Sprint sind ein häufiges Mittel, um entweder die explosive Bewegung des Unterkörpers als Teil der Startbewegung zu verstärken oder die Betonung auf kurze elastische Bodenkontakte zu legen. Sprünge, die in einen Sprint überleiten, können tatsächliche sportspezifische Bewegungen simulieren oder die Qualitäten betonen, die zum schnelleren Laufen oder einer effizienteren Bewegung beitragen.

Relativ niedrige Hürden können so aufgestellt werden, dass ein reibungsloser Übergang vom Bounding auf das Sprinten gefördert wird. Die anfängliche Hürdenreihe kann höher sein und in größeren Abständen aufgestellt werden, nachfolgende Hürden sind dann niedriger und stehen näher beieinander, um die Veränderungen der Schrittlänge und Schritthäufigkeit zu simulieren, die für einen effizienten Übergang in einen sehr schnellen Sprint erforderlich sind.

Sprung und Wurf

Verschiedene Sprung- und Wurfkombinationen, die in einer Übung zusammengefasst werden, beziehen normalerweise ähnliche Muskelgruppen mit ein. Sprungbewegungen nutzen den M. gluteus maximus, M. quadriceps, die ischiokrurale Muskulatur und die Wadenmuskulatur, während die Wurfbewegungen auch die Rückenmuskulatur, die Mm. deltoidei, die Brustmuskeln, den M. triceps und M. biceps beanspruchen. Die Kraftsummierung durch die Beteiligung all dieser Muskelgruppen kann außergewöhnliche Leistungen hervorrufen.

SPRUNG AUS DER HOCKE UND DRUCKWURF MIT MEDIZINBALL

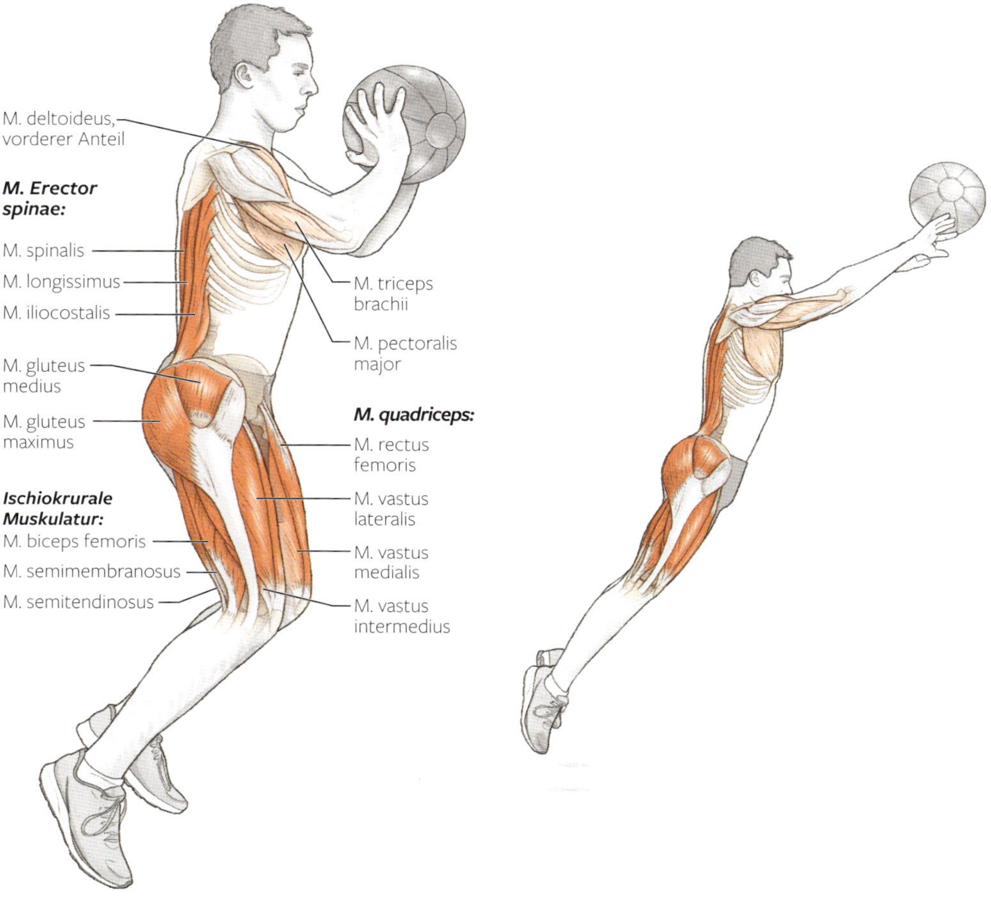

Ausführung

1. Stehen Sie mit etwa schulterbreit geöffneten Füßen. Halten Sie den Medizinball mit beiden Händen auf Brusthöhe in Vorbereitung auf einen explosiven Medizinballstoß.
2. Führen Sie eine Gegenbewegung aus, um die Beine in Vorbereitung auf einen kraftvollen Sprung unter Vorspannung zu setzen. Initiieren Sie den Sprung mit der Absicht, mit einer relativ aufrechten Position in der Flugphase des Sprungs eine Ausgewogenheit zwischen Höhe und Weite zu finden.

3. Landen Sie so, dass beide Füße gleichzeitig auf dem Mittelfuß aufkommen. Bereiten Sie sich darauf vor, den Körper für das Medizinballstoßen vorwärts zu schleudern.
4. Mit dem Medizinball nah am Körper und auf Brusthöhe führen Sie einen maximalen Wurf aus, beginnend mit einem kraftvollen Abstoß aus den Beinen.
5. Enden Sie mit einem sehr schnellen Stoß der Arme, um sicherzustellen, dass der Medizinballwurf eine maximale Weite bekommt

Beteiligte Muskeln

Primär: M. gluteus maximus, M. gluteus medius, M. quadriceps (M. rectus femoris, M. vastus lateralis, M. vastus intermedius, M. vastus medialis), ischiokrurale Muskulatur (M. biceps femoris, M. semitendinosus, M. semimembranosus), M. erector spinae (M. spinalis, M. longissimus, M. iliocostalis).

Sekundär: M. pectoralis major, M. triceps brachii, vorderer Anteil des M. deltoideus.

Anmerkungen

Ein Sprung aus der Hocke und Druckwurf mit Medizinball (Squat Jump and Medicine-Ball Push Throw) ist eine gute Übung, um die Kraft des Unterkörpers zu entwickeln, insbesondere bei der Vorbereitung auf eine explosive Bewegung des Oberkörpers wie einen Wurf. Der Sprung sollte eine gute Ausgewogenheit zwischen Weite und Höhe haben, um sicherzustellen, dass der Wurf durch eine Beschleunigung des gesamten Körpers und eine Aktivierung des Dehnungs-Verkürzungs-Zyklus' im Unterkörper unterstützt wird. Der Bodenkontakt bei der Landung vor dem Ballwurf wird relativ kurz sein und den horizontalen Schwung des Sprungs in den Ballstoß umwandeln.

VARIATION

Mehrere Sprünge aus der Hocke und Druckwurf mit Medizinball (Multiple Squat Jumps Into a Medicine-Ball Push Throw)

Vor einem explosiven Medizinballstoß können Kombinationen aus zwei bis vier Squat Jumps in die Weite ausgeführt werden. Ziel ist es, im Lauf der Mehrfachsprünge eine Beschleunigung zu erreichen und dabei die Kraft und Elastizität des Unterkörpers zu nutzen, um einen kraftvollen Wurf zu erreichen. Halten Sie den Ball bei den Mehrfachsprüngen in einer relativ aufrechten Haltung auf Brusthöhe und bauen Sie so eine optimale Ausgangsposition für den Ballstoß auf.

HÜPFER AUF EINEM BEIN UND DRUCKWURF MIT MEDIZINBALL

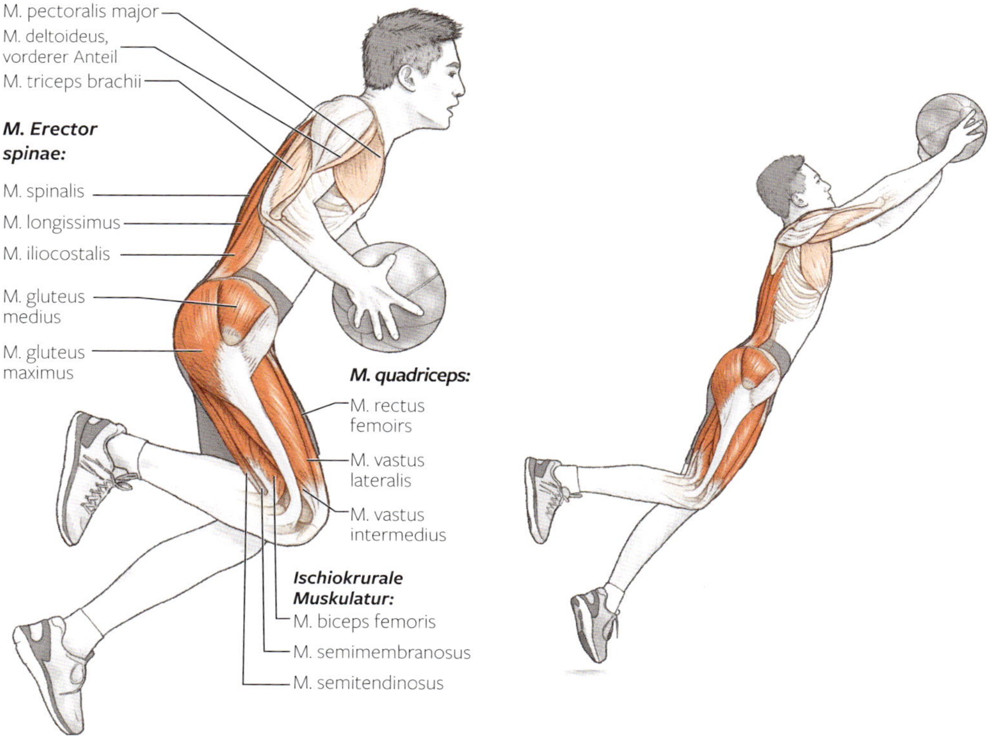

Ausführung

1. Stehen Sie auf einem Bein. Halten Sie den Medizinball mit beiden Händen auf Brusthöhe in Vorbereitung auf einen explosiven Ballstoß.
2. Initiieren Sie einen mäßig weiten Hüpfer auf einem Bein, um sicherzustellen, dass Sie vor einem explosiven Wurf eine adäquate Stabilität und Kontrolle gewinnen.
3. Landen Sie mit einem Bein auf dem Mittelfuß. Behalten Sie beim Aufkommen eine relativ aufrechte Haltung bei.
4. Führen Sie den Medizinballstoß aus einer aufrechteren Position aus als bei einem beidebeinigen Abwurf, da auf nur einem Bein weniger Kraft erzeugt wird.
5. Vollenden Sie den Wurf mit einem kraftvollen Stoß der Arme und streben Sie eine maximale Wurfweite an. Nach Abschluss aller Wiederholungen kommen Sie für eine maximale Stabilität auf beiden Füßen auf.
6. Führen Sie alle Wiederholungen auf einem Bein aus und wechseln dann auf das andere Bein oder wechseln Sie das Bein bei jedem Wurf.

Beteiligte Muskeln

Primär: M. gluteus maximus, M. gluteus medius, M. quadriceps (M. rectus femoris, M. vastus lateralis, M. vastus intermedius, M. vastus medialis), ischiokrurale Muskulatur (M. biceps femoris, M. semitendinosus, M. semimembranosus), M. erector spinae (M. spinalis, M. longissimus, M. iliocostalis).
Sekundär: M. pectoralis major, M. triceps brachii, vorderer Anteil des M. deltoideus.

Anmerkungen

Ein einbeiniger Hüpfer, der in einen Medizinballstoß übergeht (Single-Leg Hop and Medicine-Ball Push Throw), konzentriert sich auf die Entwicklung der Kraft und Elastizität in einem Bein. Da nur ein Bein die Kraft aus dem Unterkörper liefert, ist der Körper beim Abwurf in einer aufrechteren Position. Nach dem dynamischen Single-Leg Throw empfiehlt sich eine Landung auf beiden Beinen.

VARIATION

Mehrere Hüpfer auf einem Bein in einen Druckwurf mit Medizinball (Multiple Single-Leg Hops Into Medicine-Ball Push Throw)

Durch die Ausführung einer Reihe von einbeinigen Hüpfern vor einem Medizinballstoß kann vor dem explosiven Wurf eine größere Wurfgeschwindigkeit aufgebaut werden. Sie können vor jedem Wurf zwei bis fünf einbeinige Hüpfer ausführen. Durch die einbeinigen Hüpfer wird das einzelne Bein gekräftigt, aber auch die Stabilität jedes Beins in Vorbereitung auf dynamische Bewegungen verbessert sich.

HÜRDENHÜPFER UND DRUCKWURF MIT MEDIZINBALL

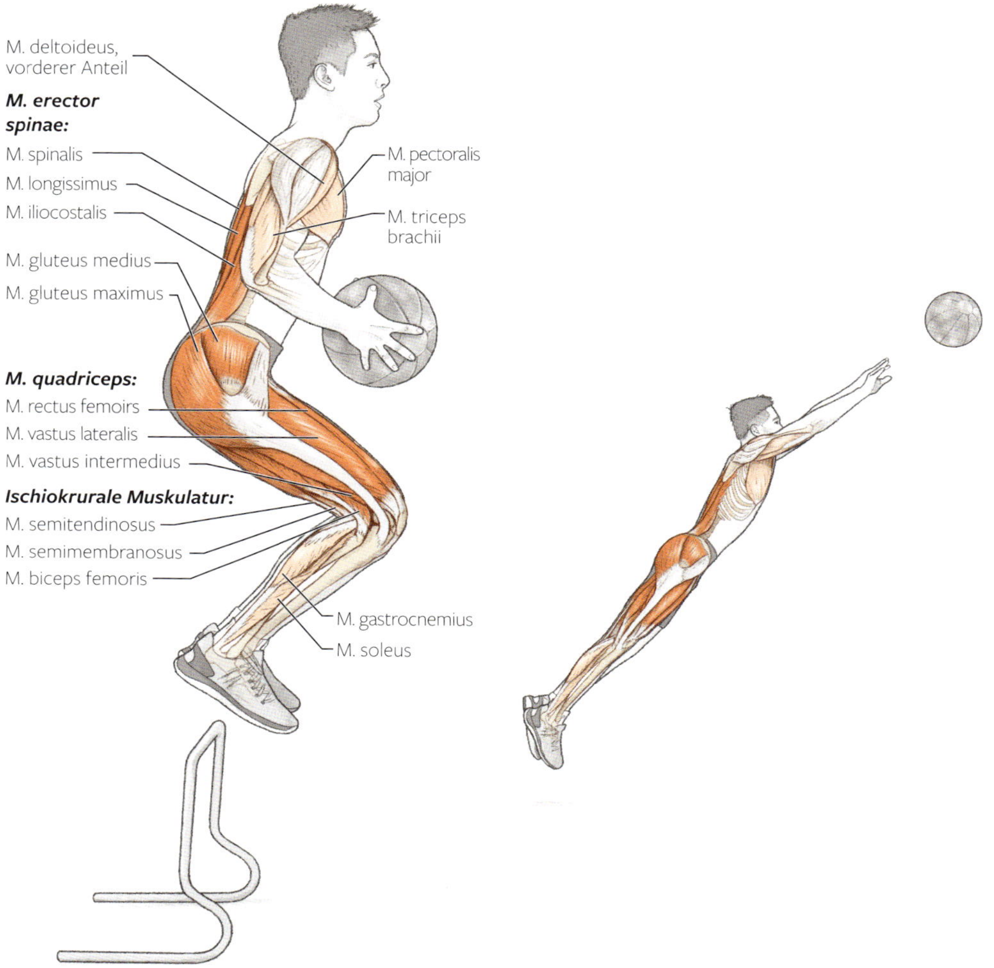

Ausführung

1. Stellen Sie ein bis fünf Hürden in einer Reihe mit so großem Abstand auf, dass Sie sie mit beidfüßigen Hüpfern überspringen können.
2. Halten sie den Medizinball nah am Körper auf Brusthöhe. Hüpfen Sie über die Hürden.
3. Die Bodenkontakte zwischen den Hürden sollen kurz und elastisch sein.
4. Nach der Landung nach der letzten Hürde gehen Sie für den Wurf in eine etwas tiefere Kniebeuge, als bei den vorherigen Sprüngen, um einen kraftvolleren Wurf ausführen zu können.
5. Führen Sie den Wurf mit einem kraftvollen Stoß der Arme aus, bemühen Sie sich dabei um eine maximale Wurfweite.

Beteiligte Muskeln

Primär: M. gluteus maximus, M. gluteus medius, M. quadriceps (M. rectus femoris, M. vastus lateralis, M. vastus intermedius, M. vastus medialis), ischiokrurale Muskulatur (M. biceps femoris, M. semitendinosus, M. semimembranosus), M. erector spinae (M. spinalis, M. longissimus, M. iliocostalis).

Sekundär: M. pectoralis major, M. triceps brachii, vorderer Anteil des M. deltoideus, M. soleus, M. gastrocnemius.

Anmerkungen

Die Ausführung schneller elastischer Hürdensprünge vor einem explosiven Wurf des Medizinballs (Hurdle Hops and Medicine-Ball Push Throw) gewährleistet eine einheitliche Höhe und Weite der Sprünge. Bei den anfänglichen Trainingsrunden können die Hürden mit 15–20 cm relativ niedrig sein. Niedrigere Hürden gewährleisten kürzere Bodenkontakte und eine stärkere horizontale Beschleunigung über die Hürden vor dem Wurf. Höhere Hürden (45–75 cm) können kraftvollere Sprungfolgen vor einem explosiven Medizinballwurf auslösen.

VARIATION

Hürdenhüpfer in verschiedene Richtungen in einen Druckwurf mit Medizinball (Multidirectional Hurdle Hops Into Medicine-Ball Push Throw)

Sie können eine Kombination aus linearen und seitlichen Hürdensprüngen vor einem explosiven Medizinballstoß ausführen. Hürdensprünge in verschiedene Richtungen simulieren die Kräfte, denen man bei hochintensiven Richtungswechseln begegnet und gipfeln in einer kraftvollen Wurfbewegung. Sie können für die anfänglichen Trainingsrunden niedrigere Hürden verwenden und mit der Zeit auf höhere Hürden umsteigen.

SPRUNG AUS DER HOCKE UND UMGEKEHRTER ÜBERKOPFWURF MIT MEDIZINBALL

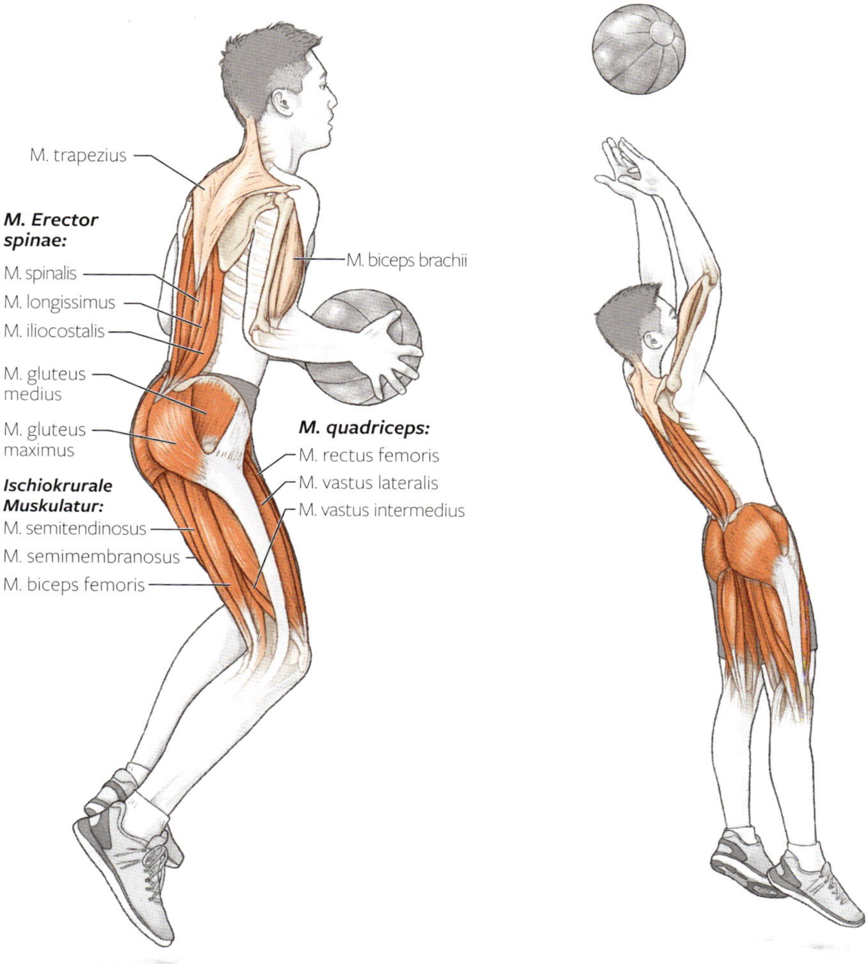

Ausführung

1. Stehen Sie mit schulterbreit geöffneten Füßen. Halten Sie den Medizinball mit beiden Händen auf Brusthöhe in Vorbereitung auf einen explosiven Überkopfwurf nach hinten. Sie blicken nicht in die Wurfrichtung.
2. Führen Sie eine Gegenbewegung aus, um die Beine in Vorbereitung auf einen kraftvollen Sprung unter Vorspannung zu bringen. Springen Sie mit einem relativ kraftvollen Sprung nach vorne, entgegen der Wurfrichtung, halten Sie den Ball dabei auf Brusthöhe.

3. Gehen Sie nach der Landung in einen Squat und bringen Sie den Ball mit vollständig gestreckten Armen zwischen die Beine.
4. Initiieren Sie einen explosiven Wurf, wobei Sie den Ball vom Unterkörper aus rasch am Körper hochziehen.
5. Werfen Sie den Ball über dem Kopf ab, die Körperhaltung ist dabei leicht nach hinten gestreckt, um dem Wurf sowohl Höhe als auch Weite zu geben.

Beteiligte Muskeln

Primär: M. gluteus maximus, M. gluteus medius, M. quadriceps (M. rectus femoris, M. vastus lateralis, M. vastus intermedius, M. vastus medialis), ischiokrurale Muskulatur (M. biceps femoris, M. semitendinosus, M. semimembranosus), M. erector spinae (M. spinalis, M. longissimus, M. iliocostalis).
Sekundär: M. trapezius, M. biceps brachii.

Anmerkungen

Ein Sprung aus der Hocke und umgekehrter Überkopfwurf mit Medizinball (Squat Jump and Reverse Overhead Medicine-Ball Throw) kann die gesamte Kraft des Unterkörpers verbessern, zugleich aber auch gute Voraussetzungen für explosive Richtungsänderungen schaffen. Der Sprung nach vorne in Kombination mit der Zugbewegung beim Wurf nach hinten aktiviert die Muskeln sowohl auf der Körpervorderseite als auch der Körperrückseite. Die Vorspannung im Unterkörper durch die Sprungbewegung regt eine größere Muskelrekrutierung für die Wurfbewegung an. Wichtig ist, während der gesamten Übung eine gute Körperhaltung beizubehalten, insbesondere beim Aufkommen nach dem Sprung und bei der Vorbereitung des Wurfs. Springen Sie als Teil des Wurfs explosiv nach hinten.

VARIATION

Mehrere Sprünge aus der Hocke und umgekehrter Überkopfwurf mit Medizinball (Multiple Squat Jumps and Reverse Overhead Medicine-Ball Throw)

Mehrere Squat Jumps vor einem Überkopfwurf eines Medizinballs nach hinten kombinieren eine elastische Kraft mit einer explosiven Einzelbewegung. Die Mehrfachsprünge sollten mäßig weit und mit mäßiger Anstrengung erfolgen. Wenn Sie einen zu starken Vorwärtsschwung bekommen, kann es schwierig werden, die Aktionsrichtung umzukehren und einen erfolgreichen Überkopfwurf nach hinten auszuführen.

SEITLICHER SPRUNG AUS DER HOCKE UND DRUCKWURF MIT MEDIZINBALL MIT KÖRPERDREHUNG

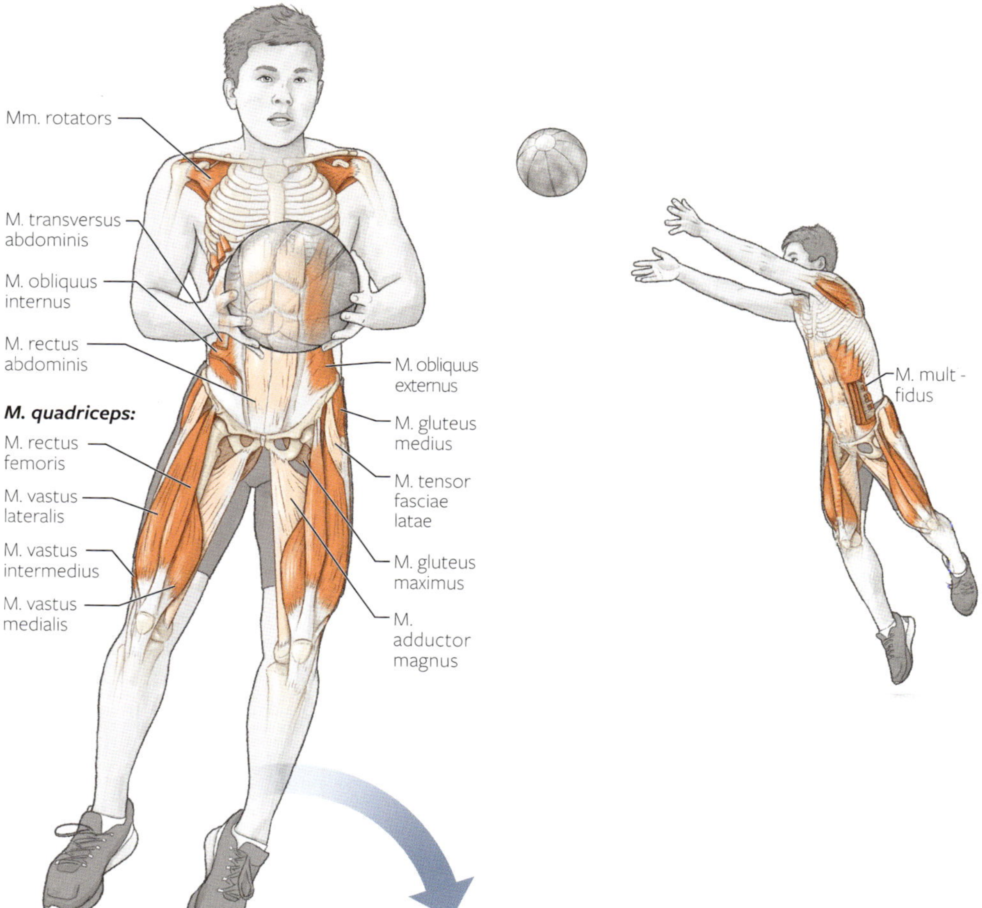

Ausführung

1. Stehen Sie mit etwa schulterbreit geöffneten Füßen. Halten Sie den Medizinball mit beiden Händen auf Taillenhöhe in Vorbereitung auf einen explosiven Wurf mit Körperdrehung.
2. Beginnen Sie die Übung mit einem mäßig weiten Sprung zur Seite. Kurz vor der Landung nehmen Sie den Medizinball an die äußere Hüfte in Vorbereitung eines kraftvollen Wurfs mit Körperdrehung.

3. Nach dem Aufkommen aus dem Sprung zur Seite initiieren Sie einen kraftvollen Wurf des Medizinballs quer am Körper vorbei, wobei Sie die Schultern in die Wurfrichtung drehen.
4. Die Kraft des Wurfs mit Körperdrehung sollte dazu führen, dass Ihr Körper nach dem Loslassen des Medizinballs der Wurfrichtung folgt.

Beteiligte Muskeln

Primär: M. gluteus maximus, M. gluteus medius, M. quadriceps (M. rectus femoris, M. vastus lateralis, M. vastus intermedius, M. vastus medialis), M. transversus abdominis, M. obliquus internus, M. obliquus externus, M. multifidus, Mm. rotatores.
Sekundär: M. rectus abdominis, M. erector spinae (M. iliocostalis, M. longissimus, M. spinalis), M. tensor fasciae latae, M. adductor magnus, M. gluteus maximus.

Anmerkungen

Der Sprung zur Seite in einen Wurf mit Körperdrehung simuliert einen kraftvollen Richtungswechsel, da die Rotation von Schultern und Rumpf normalerweise den Bewegungen in verschiedene Richtungen vorangeht. Die Übung kann mit kürzeren Sprüngen zur Seite begonnen werden. Mit fortschreitendem Trainingsprogramm rufen weitere Sprünge zur Seite größere Landekräfte und eine vollständigere Rekrutierung der Muskeln des Unterkörpers hervor, um zu einem kraftvollen Wurf mit Körperdrehung beizutragen. Sie können die Würfe auf einer Seite durchführen oder bei jedem Set mit den Seiten abwechseln.

VARIATION

Seitlicher Sprungschritt und Medizinballwurf mit Körperdrehung (Lateral Bound and Rotational Medicine-Ball Throw)

Als Alternative zu einem beidbeinigen Sprung zur Seite können Sie vor einem Medizinballwurf mit Körperdrehung auch einen Bound zur Seite von einem Bein auf das andere ausführen. Der Bound zur Seite kann rasch und kurz sein oder lang und kraftvoll. Diese Variation bietet eine wirksame Übung zur Entwicklung der Kraft auf einem Bein für Bewegungen in verschiedene Richtungen.

DRUCKWURF MIT MEDIZINBALL UND SPRINT

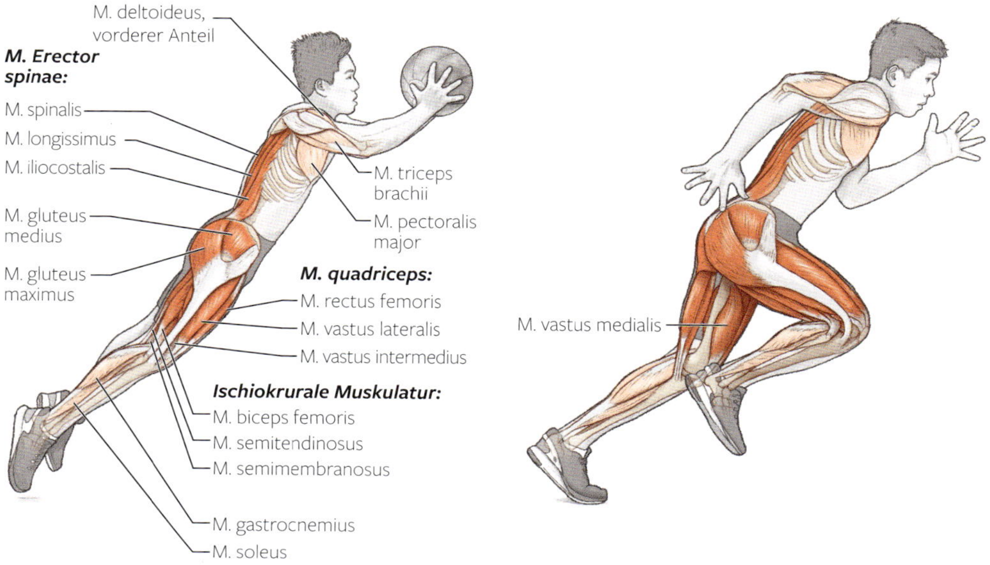

Ausführung

1. Stehen Sie mit den Füßen etwa hüftbreit. Halten Sie den Medizinball mit beiden Händen auf Brusthöhe in Vorbereitung auf einen kraftvollen Ballstoß.
2. Bereiten Sie sich auf den Wurf vor, indem Sie in einen leichten Squat gehen, den Ball halten Sie dabei auf Brusthöhe. Beginnen Sie, nach vorne auf die Fußballen abzurollen.
3. Initiieren Sie einen explosiven Medizinballstoß mit einer vollständigen Körperstreckung von den Schultern bis zu den Sprunggelenken.
4. Nach dem Loslassen des Medizinballs machen Sie den ersten Schritt und initiieren den Antrieb durch den Arm, wobei Sie die optimale Beschleunigungshaltung beibehalten.
5. Absolvieren Sie über 10–30 Meter eine Sprintbeschleunigung, behalten Sie während der gesamten Laufstrecke eine effiziente Technik bei.

Beteiligte Muskeln

Primär: M. gluteus maximus, M. gluteus medius, M. quadriceps (M. rectus femoris, M. vastus lateralis, M. vastus intermedius, M. vastus medialis), ischiokrurale Muskulatur (M. biceps femoris, M. semitendinosus, M. semimembranosus), M. erector spinae (M. spinalis, M. longissimus, M. iliocostalis).

Sekundär: . pectoralis major, M. triceps brachii, vorderer Anteil des M. deltoideus, M. soleus, M. gastrocnemius.

Anmerkungen

Der Druckwurf mit Medizinball und Sprint (Medicine-Ball Push Throw and Sprint) ist eine der grundlegendsten Übungen für Kraft und Beschleunigung. Die Anstrengung, die erforderlich ist, um die Trägheit des Körpers und des Medizinballs zu überwinden, überträgt sich auf die Startanstrengung beim Grundtraining im Sprint, die dadurch leichter wird. Wie bei jeder Übung ist eine effektive Startposition entscheidend für eine kraftvolle und effiziente Körpermechanik. Zu Beginn der Bewegung halten Sie den Medizinball an der Brust. Die gleichzeitige Kraftanwendung durch beide Füße zu Beginn der Stoßbewegung ist erforderlich, um sowohl den Körper als auch den Medizinball schnell in Bewegung zu setzen, was für eine starke Beschleunigung entscheidend ist.

VARIATION

Druckwurf mit Medizinball und Sprint aus versetztem Stand (Medicine-Ball Push Throw and Sprint From Offset Stance)

Ein Offset Stance beim Medizinballstoß sorgt bei vielen Sportarten für eine zweckmäßigere Stellung der Füße. Die Füße stehen hüftbreit und leicht versetzt, sodass sich die Zehen des hinteren Fußes parallel zur Ferse des vorderen Fußes befinden. Ähnlich wie beim parallelen Stand erfolgt die anfängliche Kraftanwendung durch beide Füße. Der hintere Fuß löst sich zuerst vom Boden, der vordere Fuß drückt länger gegen den Boden, um die Startbewegung auszuführen.

UMGEKEHRTER ÜBERKOPFWURF MIT MEDIZINBALL UND SPRINT

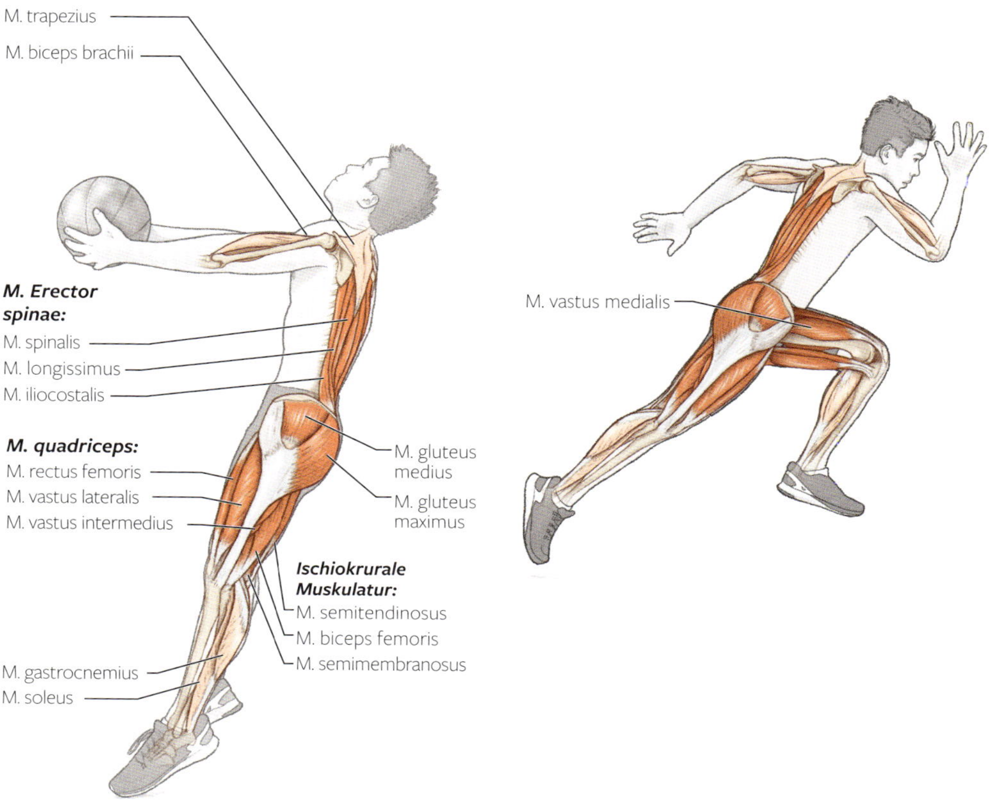

Ausführung

1. Stehen Sie mit etwa hüftbreit geöffneten Füßen entgegen der Wurf- und Sprintrichtung. Halten Sie den Medizinball mit gestreckten Armen auf Taillenhöhe in Vorbereitung auf einen explosiven Wurf.
2. Gehen Sie in einen Squat, bringen Sie dabei den Ball nach unten zwischen die Sprunggelenke. Während des gesamten Squats sollte der Rumpf aufrecht und die Wirbelsäule in Neutralstellung bleiben.
3. Springen Sie rasch aus dem Squat, lassen Sie die Arme gestreckt, bis Sie die vollständige Hüftstreckung erreicht haben. Sobald Sie die volle Streckung erreicht haben, können die Arme den Ball zum Abschluss über den Kopf nach hinten werfen. Strecken Sie den Körper vollständig nach hinten und werfen Sie den Ball in einem Winkel von 40–45 Grad.

4. Nachdem Sie den Medizinball losgelassen haben, drehen Sie Kopf und Schultern in die Sprintrichtung. Während Sie die Drehung um 180 Grad beenden, beginnen Sie, mit den Armen zu schwingen und machen den ersten Schritt in den Sprintstart.
5. Führen Sie eine Sprintbeschleunigung über 10–30 Meter aus, behalten Sie während der gesamten Laufstrecke eine effiziente Technik bei.

Beteiligte Muskeln

Primär: M. gluteus maximus, M. gluteus medius, M. quadriceps (M. rectus femoris, M. vastus lateralis, M. vastus intermedius, M. vastus medialis), ischiokrurale Muskulatur (M. biceps femoris, M. semitendinosus, M. semimembranosus), M. erector spinae (M. spinalis, M. longissimus, M. iliocostalis).

Sekundär: M. trapezius, M. biceps brachii, M. soleus, M. gastrocnemius.

Anmerkungen

Der umgekehrte Überkopfwurf mit Medizinball und Sprint (Reverse Overhead Medicine-Ball Throw and Sprint) umfasst eine kraftvolle Zugbewegung beim Start dieser Kombinationsübung. Während ein Ballstoß die vordere Muskulatur mehr beansprucht, beansprucht das Ziehen des Medizinballs über den Kopf vermehrt die hintere Muskulatur für den Antrieb des Balls. Die Körperdrehung in den Sprintstart verlangt auch eine größere Körperkontrolle und Wendigkeit für die Beschleunigung.

VARIATION

Sprung in den umgekehrten Überkopfwurf mit Medizinball und Sprint (Jump Into Reverse Overhead Medicine-Ball Throw and Sprint)

Der Wurf- und Sprintsequenz kann ein kraftvoller Sprung nach vorne vorausgehen, um einen explosiven Richtungswechsel in die Gegenrichtung zu simulieren. Der Sprung muss bei den ersten Trainingsrunden nicht maximal sein. Je wohler Sie sich mit den exzentrischen Kräften fühlen, denen Sie beim Übergang vom Sprung zum Wurf begegnen, desto mehr können Sie die Sprungweite allmählich vergrößern.

MEDIZINBALLWURF MIT KÖRPER-DREHUNG UND SPRINT

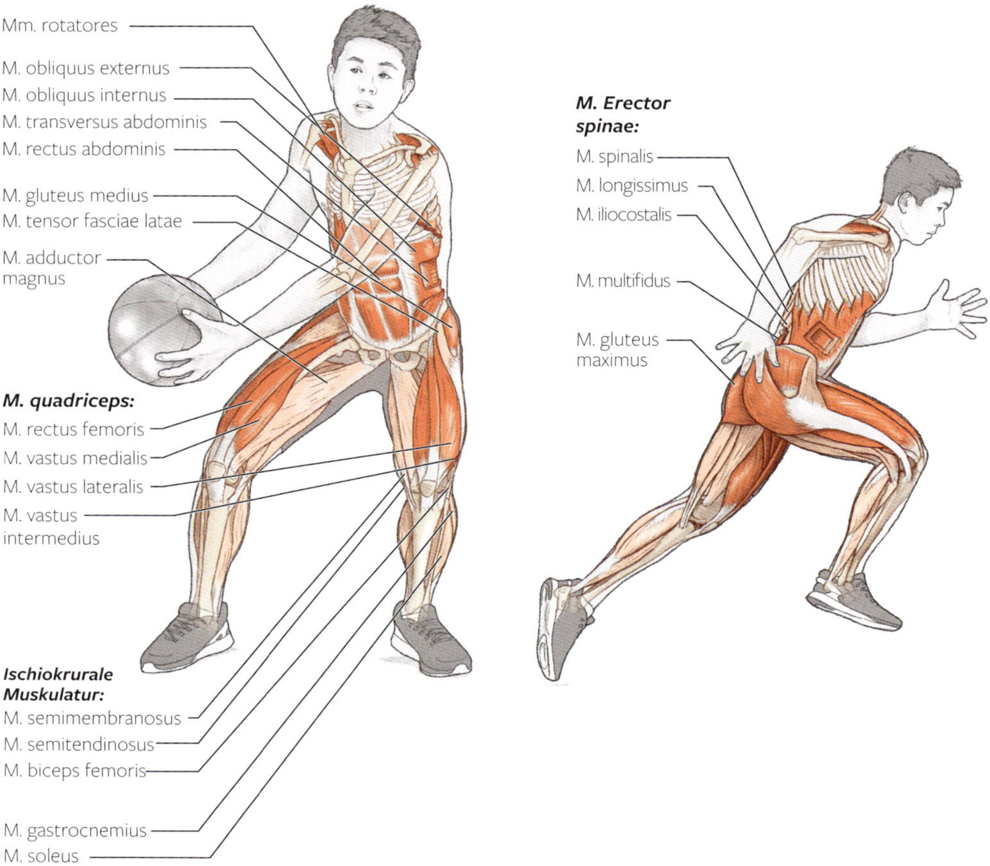

Ausführung

1. Stehen Sie mit etwa hüftbreit geöffneten Füßen im rechten Winkel zur Wurf- und Sprintrichtung. Halten Sie den Medizinball mit gestreckten Armen auf Taillenhöhe in Vorbereitung auf einen explosiven Wurf.
2. Nehmen Sie den Ball auf die von der Wurf- und Sprintrichtung abgewandte Seite, um die Core-Muskulatur und die Muskeln der oberen Extremitäten in Vorbereitung auf einen kraftvollen Wurf mit Körperdrehung zu dehnen.
3. Werfen Sie den Ball explosiv quer am Körper vorbei in die Sprintrichtung, drehen Sie hierzu Schultern und Rumpf rasch um 90 Grad.
4. Die Kraft des Wurfs wird den Körper in die Wurfrichtung ziehen. Während der Körper nach vorne dreht, gehen Sie in den ersten Sprintschritt und initiieren die Laufbewegung mit einem kraftvollen Schub der Arme.
5. Führen Sie über 10–30 Meter eine Sprintbeschleunigung aus, behalten Sie während der gesamten Laufstrecke eine effiziente Technik bei.

Beteiligte Muskeln

Primär: M. transversus abdominis, M. obliquus internus, M. obliquus externus, M. multifidus, Mm. rotatores, M. gluteus maximus, M. gluteus medius, M. quadriceps (M. rectus femoris, M. vastus lateralis, M. vastus intermedius, M. vastus medialis).

Sekundär: Ischiokrurale Muskulatur (M. biceps femoris, M. semitendinosus, M. semimembranosus), M. erector spinae (M. spinalis, M. longissimus, M. iliocostalis), M. soleus, M. gastrocnemius, M. tensor fasciae latae, M. adductor magnus.

Anmerkungen

Der Medizinballwurf mit Körperdrehung und Sprint (Rotational Medicine-Ball Throw and Sprint) simuliert einen kraftvollen Richtungswechsel, der für Bewegungen im Sport häufig erforderlich ist. Da Aktionen mit Drehung des Oberkörpers häufig Bewegungen in verschiedene Richtungen vorausgehen, kann ein Medizinballwurf vor der explosiven Leistung des Unterkörpers mehr Kraft und Stärke entwickeln. Der Wurf mit Drehung des Oberkörpers beginnt unter starker Beteiligung des Unterkörpers, der mit den Füßen gegen den Boden drückt. Die Kraftübertragung von unten durch die Körpermitte und aus den Armen heraus begünstigt eine schnellere Startbewegung. Führen Sie einen sehr schnellen Wurf aus, ohne sich dabei zu überstrecken und gehen Sie anschließend reibungslos in die Laufbewegung über.

VARIATION

Seitlicher Sprung in die Gegenrichtung des Sprints (Lateral Jump in Opposite Direction of Sprint)

Ein kraftvoller Wurf in die Gegenrichtung des Sprints verlangt, die Schwungrichtung in einen Sprint umzukehren. Der Wurf kann kurz und rasch sein, um einen raschen Richtungswechsel zu simulieren, oder er kann länger und kraftvoller sein, um vor einem Sprint ein stärkeres Abbremsen zu simulieren. In beiden Fällen ist es wichtig, auf beiden Körperseiten an den Würfen mit Körperdrehung zu arbeiten, um auf alle möglichen Richtungswechsel in einer Sportart vorbereitet zu sein.

AUFEINANDERFOLGENDE WEITSPRÜNGE IN EINEN SPRINT

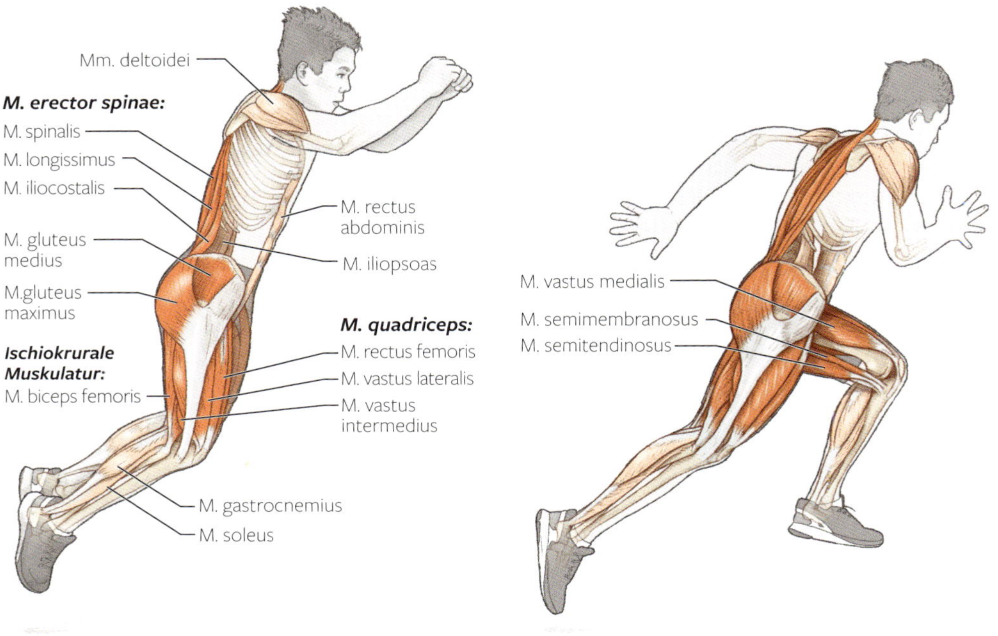

Ausführung

1. Beginnen Sie mit hüftbreit geöffneten Füßen und einer leichten Kniebeugung. Bevor Sie den ersten Weitsprung initiieren, führen Sie eine moderate Gegenbewegung aus, um eine größere Kraftentfaltung in den Beinen und eine starke Hüftstreckung zu erzielen. Ein kräftiges Schwingen mit beiden Armen begleitet den Absprung und bringt den Körper kraftvoll nach vorne und oben.
2. Während es wichtig ist, sich bei diesen Sprüngen auf die horizontale Distanz zu konzentrieren, ist es auch entscheidend, bei jedem Sprung einen Absprungwinkel von mindestens 30 Grad zu erreichen.
3. Landen Sie nur knapp vor Ihrem Massezentrum auf beiden Füßen, sodass der Schwung und die vertikale sowie die horizontale Kraft erhalten bleiben. Die Füße setzen relativ flach auf, die Landekräfte werden dabei vom M. quadriceps, von den Gesäßmuskeln und vom unteren Rücken abgefangen.
4. Bei den aufeinanderfolgenden Landungen und Absprüngen sollten die Knie leicht gebeugt sein: stark genug, um die Landekräfte sicher abzufangen und den Schub für den nächsten Sprung zu erzeugen, aber nicht so stark, dass Sie an horizontaler Geschwindigkeit und Sprungweite verlieren.
5. Beim Übergang vom letzten Sprung in den Sprint beugen Sie den Rumpf in Vorbereitung auf die Beschleunigungshaltung beim Sprint leicht nach vorne. Führen Sie über 10–30 Meter eine Sprintbeschleunigung aus, behalten Sie während der gesamten Laufstrecke eine effiziente Technik bei.

Beteiligte Muskeln

Primär: M. gluteus maximus, M. gluteus medius, M. quadriceps (M. rectus femoris, M. vastus lateralis, M. vastus intermedius, M. vastus medialis), ischiokrurale Muskulatur (M. biceps femoris, M. semitendinosus, M. semimembranosus), M. erector spinae (M. spinalis, M. longissimus, M. iliocostalis).

Sekundär: Mm. deltoidei, M. rectus abdominis, M. iliopsoas, M. soleus, M. gastrocnemius.

Anmerkungen

Mehrere explosive Weitsprünge (2–5) vor einem Sprint verstärken die kraftvolle Hüftstreckung, die für effektive Beschleunigungsschritte erforderlich ist. Die Weitsprünge sollten mit maximalem Einsatz, aber auch so durchgeführt werden, dass Sie bei jedem nachfolgenden Sprung eine immer größere Beschleunigung vor dem Sprint erreichen. Absprünge und Landungen dieser Sprünge müssen rasch und kurz mit minimalem Bodenkontakt erfolgen, um eine höhere horizontale Geschwindigkeit zu erreichen. Die Arme sind ebenfalls maximal beteiligt, indem sie während der Sprünge nach oben und vorne schwingen. Der letzte Sprung vor dem Sprint soll reibungslos in die Laufbewegung übergehen, dabei berührt der Fuß beim ersten Schritt den Boden unterhalb der Hüften. Die Reihe von Weitsprüngen erzeugt einen angemessenen Schwung, um den Sprint in einer mittleren Beschleunigungsgeschwindigkeit zu beginnen.

VARIATION

Seitlicher Weitsprung in einen Sprint (Lateral Broad Jumps Into a Sprint)

Weitsprünge mit einer seitlichen Abweichung vor dem Sprint können die Kräfte simulieren, die bei Bewegungen in verschiedene Richtungen im Sport erlebt werden. Variieren Sie das Ausmaß seitlicher Abweichung bei den Weitsprüngen, je nach den Bedürfnissen in Ihrer Sportart. Ein Ballträger im American Football wird signifikante seitliche Sprünge vor einem linearen Sprint ausführen, während ein Fußballer kürzere und schnellere seitliche Sprünge brauchen wird.

SPRUNGSCHRITTE IN EINEN SPRINT

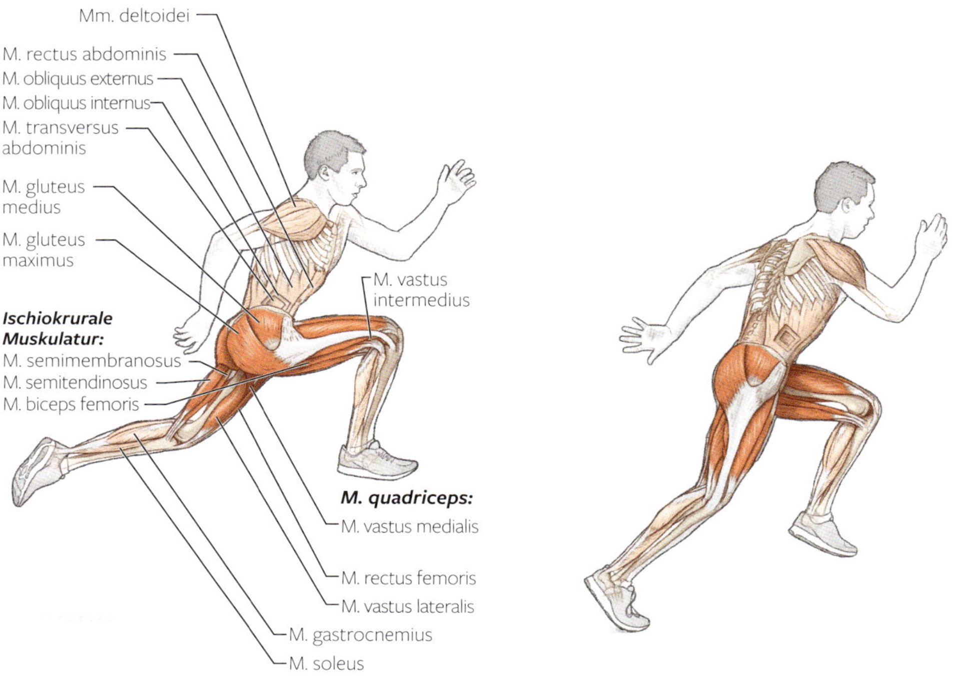

Ausführung

1. Bringen Sie ein Knie nach vorne und begleiten Sie die Bewegung durch einen Schwung mit dem Arm der Gegenseite. Das gegenüberliegende Bein streckt sich kraftvoll in einen langen Schritt.
2. Während der Flugphase bereitet sich das führende Bein auf den Bodenkontakt vor und beginnt einen kraftvollen Schwung nach unten, um auf dem Mittelfuß aufzukommen. Das gegenüberliegende Bein beginnt, nach vorne zu schwingen, um beim Bodenkontakt am Landebein vorbeizuziehen und nach oben und vorne zu kommen. Die Arme schwingen kraftvoll in die Gegenrichtung, um die Bewegung des Unterkörpers auszugleichen.
3. Wechseln Sie die langen Schritte rhythmisch über die Länge des Bounding-Sets ab, streben Sie nach Höhe und Weite und behalten Sie kurze Bodenkontakte bei der Landung bei.
4. Mit Streckengewinn bei den Bounds erhöhen Sie die Schrittfrequenz auf ein schnelleres Schritttempo. Die Bounds gehen allmählich in Sprintschritte und eine natürliche Laufbewegung über.
5. Der Fortschritt von Bounds auf Sprintschritte erfolgt auf einer Strecke von 10–30 Metern, je nach dem Ziel der Übung. Sorgen Sie dafür, dass sich der Übergang reibungslos entwickelt, ohne abrupte Veränderungen der Haltung, der Technik oder der Geschwindigkeit der Extremitäten.

Beteiligte Muskeln

Primär: M. gluteus maximus, M. gluteus medius, M. quadriceps (M. rectus femoris, M. vastus lateralis, M. vastus intermedius, M. vastus medialis), ischiokrurale Muskulatur (M. biceps femoris, M. semitendinosus, M. semimembranosus).
Sekundär: M. transversus abdominis, M. obliquus internus, M. obliquus externus, M. rectus abdominis, Mm. deltoidei, M. soleus, M. gastrocnemius.

Anmerkungen

Der Übergang vom Sprungschritten in einen Spring mit abwechselnden Beinen in ein Sprinten in Höchstgeschwindigkeit (Bounding Into a Sprint), ist eine nützliche Kombinationsübung, um eine größere Schrittkraft und letztlich eine verbesserte Schrittlänge zu entwickeln. Sie werden die Beziehung zwischen Bounding und Sprinten in ein und derselben Übung schätzen lernen, bei der Schrittlänge und Schritthäufigkeit ausgewogen sind. Sorgen Sie dafür, beide Übungen über eine geeignete Distanz ohne abrupte Veränderungen bei irgendeinem Aspekt der Bewegung zu kombinieren.

VARIATION

Seitliche Sprungschritte in einen Sprint (Lateral Bounds Into a Sprint)

Seitliche Bounds vor einem Sprint verleihen der Übung eine zusätzliche Qualität. Die seitlichen Bounds können die Anforderungen an die Wendigkeit in einer spezifischen Sportart simulieren. In dieser Übung kann der Übergang von seitlichen Bounds auf den Sprint allmählich oder sehr abrupt erfolgen, je nach der Zielsetzung der Übung. Wenn die Übung ein sportspezifisches Szenario nachahmen soll, könnte eine Reihe schneller seitlicher Bounds über 5 Meter von einem intensiven Sprint über 10 Meter gefolgt werden. Diese Übung könnte die körperlichen Anforderungen an einen Verteidiger im Basketball simulieren, der in Wartestellung ist und dann zu einem Konter lossprintet.

NIEDRIGE HÜRDENSPRÜNGE IN EINEN SPRINT

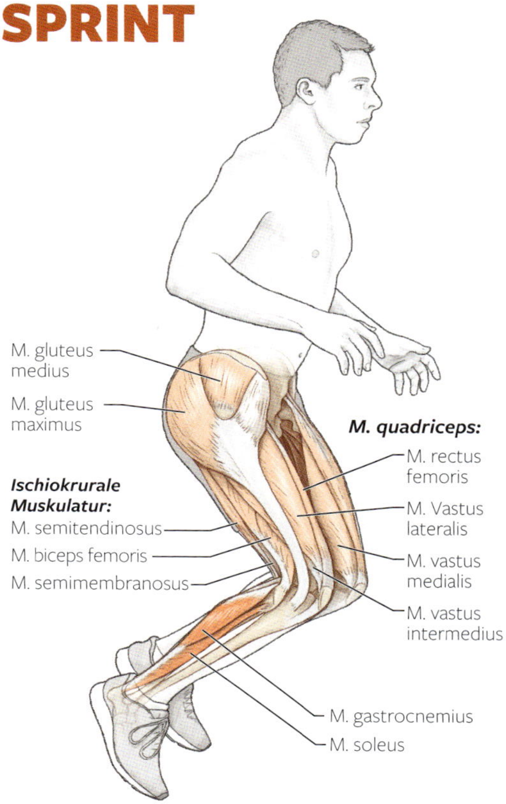

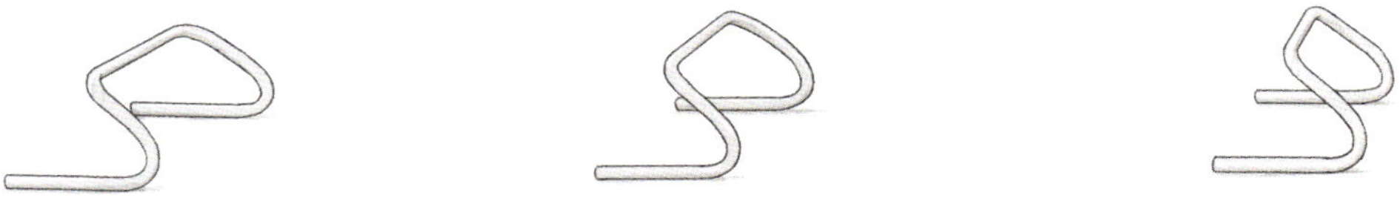

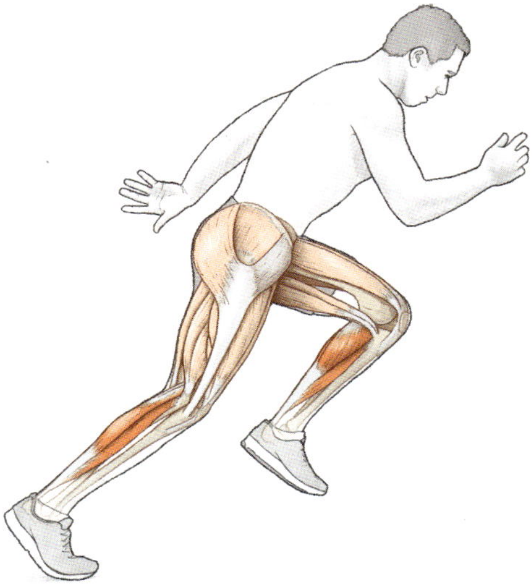

Ausführung

1. Beginnen Sie die Reihe von Sprüngen in einer aufrechten Position und konzentrieren Sie sich auf leichte und rasche beidfüßige Bodenkontakte zwischen den Hürden. Da die Hürden niedrig sind, konzentrieren Sie sich auf aktive Bodenkontakte, um die Muskeln und Sehnen der Waden und Füße zu trainieren. Der Bodenkontakt erfolgt auf den Fußballen.
2. Überspringen Sie die Hürden in einem schnellen, aber gleichmäßigen Rhythmus, dabei schwingen die Arme schnell und in einem relativ kurzen Bewegungsumfang, Rumpf und Kopf bleiben in der aufrechten Haltung.
3. Das horizontale Tempo der Übung soll relativ hoch sein, auf das Erreichen von vertikaler Höhe bei jedem Sprung soll weniger Energie verwendet werden.
4. Bei der letzten Hürde verändern Sie die Fußbelastung und landen nur auf einem Bein, um in die Sprintsequenz zu starten. Der Körper soll eine leichte Vorwärtsneigung haben, wenn Sie in den Sprint kommen.
5. Beenden Sie die Übung mit einer Sprintbeschleunigung über 10–30 Meter, behalten Sie während der gesamten Laufstrecke eine effiziente Technik bei.

Beteiligte Muskeln

Primär: M. soleus, M. gastrocnemius.

Sekundär: M. gluteus maximus, M. gluteus medius, M. quadriceps (M. rectus femoris, M. vastus lateralis, M. vastus intermedius, M. vastus medialis), ischiokrurale Muskulatur (M. biceps femoris, M. semitendinosus, M. semimembranosus).

Anmerkungen

Die Nutzung schneller Sprünge über niedrige Hürden vor einem Sprint (Low Hurdle Jumps Into a Sprint) bereitet die Unterschenkel auf kurze und effiziente Bodenkontakte vor. Die kolbenartige Beinaktion während der Hürdensprünge ist eine gute Vorbereitungsübung direkt vor dem Sprint. Die Hürden sollten in relativ kurzen Abständen stehen, aber genügend Raum für sichere Bodenkontakte lassen.

Es können Gruppen von Athleten in zwei oder drei parallelen Reihen aufgestellt werden, um für eine Wettkampfatmosphäre zu sorgen, in der sie um die Wette über die Hürden springen und sprinten.

VARIATION

Niedrige Hürdensprünge in verschiedene Richtungen in einen Sprint (Multidirectional Low Hurdles Into a Sprint)

Eine Kombination aus niedrigen Hürden, die so aufgestellt sind, dass sie Sprünge nach vorne und zur Seite ermöglichen, kann zur Vorbereitung von schnellen, explosiven Bewegungen in verschiedene Richtungen vor einem maximalen Sprint hilfreich sein. Es lassen sich zahlreiche Sprungkombinationen zusammenstellen. Wichtig ist jedoch, dafür zu sorgen, dass die Anzahl von Sprüngen vor einem Sprint nicht übertrieben ist. Die ganze Übung einschließlich des Sprints sollte nicht länger als 8 Sekunden dauern, um sicherzustellen, dass die Tempoqualitäten entwickelt werden. Zwischen den Sets ausreichende Ruhepausen einlegen.

HOHE HÜRDENSPRÜNGE IN EINEN SPRINT

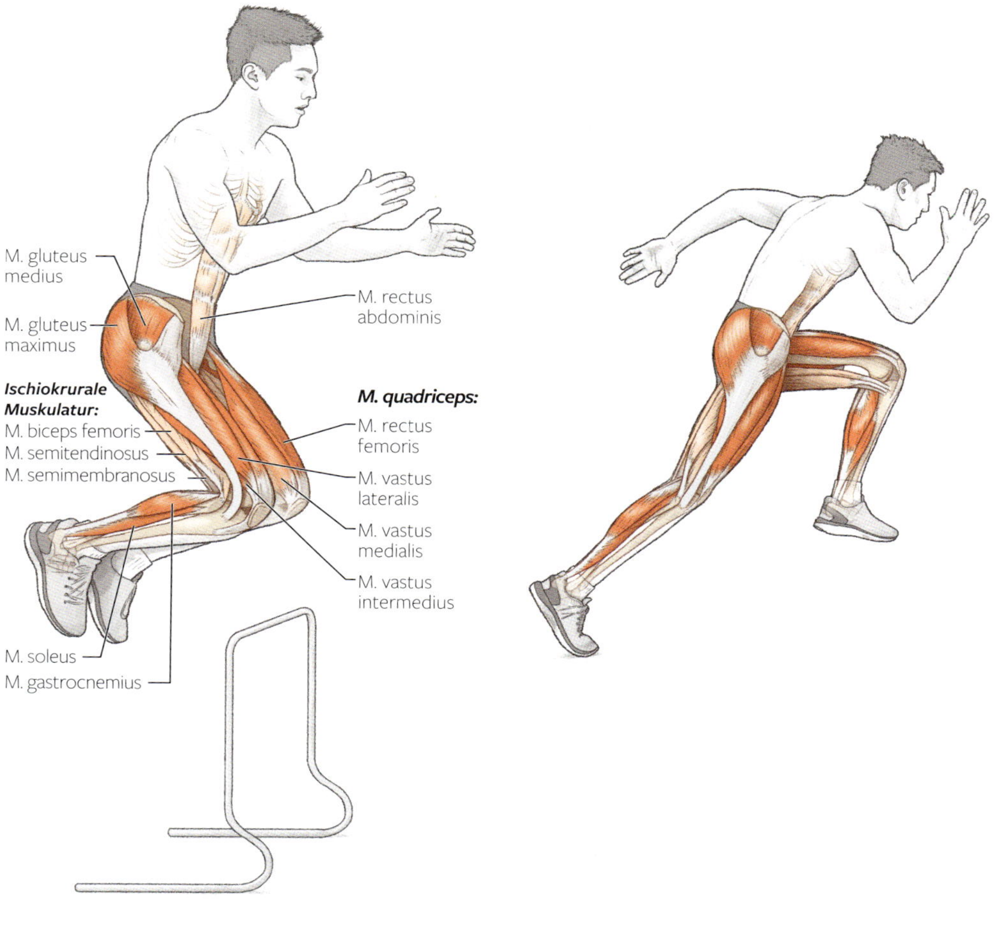

Ausführung

1. Hohe Hürdensprünge verlangen beim Absprung, im Flug und bei der Landung größere Anstrengungen. Der Absprung muss mit maximalem Einsatz erfolgen. Strecken Sie sich in der Hüfte kraftvoll, um die angemessene Höhe für das Überfliegen der Hürde zu erreichen. Die Arme schwingen energisch nach oben, um den Kraftaufwand zu unterstützen.
2. Das Überfliegen der Hürde beinhaltet ein Anheben der Knie, ähnlich wie beim Tuck Jump, um einen angemessenen Abstand zur Hürde zu gewährleisten.
3. Zur Vorbereitung der Landung bringen Sie die Füße in Dorsalflexion, um eine stabile und elastische Landung auf den Fußballen sicherzustellen. Eine kurze und kraftvolle elastische Landung sorgt bei den nachfolgenden Sprüngen für eine maximale Höhe.

4. Bei der Landung nach der letzten hohen Hürde gehen Sie in einen Split Stance, aus dem Sie in den Sprint starten können.
5. Beenden Sie die Übung mit einer Sprintbeschleunigung über 10–30 Meter, behalten Sie während der gesamten Laufstrecke eine effiziente Technik bei.

Beteiligte Muskeln

Primär: M. gluteus maximus, M. gluteus medius, M. quadriceps (M. rectus femoris, M. vastus lateralis, M. vastus intermedius, M. vastus medialis), M. soleus, M. gastrocnemius.

Sekundär: M. rectus abdominis, M. iliopsoas, ischiokrurale Muskulatur (M. biceps femoris, M. semitendinosus, M. semimembranosus).

Anmerkungen

Hohe Hürdensprünge in einen Sprint (High Hurdle Jumps Into a Sprint) entwickeln in den Beinen eine maximale Kraftentfaltung. Auch wenn die Bodenkontakte bei hohen Hürdensprüngen etwas länger sein können als beim Sprinten, überträgt sich die maximale Rekrutierung bei solchen explosiven Sprüngen auch auf andere Aspekte der sportlichen Leistung wie Richtungswechsel und Abbremsen. Während eine reguläre Hürdensprungroutine bis zu 10 Hürden pro Set umfassen kann, ist für diese Kombinationsübung die Nutzung von höchstens 5 Hürden vor einem Sprint angemessen.

VARIATION

Hohe Hürdensprünge mit Gewichtsweste oder -gürtel in einen Sprint (High Hurdle Jumps Into a Sprint With Weighted Vest or Belt)

Ein zusätzliches relativ geringes Gewicht am Körper kann beim Springen und Sprinten die explosiven Qualitäten entwickeln. Als Gewicht eignen sich 2,5–5 kg in Form einer Gewichtsweste oder eines Gewichtsgürtels. Das scheint zwar wenig zu sein, in Kombination mit maximalen Sprüngen und Sprints vervielfacht sich dieses Gewicht jedoch um ein Mehrfaches. Das Gewicht gibt einen extra Anreiz für die vertikale Komponente der Sprünge und Sprints. Nach zwei oder drei Sets von Sprüngen und Sprints mit Gewicht, können Sie die Weste oder den Gürtel wieder ablegen. Bei den verbleibenden Sets werden Sie sich in hohem Maße leichter und explosiver fühlen.

SEITLICHER HÜRDENSPRUNG IN EINEN SPRINT

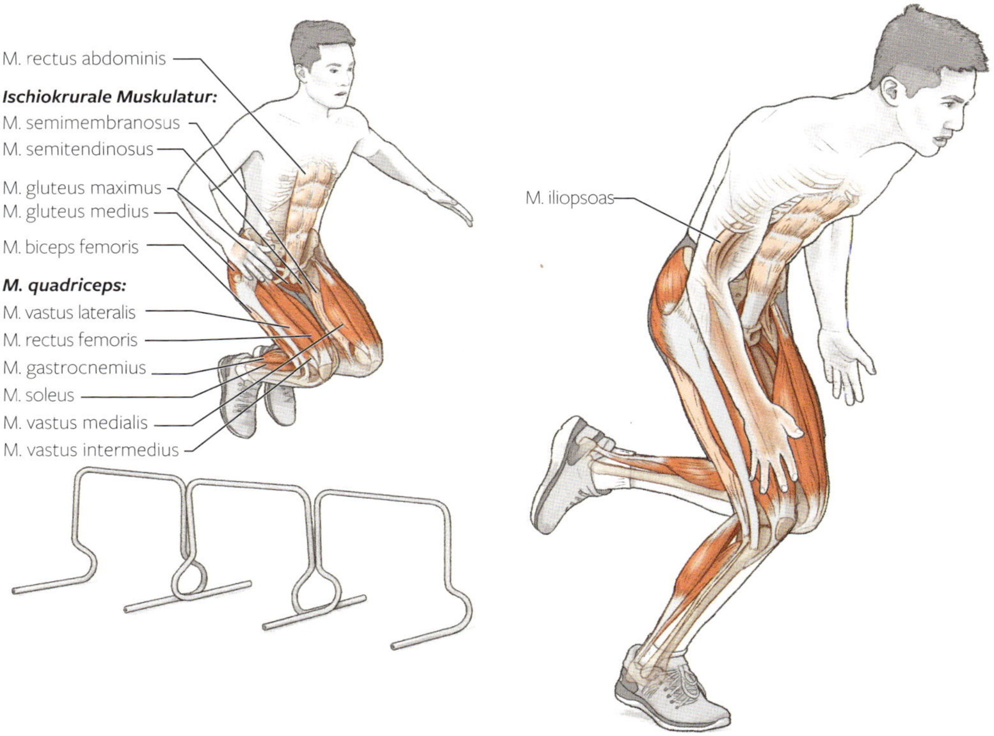

Ausführung

1. Stellen Sie eine Reihe von Hürden in einer Linie mit den Enden direkt aneinander. Beginnen Sie, seitlich und leicht vorwärts über die erste Hürde zu springen.
2. Springen Sie in einem Zickzackmuster über die Hürden hin und her. Je nach der Höhe der Hürden werden Sie am Scheitelpunkt jedes Sprungs die Hüften beträchtlich beugen und die Knie stark anheben müssen.
3. Die Bodenkontakte bei jeder Landung sind kurz und schnell, dabei wird die elastische Reaktion der Füße und Unterschenkel genutzt. Die Arme unterstützen die Ausführung jedes Sprungs, indem sie rhythmisch nach vorne und oben schwingen.
4. Am Ende der Hürdenreihe oder nach einer bestimmten Anzahl von Sprüngen führen Sie über 10–30 Meter einen linearen Sprint aus.

Beteiligte Muskeln

Primär: M. gluteus maximus, M. gluteus medius, M. quadriceps (M. rectus femoris, M. vastus lateralis, M. vastus intermedius, M. vastus medialis), M. soleus, M. gastrocnemius.

Sekundär: M. rectus abdominis, M. iliopsoas, ischiokrurale Muskulatur (M. biceps femoris, M. semitendinosus, M. semimembranosus).

Anmerkungen

Sie können die seitlichen Hürdensprünge über niedrige oder hohe Hürden ausführen, je nach Zielsetzung der Übung und Ihren Fähigkeiten. Bei niedrigeren Hürden können Sie sich auf eine aufrechte Haltung und kurze Bodenkontakte konzentrieren. Höhere Hürden verlangen mehr Aufmerksamkeit für die Hüftbeugung und Sprunghöhe, sorgen aber auch für elastische Bodenkontakte. In beiden Fällen endet die Übung (engl. (Lateral Hurdle Jump Into a Sprint) mit einem schnellen Sprint über 10–30 Meter. Führen Sie vor dem Sprint 1–6 seitliche Sprünge aus. Beabsichtigt ist, Sie für die Ausführung schneller und explosiver seitlicher Bewegungen unmittelbar vor einem Sprint fit zu machen, die in zahlreichen Sportarten regelmäßig vorkommen.

VARIATION

Seitliche Hürdensprünge auf einem Bein in einen Sprint (Lateral Single-Leg Hurdle Jumps Into a Sprint)

Stellen Sie mehrere niedrige Hürden in einer Linie auf und springen Sie vor einem Sprint auf einem Bein seitlich über die Hindernisse hin und her. Wegen der beträchtlichen Anforderungen an das einzelne Bein sollten Sie weniger Wiederholungen ausführen. Üblicherweise werden vor einem Sprint höchstens fünf Sprünge ausgeführt. Diese Übung kräftigt die Muskeln der Unterschenkel und Füße signifikant und trainiert die explosiven Qualitäten für Bewegungen, die Kraft und Wendigkeit verlangen.

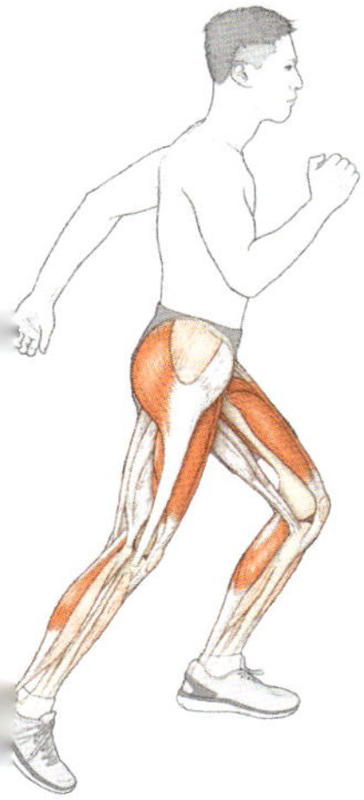

9

PRÄVENTION VON UND REHABILITATION NACH VERLETZUNGEN

Prävention und Rehabilitation von Verletzungen sind in der Welt der Sportmedizin seit Langem miteinander verbunden und haben tatsächlich viele Gemeinsamkeiten. Bei der Vorbereitung auf sportliche Leistungen lautet die erste Regel, Schaden zu vermeiden. Für die Prävention und Rehabilitation von Verletzungen bietet die Plyometrie unterschiedliche Übungen an. Vor der Umsetzung eines Programms sind mehrere Faktoren zu berücksichtigen wie Alter, Entwicklungsniveau, Verletzungsvorgeschichte, Trainingsvorgeschichte und Sportart. Zusätzlich sind für die fortgeschritteneren Übungen gewisse Grundvoraussetzungen hinsichtlich Kraft und motorischer Kontrolle erforderlich.

Unter athletischem Gesichtspunkt beinhaltet die Verletzungsprävention die Entwicklung körperlicher Qualitäten wie Beweglichkeit, Stabilität, Trainingskapazität, Stärke, Kraft, Geschwindigkeit und Ausdauer. Um ein Programm zur Verletzungsprävention zusammenzustellen, ist ein Grundverständnis wissenschaftlicher Prinzipien der Biologie, Anatomie, Physiologie, Kinesiologie, Biomechanik und des Sports erforderlich. Für die Rehabilitation von Sportverletzungen ist zusätzlich das Verständnis der biologischen Vorgänge hinter Verletzungs- und Heilungsprozessen, von chirurgischen Interventionen und Reha-Prinzipien erforderlich. Die Ziele sind bei der Verletzungsprävention und -rehabilitation die gleichen: die Athleten sollen darauf vorbereitet werden, die körperlichen Anforderungen zu erfüllen und durchzuhalten.

Der Fokus bei der Plyometrie in der Prävention und Rehabilitation von Verletzungen liegt großteils auf der Bewertung von Verletzungsrisiken. Die Plyometrie ist eine ausgezeichnete Möglichkeit, Risiken für gesunde Athleten und einschränkende Faktoren für den Wiedereinstieg verletzter Athleten in den Sport zu erkennen. Dieses Kapitel vermittelt Ihnen ein Grundverständnis für die plyometrische Risikobewertung für Verletzungen und Fortschritte in der Reha nach Verletzungen.

Verletzungsprävention

Es hat sich gezeigt, dass das plyometrische Training ein wirksames Mittel ist, um neuromuskuläre Defizite zu korrigieren und Verletzungen vorzubeugen (Chu und Cordier 2000). Als Athlet müssen Sie lernen und konsequent durchhalten, richtig zu starten, zu stoppen, zu laufen, plötzliche Bewegungs- und Richtungswechsel durchzuführen, zu springen, zu landen und die Körperkontrolle bei Geschicklichkeitsbewegungen beizubehalten. Plyometrische Übungen zur Verletzungsprävention werden allmählich gesteigert und bieten die richtige Belastung, um Ihre Fähigkeit zu verbessern, Ihren Rumpf zu kontrollieren und die Core-Stabilität, die Bewegungsfertigkeiten sowie die Stärke und Kraft zu verbessern, um im Sport Erfolg zu haben.

Sehr viele Forschungsarbeiten zum Einsatz eines plyometrischen Trainings zur Verletzungsprävention befassten sich mit einer Reduzierung von Verletzungen des vorderen Kreuzbands (ACL). Viele Studien haben gezeigt, dass plyometrische neuromuskuläre Trainingsprogramme das Verletzungsrisiko des ACL bei Frauen deutlich reduzieren können (Hewett et al. 1999; Hewett, Myer und Ford 2006; Hewett, Di Stasi und Myer 2013; Ladenhauf, Graziano und Marx 2013). Zudem unterstützen mehrere Studien die Feststellung, dass diese Art des Trainings die athletische Leistung verbessert (Hewett, Di Stasi und Myer 2013; Myer et al. 2005). Präventionsprogramme für das ACL konzentrieren sich auf Übungen im Jumping, Hopping, Bounding, Landing, Starting und Stopping, die mit der richtigen Technik und motorischen Kontrolle ausgeführt werden. Durch die Plyometrie lernen Sie, Ihr Massezentrum auf allen Bewegungsebenen über Ihrer Stützbasis zu stabilisieren und zu kontrollieren und dadurch die Belastung für den Unterkörper zu verringern.

Wenn Sie verletzungsanfällig sind, können Sie durch plyometrische Übungen fehlerhafte Bewegungsmuster, muskuläre Unausgewogenheiten, Kraftdefizite, mangelhafte Core-Kontrolle und weitere Schwächen erkennen, die eine Prädisposition für weitere Verletzungen sein könnten. Eine plyometrische Einschätzung liefert den Rahmen für den Aufbau eines neuromuskulären und plyometrischen Trainingsprogramms zur Verletzungsprävention. Vier neuromuskuläre Unausgewogenheiten liegen den Verletzungsmechanismen des ACL zugrunde: Unausgewogenheiten vorherrschend in den Bändern, vorherrschend im M. quadriceps, vorherrschend im Bein und vorherrschend im Rumpf (Hewett et al. 2010).

Athleten mit überwiegenden Problemen mit den Bändern neigen dazu, die Bewegung zu kontrollieren, indem sie den Körper anstatt mit dem Muskelsystem mit den Bändern stabilisieren. Bei der Landung kommen ihre Hüften und Knie in einer X-Bein-Stellung nach innen. Diese Athleten können ihre Hüften nicht adäquat kontrollieren, wodurch sie die Bänder – nicht die primären Beweger (Gesäßmuskeln, M. quadriceps, ischiokrurale Muskulatur und Waden) – zwingen, die Bewegung zu kontrollieren, was Hüften, Knie und Sprunggelenke vermehrt belastet. Wenn Sie die Rumpf- und Hüftstabilisatoren nicht aktivieren, erzeugen diese starke Kräfte, wodurch die Knie in X-Bein-Stellung zusammenkommen.

Athleten mit vorherrschenden Problemen im M. quadriceps verlassen sich auf ihre Quadrizepsmuskulatur, die dem Kniegelenk Kraft und Stabilität geben soll. Der M. quadriceps sorgt jedoch nur an der Knievorderseite für Kraft und Stabilität und begrenzt dadurch die Fähigkeit, die Bewegung auf allen drei Bewegungsebenen zu kontrollieren. Bei der Landung nach Drops oder Jumps können diese Athleten eine unsichere Bewegung im Kniegelenk aufweisen. Athleten, die mit minimaler Kniebeugung und auf dem ganzen Fuß landen, können ebenfalls als Quadrizeps-dominant erkannt werden. Die Gesäßmuskeln kontrollieren die Position des Oberschenkels auf allen drei Bewegungsebenen, daher wird es für diese Athleten entscheidend, Kraft und Stabilität in der hinteren Muskelkette zu entwickeln.

Athleten mit vorherrschenden Problemen im Bein zeigen eine Unausgewogenheit in Kraft, Koordination und Kontrolle zwischen dem rechten und linken Bein. Ein Bein oder Muskel wird tatsächlich dominanter und stört die natürliche Balance des biomechanischen Systems. Muskelunausgewogenheiten und eine asymmetrische Kraft beeinträchtigen die Gesamtstabilität, wodurch das Verletzungsrisiko steigt.

Athleten mit vorherrschenden Problemen im Rumpf haben Schwierigkeiten, die Koordination ihrer Core-Muskulatur zu kontrollieren. Wenn dies bei Sprung- und Landeaktivitäten der Fall ist, wird die Reaktionskraft am Boden verstärkt, die sich wegen der übermäßigen Rumpfbewegung nicht abbauen kann und so mit erhöhter Kraft und erhöhtem Drehmoment auf die Bänder des Knies einwirkt.

Anders als für die unteren Extremitäten gibt es nur wenige Studien zum plyometrischen Training bei der Verletzungsprävention und Verletzungsrehabilitation des Oberkörpers. In diesem Bereich gab es erst kürzlich Fortschritte. Theoretisch liefert das plyometrische Training den Anreiz, alle Komponenten zu erreichen, die für die Gesundheit und Funktionsfähigkeit von Rumpf und Schultern nötig sind. Die meisten plyometrischen Übungen für den Oberkörper werden mit Medizinbällen oder ähnlichen Gegenständen ausgeführt. Bei richtiger Ausführung der Übungen liefern diese Geräte durch die kinetische Kette die nötige Kraft von unten, indem sie Stärke und Kraft aufbauen und auch die Entwicklung funktionaler Fähigkeiten unterstützen. Das plyometrische Training liefert auch die nötige exzentrische Kraft, um die Gelenkbewegung zu kontrollieren, was für die Verletzungsprävention wesentlich ist.

Das plyometrische Training für die Verletzungsprävention des Oberkörpers folgt denselben Prinzipien wie beim Unterkörper. Bevor Sie daran teilnehmen, müssen Sie über eine Grundkraft und motorische Grundkontrolle der oberen Extremitäten verfügen. Die Übungen sollen schrittweise gesteigert werden und die richtige Belastung liefern, um Ihre Fähigkeit der Rumpfkontrolle und der Entwicklung der Core-Stabilität und Core-Kraft zu verbessern, um Erfolge zu erzielen.

Eine gute Schulterfunktion verlangt eine adäquate Stabilität des Schulterblatts, einen adäquaten Bewegungsumfang, eine adäquate Kraft der Rotatorenmanschette und eine adäquate Thoraxmobilität (siehe die Muskeln von Schulterblatt und

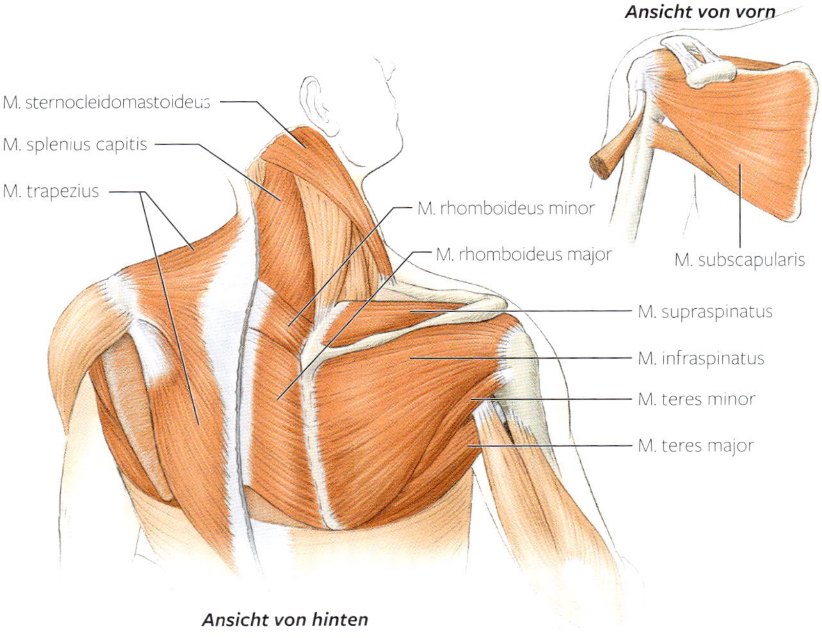

ABB. 9.1 Die Muskeln des Schulterblatts und der Rotatorenmanschette.

Rotatorenmanschette in Abbildung 9.1). Das Schulterblatt gibt der Armfunktion eine stabile Basis. Die Muskeln, die das Schulterblatt stabilisieren (M. trapezius, Mm. rhomboidei, M. serratus anterior, M. levator scapulae, M. latissimus dorsi) müssen in der Lage sein, die Bewegung zu kontrollieren, um mehr Kraft und Leistung der Arme zu ermöglichen. Die Hauptaufgabe der Muskulatur der Rotatorenmanschette (M. supraspinatus, M. infraspinatus, M. subscapularis, M. teres minor) ist, den Humeruskopf in der Cavitas glenoidalis zu halten. Eine starke Rotatorenmanschette erlaubt die richtige Biomechanik des Schultergelenks, indem der Humerus in der richtigen Position gehalten und kontrolliert wird. Eine bewegliche Brustwirbelsäule erlaubt es sowohl den Schulterblattstabilisatoren als auch den Muskeln der Rotatorenmanschette, den scapulohumeralen Rhythmus und das neuromuskuläre Timing ohne Kompensation wirksamer zu kontrollieren.

Rehabilitation nach Verletzungen

Zwischen der Heilung der Gewebe und der Rehabilitation besteht ein feiner Unterschied. Verletzte Gelenke und Weichteilstrukturen sind geschwächt und halten das Trainingsvolumen und die Trainingsintensität nicht so aus wie gesunde Gewebe. Achten Sie genau darauf, die Heilung bei einer Rehabilitationsmaßnahme nicht negativ zu belasten. Sie müssen eine Strategie entwickeln, die eine erfolgreiche Rückkehr in den Sport und in Wettkämpfe ermöglicht. Bevor Sie daran teilnehmen, müssen Sie zuerst eine funktionelle Stabilität sowie konzentrische, isometrische und exzentrische Kraft entwickeln

Bei der Aufnahme der Plyometrie in ein Reha-Programm können Sie aus vielen Übungen und Steigerungsmöglichkeiten wählen. Die Dinge sollten einfach gehalten werden. Trainingsvolumen, -intensität, -häufigkeit und Erholungszeiten müssen in einer Reha-Einrichtung engmaschig überwacht werden. Jede Übung und Trainingsrunde wird nämlich zu einer Bewertung von Warnhinweisen wie Schmerz, Schwellung und Ermüdung. Sie müssen kontinuierlich über eine gute Technik und motorische Kontrolle bei einfachen Eigengewichtsübungen verfügen, bevor Sie auf fortgeschrittenere Übungen und Belastungen übergehen dürfen. Um die Warnsignale zu reduzieren, lautet die einfache Regel, Übungen allmählich zu steigern, also von leichten auf schwere, einfachen auf komplexe und von langsamen auf schnelle Arten plyometrischer Übungen überzugehen. Sie müssen eine angemessene Fähigkeit entwickeln, zuerst plyometrische Übungen mit beiden Extremitäten und der unverletzten Extremität auszuführen, bevor Sie Übungen mit der verletzten Extremität beginnen. Kein Reha-Programm ist jedoch in Stein gemeißelt. Sie sollten sich an Ihrem aktuellen körperlichen und mentalen Zustand orientieren.

Sie können plyometrische Bewertungen nutzen, um zu bestimmen, wo Sie hinsichtlich der Wiederaufnahme des Sports stehen. Diese Bewertungen sind jedoch nur einer von vielen Faktoren, die für den Wiedereinstieg eine Rolle spielen.

Bewertungen für die Verletzungsprävention und Rehabilitation

Plyometrische Bewertungen liefern wertvolle Informationen hinsichtlich Bewegung, Kraft, Leistung, Stabilität und der muskulären Unausgewogenheiten und Asymmetrien. Diese Bewertungen bieten einen Rahmen für den Aufbau eines plyometrischen Trainingsprogramms. Viele Übungen wie Depth Drops und Squat Jumps können nach Abschluss der Bewertung sowohl für die Verletzungsprävention als auch für die Rehabilitation verwendet werden. Hinsichtlich des Unterkörpers besteht bei Ihnen möglicherweise ein erhöhtes Verletzungsrisiko, wenn Sie eine oder mehrere der folgenden Defizite aufweisen:

Probleme vorherrschend in den Bändern

- Landung in X-Bein-Stellung oder nach innen gerichtetes Knie des Landebeins
- Kniebewegung über die Zehen hinaus
- Enge Fußstellung beim Aufkommen auf dem Boden

Probleme vorherrschend im M. quadriceps

- Steifbeinige Landung
- Sehr geräuschvolle Landung

Probleme vorherrschend im Rumpf

- Gleichgewichtsprobleme bei der Landung
- Unfähigkeit, das Gleichgewicht über der Stützbasis zu halten
- Oberschenkel sind in der maximalen Höhe nicht parallel
- Fußstellung bei der Landung anders als beim Absprung

Probleme vorherrschend in den Beinen

- Ein Bein wird bevorzugt oder springt weiter
- Während der Flugphase sind die Beine ungleich beteiligt
- Füße stehen nicht parallel

Plyometrisches Aufbautraining in der Rehabilitation nach Verletzungen

Nach einer Verletzung können Sie am einfachsten durch ein Training im Wasser (Pool) wieder plyometrische Übungen ausführen. Ein Pool-Training ist eine ausgezeichnete Wahl, da der Auftrieb und der hydrostatische Druck des Wassers das Körpergewicht verringern und den venösen Rückstrom erhöhen, was zu einer verbesserten Durchblutung und einer Abnahme von Schwellung und Schmerz führt. Im Wasser können Sie länger und sicherer trainieren und dabei den Bewegungsumfang und die aerobe Kraft und Kapazität erhöhen. Um die Infektionsgefahr zu vermindern, müssen OP-Wunden gut abgeheilt sein, bevor Sie mit der Plyometrie im Wasser beginnen. Als allgemeine Regel gilt, in brusttiefem Wasser in submaximaler Übungsintensität zu beginnen. Submaximale Anstrengungen kräftigen Muskeln, Sehnen und Bänder und führen wieder richtige athletische Bewegungsmuster ein. Die Übungen können oft wiederholt werden, solange keine Anzeichen oder Symptome für Schmerzen und Entzündungen auftreten. Eine gute Regel besagt, zwischen den Übungssitzungen 24-48 Stunden zu pausieren, damit eine adäquate Erholung ermöglicht wird. Mit zunehmender Besserung kann die Wassertiefe auf Taillenhöhe reduziert werden, bevor auf Übungen außerhalb des Pools übergegangen wird.

Steigerung der plyometrischen Grundrehabilitation im Pool

1. Sprünge auf der Stelle: Steigern auf 2, 3 Sets mit 30 WH (WH)
2. Lineare Line Jumps auf der Stelle: Steigern auf 2, 3 Sets mit 30 WH
3. Seitliche Line Jumps auf der Stelle: Steigern auf 2, 3 Sets mit 30 WH

4. Lineare Weitsprünge: Steigern auf 2, 3 Sets mit 20 WH
5. Seitliche Weitsprünge: Steigern auf 2, 3 Sets mit 20 WH
6. Skips auf der Stelle: Steigern auf 2, 3 Sets mit 30 WH
7. Lineare Skips in die Weite: Steigern auf 2, 3 Sets mit 20 WH
8. Seitliche Skips in die Weite: Steigern auf 2, 3 Sets mit 20 WH
9. Hops auf der Stelle: Steigern auf 2, 3 Sets mit 30 WH
10. Lineare Hops auf der Stelle: Steigern auf 2, 3 Sets mit 30 WH
11. Seitliche Hops auf der Stelle: Steigern auf 2, 3 Sets mit 30 WH
12. Lineare Hops in die Weite: Steigern auf 2, 3 Sets mit 20 WH
13. Seitliche Hops in die Weite: Steigern auf 2, 3 Sets mit 20 WH
14. Lineare Bounds: Steigern auf 2, 3 Sets mit 10 WH
15. Seitliche Bounds: Steigern auf 2, 3 Sets mit 10 WH
16. Diagonale Bounds: Steigern auf 2, 3 Sets mit 10 WH

Von den Übungen werden auf submaximalem Level ohne Schmerzen oder Ermüdung die angegebenen Sets und WH ausgeführt, bevor auf das nächste Level gesteigert wird. Während und nach jeder Trainingsrunde sorgfältig Schmerzen und Schwellungen kontrollieren. Ziel ist es, die angegebene Anzahl von WH ohne Zwischenpause durchzuführen. Sie werden sich jedoch vielleicht auf diese Anzahl mit häufigen Pausen hocharbeiten müssen.

Reha-Aufbautraining für plyometrische Jumps und Hops außerhalb des Wassers

Submaximale Intensitäten sind weiterhin gefragt, sobald das Training außerhalb des Pools beginnt. Führen Sie die Übungen anfangs auf Gymnastikmatten oder einer anderen weichen Unterlage aus, um die Kompression und die Scherkräfte auf die Gelenke zu reduzieren. Die ersten drei Übungen des Aufbauprogramms sind von geringer Intensität, die Übungen 4–7 von mittlerer Intensität und die Übungen 8–11 von höherer Intensität. Im Allgemeinen wird anfangs an zwei Tagen pro Woche trainiert. Die Sets und WH hängen von der jeweiligen Übung und dem aktuellen Stand Ihrer Heilung ab. Ihre gute Urteilsfähigkeit ist gefragt, damit es zu keiner entzündlichen Reaktion kommt. Wenn Sie auf die neuen Trainingsbelastungen ansprechen, können Sie auf härtere Übungsflächen und ein höheres Trainingsvolumen und eine höhere Trainingsintensität übergehen, um mehr Stärke, Kraft, motorische Kontrolle und Ausdauer zu entwickeln. Bedenken Sie bei der Steigerung immer das Traininsvolumen. Ein erhöhtes Trainingsvolumen ohne ausreichende Erholungszeit verursacht Ermüdung, die wiederum die Muskeln, Sehnen und Gelenke negativ beeinflussen kann. Sobald ein maximaler Einsatz in Reichweite ist, nimmt die Intensität der plyometrischen Übungen zu, das Trainingsvolumen hingegen ab. Die Erholungszeit kann nun bis zu 72 Stunden betragen, um eine angemessene Erholung der Weichteile und des Zentralnervensystems sicherzustellen. Entscheidend ist, linear vorzugehen, um die feine Trennlinie zwischen Gewebeheilung und Rehabilitation zu respektieren.

Unter dem Gesichtspunkt der Rehabilitation sollten Sie zuerst die Fertigkeit bei den Sprüngen vollständig erreichen und anschließend die gleichen Übungen ausführen, dabei jedoch die Jumps durch Hops auf der nicht verletzten Seite ersetzen, bevor Sie sie auf der verletzten Seite ausführen. Sie können diese

Übungen durch die Nutzung von Gummibändern, höheren Hürden, höheren Boxen und mehreren WH steigern.

1. Leg-Press Jumps oder Leg-Press Hops: 2, 3 Sets mit 6–8 WH
2. Linearer Jump oder Hop and Stick: 2, 3 Sets mit 6–8 WH
3. Submaximaler linearer Jump oder Hop over Distance: 2, 3 Sets mit 8–10 WH
4. Hurdle Jump oder Hop and Stick (15 cm hohe Hürde): 2, 3 Sets mit 3–5 Hürden
5. Hurdle Jump oder Hop with Bounce (15 cm hohe Hürde): 2, 3 Sets mit 3-5 Hürden
6. Fortlaufender Hurdle Jump oder Hop (15 cm hohe Hürde): 2, 3 Sets
7. mit 3–5 Hürden
8. Box Jump mit statischem Start (23-30 cm hohe Box) oder Box Hop (15–23 cm hohe Box): 2, 3 Sets mit 3 oder 4 WH
9. Squat Jump oder Hop and Stick: 2, 3 Sets mit 3 oder 4 WH
10. Broad Jump oder Hop and Stick: 2, 3 Sets mit 2, 3 WH
11. Depth Drop (30–45 cm hohe Box): 2, 3 Sets mit 2, 3 WH
12. Depth Drop to Jump (30-45 cm hohe Box): 2, 3 Sets mit 2, 3 WH

Reha-Aufbautraining für plyometrische Grundübungen mit einem Arm für den Oberkörper

Das plyometrische Training für die oberen Extremitäten sollte mit submaximaler Intensität beginnen. Die Reha-Parameter sind vom aktuellen Stand Ihrer Heilung abhängig, wobei das Training allgemein jedoch mit einer Häufigkeit von zwei Tagen pro Woche beginnt. Die Übungsarten steigern sich von isolierten Bewegungen auf funktionale Bewegungsabläufe. Beginnen Sie die Medizinballübungen mit sehr leichten Bällen, so dass das Trainingsvolumen eine Standardgröße von 2 oder 3 Sets mit 10 Wiederholungen einhalten kann.

1. In Bauchlage, Schulter/Ellenbogen jeweils im 90 Grad-Winkel, Auffangen des Balls mit Außenrotation
2. In halb kniender Stellung, Schulter/Ellenbogen jeweils im 90 Grad-Winkel, rhythmisches Werfen des Medizinballs gegen eine Wand
3. In halb kniender Stellung, Schulter/Ellenbogen jeweils im 90 Grad-Winkel, Medizinballwurf mit Außenrotation
4. In halb kniender Stellung, Schulter/Ellenbogen jeweils im 90 Grad-Winkel, Reverse Catch
5. In halb kniender Stellung, Schulter/Ellenbogen jeweils im 90 Grad-Winkel, Reverse Catch mit Rotation

Wenn Sie auf die neuen Trainingsbelastungen ansprechen, können Sie auf ein höheres Trainingsvolumen und eine höhere Trainingsintensität übergehen, um mehr Stärke, Kraft, motorische Kontrolle und Ausdauer zu entwickeln. Wie bei den unteren Extremitäten ist es entscheidend, linear vorzugehen, um die feine Trennlinie zwischen Gewebeheilung und Rehabilitation zu respektieren.

ÜBUNGSVERZEICHNIS

GRUNDÜBUNGEN

BEIDSEITIGE ÜBUNGEN FÜR DEN UNTERKÖRPER

EINSEITIGE ÜBUNGEN FÜR DEN UNTERKÖRPER

ÜBUNGEN FÜR DEN OBERKÖRPER

CORE-ÜBUNGEN

KOMBINATION PLYOMETRISCHER ÜBUNGEN

LITERATURHINWEISE

Abbott, B.C., and Aubert, X.M. 1952. The force exerted by active striated muscle during and after change of length. *Journal of Physiology,* 117: 77–86.

Bompa, T.O. 1993. *Power training for sport: Plyometrics for maximum power development.* Oakville, ON: Mosaic Press.

Bosco, C., and Komi, P.V. 1979. Mechanical characteristics and fiber composition of human leg extensor muscles. *European Journal of Applied Physiology* 41: 275–284.

Cavagna, G.A. 1977. Storage and utilization of elastic energy in skeletal muscle. *Exercise and Sport Science Review,* 5: 89–129.

Chu, D.A. 1984. Jumping into plyometrics. *NSCA Journal,* 6(6):51.

Chu, D.A., and Cordier, D.J. 2000. Plyometrics in rehabilitation. In *Knee ligament rehabilitation,* edited by T.S. Ellenbecker. New York, NY: Churchill Livingstone.

Chu, D.A. and Myer, G.D. 2013. *Plyometrics.* Champaign, IL: Human Kinetics.

Comyns, T.M., Harrison, A.J., and Hennessy, L.K. 2011. An investigation into the recovery process of a maximum stretch-shortening cycle fatigue protocol on drop and rebound jumps. *Journal of Strength and Conditioning Research,* 25(8): 2177–2184.

De Villarreal, E.S., Requena, B., and Newton, R.U. 2010. Does plyometric training improve strength performance? A meta-analysis. *Journal of Science and Medicine in Sport,* 13: 513–522.

Ebben, W.P., Carroll, R.M., and Simenz, C.J. 2004. Strength and conditioning practices of National Hockey League strength and conditioning coaches. *Journal of Strength and Conditioning Research,* 18: 889–897.

Ebben, W.P., Hintz, M.J., and Simenz, C.J. 2005. Strength and conditioning practices of Major League Baseball strength and conditioning coaches. *Journal of Strength and Conditioning Research*, 19: 538–546.

Enoka, R. 1997. Neural adaptations with chronic physical activity. *Journal of Biomechanics,* 30(5): 447–455.

Fukutani, A., Kurihara, T., and Isaka, T. 2015. Factors of force potentiation induced by stretch-shortening cycle in plantarflexors. *PLoS ONE,* 10(6): e0120579.

Herzog, W., and Leonard, T.R. 2000. The history dependence of force production in mammalian skeletal muscle following stretch-shortening and shortening-stretch cycles. *Journal of Biomechanics,* 33: 531–542.

Hewett, T.E., Di Stasi, S.L, and Myer, G.D. 2013. Current concepts for injury prevention in athletes after anterior cruciate ligament reconstruction. *American Journal of Sports Medicine* 41(1): 216–224.

Hewett, T.E., Ford, K.R., Hoogenboom, B.J., and Myer, G.D. 2010. Understanding and preventing ACL injuries: Current biomechanical and epidemiologic considerations—update 2010. *North American Journal of Sports Physical Therapy* 5(4): 234–251.

Hewett, T.E., Lindenfeld, T.N., Riccobene, J.V., and Noyes, F.N. 1999. The effect of neuromuscular training on the incidence of knee injury in female athletes: A prospective study. *American Journal of Sports Medicine* 27(6): 699–706.

Hewett, T.E., Myer, G.D., and Ford, K.R. 2006. Anterior cruciate ligament injuries in female athletes. Part I: Mechanisms and risk factors. *American Journal of Sports Medicine* 34(2): 299–311.

Hill, A.V. 1950. The series elastic component of muscle. *Royal Proceedings of the Royal Society of London*. Series B (137): 273–280.

Holcomb, W.R., Kleiner, D.M., and Chu, D.A. 1998. Plyometrics: Considerations for safe and effective training. *NSCA Journal of Strength and Conditioning*, 20(3): 36–41.

Komi, P.V. 1984. Physiological and biomechanical correlates of muscle function: Effects of muscle structure and stretch-shortening cycle on force and speed. *Exercise and Sports Sciences Reviews/ACSM*, 12: 81–121.

Komi, P.V. 2000. Stretch-shortening cycle: A powerful model to study normal and fatigued muscle. *Journal of Biomechanics*, 33(10): 1197–1206.

Ladenhauf, H.N., Graziano, J., and Marx, R.G. 2013. Anterior cruciate ligament prevention strategies: Are they effective in young athletes? Current concepts and review of literature. *Current Opinion in Pediatrics* 25(1): 64–71.

Myer, G.D., Ford, K.R., Palumbo, J.P., and Hewett, T.E. 2005. Neuromuscular training improves performance and lower-extremity biomechanics in female athletes. *Journal of Strength and Conditioning Research* 19(1): 51–60.

Nardone, M., and Schieppati, M. 1988. Shift of activity from slow to fast muscle during voluntary lengthening contractions of the triceps surae muscles in humans. *Journal of Physiology*, 395: 363–381.

Radcliffe, J.C., and Farentinos, R.C. 1985. *Plyometrics: Explosive power training* (2nd edition). Champaign, IL: Human Kinetics.

Rassier, D.E., Herzog, W., Wakeling, J., and Syme, D.A. 2003. Stretch-induced steady state force enhancement in single skeletal muscle fibers exceeds the isometric force at optimum fiber lengths. *Journal of Biomechanics*, 36: 1309–1316.

Saunders, P.U., Telford, R.D., and Pyne, D.B. 2006. Short-term plyometric training improves running economy in highly trained middle and long distance runners. *Journal of Strength and Conditioning Research*, November, 20(4): 947–954.

Simenz, C.J., Dugan, C.A., and Ebben, W.P. 2005. Strength and conditioning practices of National Basketball Association strength and conditioning coaches. *Journal of Strength and Conditioning Research*, 19: 495–504.

Spudich, J.A. 2001. The myosin swinging cross-bridge model. *Nature Reviews Molecular Cell Biology*, 2(5): 387–392.

Spurrs, R.W., Murphy, A.J., and Watsford, M.L. 2003. The effect of plyometric training on distance running performance. *European Journal of Applied Physiology* 89(1): 1–7.

Verkhoshansky, Y. 1969. Perspectives in the improvement of speed-strength preparation in jumpers. *Yessis Review of Soviet Physical Education and Sports*, 4(2): 28–29.

Verkhoshansky, Y. 1973. Depth jumping in the training of jumpers. *Track Technique*, 41: 1618–1619.

Wilson, G.J., Elliott, B.C., and Wood, G.A. 1991. The effect on performance of imposing a delay during a stretch-shorten cycle movement. *Journal of Medicine and Science in Sport and Exercise*, 23(3): 364–370.

Wilt, F. 1975. Plyometrics: What is it now and how it works. *Athletic Journal*, 55(5):76, 89–90.

DIE AUTOREN

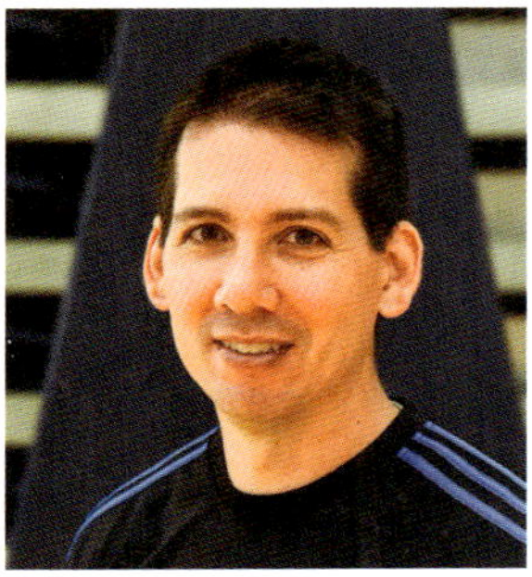

Derek Hansen, M.Sc., CSCS (Certified Strength and Condition Spezialist), arbeitet seit 1988 mit Athleten in Sportarten zusammen, bei denen Geschwindigkeit und Kraft gefordert sind. Ursprünglich als Leichtathletik-Coach tätig, betreut Hansen inzwischen auch Athleten anderer Sportarten, dabei liegt der Schwerpunkt auf der Geschwindigkeitsentwicklung. Als Coach und Berater hat er mit einigen der besten Sportler der Welt gearbeitet wie Olympia-Medaillengewinnern, Weltrekordhaltern, Athleten des kanadischen Nationalteams, Profi-Sport-Organisationen und Profi-Sportlern in zahlreichen Sportarten. Er hat einige der Top-Sprinter in British Columbia trainiert und arbeitet mit einigen der schnellsten Athleten in verschiedenen Sportarten. Hansen war auch als Performance-Berater im Sport oder Rehabilitations-Fachmann für Sportteams in der National Footbal League (NFL), National Basketball Association (NBA), National Hockey League (NHL), Major League Baseball (MLB), Major League Soccer (MLS) und National Collegiate Athletic Association (NCAA) Division I tätig. Von 2003-2016 war er leitender Kraft- und Konditionstrainer an der Simon Fraser University. In jeder dieser Positionen gab er Empfehlungen dazu, wie und wann das plyometrische Training zur Vorbereitung außerhalb der Saison, zum Krafterhalt während der Saison und im Rahmen von Trainingsprotokollen zur Wiedergewinnung der Wettkampfleistungen nach einer Verletzung zu nutzen ist.

Steve Kennelly, MEd (Master of Education), ATC (Certified Athletic Trainer), CSCS, war während mehr als 25 Spielzeiten Mitglied des medizinischen Teams der New York Football Giants und ist derzeit deren stellvertretender Cheftrainer. Kennelly, der auf seinem Gebiet führend ist, erhielt für die National Football Conference (NFC) 2012 den NFL Assistant Athletic Trainer of the Year Award. 1999 gehörte er dem Team der Giants an, das zum NFL Athletic Training Staff of the Year ernannt wurde. Als zertifizierter Sporttrainer und zertifizierter Kraft- und Konditionsexperte hat Kennelly in verschiedenen Funktionen und medizinischen Kommittees für die National Football League, Professional Football Athletic Trainers' Society, National Athletic Trainers' Association und die Athletic Trainers' Society of New Jersey gewirkt. 2013 gründete er, nachdem er den Bedarf für eine qualifizierte Ausbildung und für Programme zur Verletzungsprävention und zum Fitnesstraining erkannt hatte, Kennelly Athletics and Sports Medicine, LLC. Sein Ziel ist die Ausbildung von Athleten, Trainern und Eltern in der richtigen Technik von Bewegungsgrundmustern und der Weiterbildung zur Erzielung fortgeschrittener Fertigkeiten.

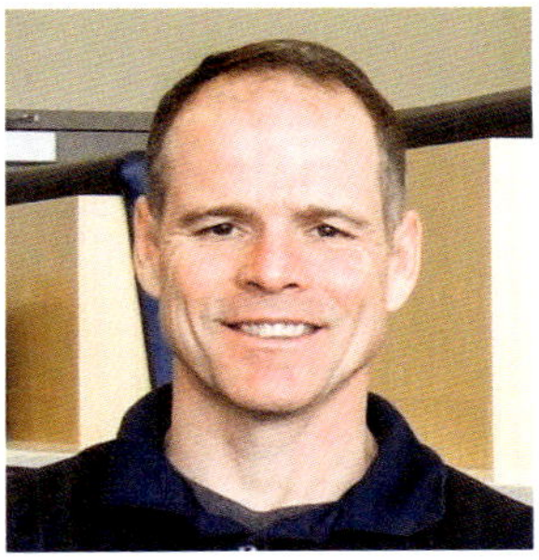